Multiple Sklerose

- Eine Einführung in 30 Kapiteln -

von Wolfgang Weihe

Weihe, Wolfgang:
5. aktualisierte Auflage
Copyright © 2010 by Carl Gustav Carus Verlag, Bad Zwesten
Alle Rechte vorbehalten.
Druck: Norbert Rotzinger GmbH, Fritzlar
Printed in Germany 2010

ISBN 978-3-933378-06-4

Immer noch für meine Patientinnen und Patienten,
von denen ich mehr über die MS gelernt habe
als aus allen Büchern und Zeitschriften zusammen.

Danksagung

Jeder, der mich ein bisschen kennt, weiß, wie schwer ich mich mit dem Computer und dem Internet tue. Ich hätte also schon aus diesen Gründen allein nie ein Buch schreiben können. Dass es mir dennoch geglückt ist, und dass dieses Buch bereits in der 5. Auflage erscheint, habe ich den Menschen zu verdanken, die geduldig und kenntnisreich alle meine Texte gelesen haben (auch wenn sie anfänglich ungenießbar waren), und die für das Layout, die Abbildungen und das Schriftbild gesorgt haben.

Dazu kommen natürlich viele Erfahrungen aus unserem MS-Forum (www.ms-forum-weihe.de), denn man kann ein solches Buch nicht schreiben, ohne dauernd informiert und korrigiert zu werden.

Und nicht zuletzt will ich auch meiner Frau danken, ohne die überhaupt nichts geht.

Vorwort zur 5. Auflage

Wenn man mich fragen würde, ob ich in den vielen Jahren, in denen ich nun dieses MS-Buch immer wieder neu herausbringe, meine Meinung in diesem oder jenem Punkt geändert hätte, dann würde ich sagen: Ja, es gibt etwas, das ich früher anders gesehen habe. Und damit meine ich die Ursache der MS.

Als ich 1998 die 1. Auflage schrieb, war ich mir ziemlich sicher, dass die MS eine Autoimmunkrankheit sei. Ich dachte, es sei am wahrscheinlichsten, dass man als Kind mit einem Virus infiziert würde, ohne es groß zu merken. Dieses Virus könnte einen Eiweißmantel haben, die einem körpereigenen Eiweiß, z.b. dem der weißen Hirnsubstanz, ähnlich sei. Damit würde unser Immunsystem sozusagen getäuscht: Das Virus würde sich in unserem Körper breit machen, weil die Lymphozyten gar nicht richtig merkten, dass es sich um einen Fremdkörper handelt. Sie würden schließen: ‚Dieser Stoff sieht ganz ähnlich aus wie Myelin, also kümmern wir uns nicht weiter darum.' Erst später im Verlauf des Lebens würde man vielleicht noch einmal mit demselben Virus infiziert werden und dann endlich würden die Lymphozyten auf diesen ‚Wolf im Schafspelz' reagieren – und das Virus angreifen. Aber leider auch die Substanz, die es zu seinem Schutz imitiert hat.

Damals hielt ich diese Überlegungen für gut, weil sie die Virus- und die Autoimmunhypothese miteinander in Einklang brachten, und ich meine auch, dass es heute noch viele gibt, die die Sache genauso sehen. Nur hatte schon vor einigen Jahren eine liebe Freundin von mir die Stirn gerunzelt und mich darauf hingewiesen, dass meine Argumentation logisch nicht schlüssig sei. Vermutlich habe ich ihr nicht gut genug zugehört, um Folgendes zu bemerken: Irgendwie nahm ich ja an, dass sich dieses Virus unter falscher Flagge in unser Gehirn einschleicht, sich in die weißen Hirnsubstanz einnistet und zunächst einmal in einen tiefen Winterschlaf fällt. Der Haken ist natürlich, dass es nicht unbedingt einsichtig ist, warum sich das Virus in die weiße Hirnsubstanz einnistet. Wegen der ähnlichen Eiweißsequenz in seinem Mantel? So ganz naheliegend ist das jedenfalls nicht. Auch nicht, wie die Lymphozyten später ihren Fehler bemerken und erst dann wild werden.

Warum gehe ich so ausführlich auf diesen Irrtum ein? Weil er so typisch ist, und weil wir alle dazu neigen, Gegenargumente zu ignorieren, wenn wir in eine Theorie vernarrt sind. Wir denken uns etwas Wunderbares aus und verteidigen es, solange es geht. Später sind wir dann bitter enttäuscht, wenn es nicht ganz so schön ist, wie wir uns gedacht hatten. Kurz und gut, ich glaube nicht mehr an diese Kombination von Erreger- und Autoimmuntheorie. Aber was ist an deren Stelle getreten?

Ich weiß noch, wie ich vor vier oder fünf Jahren in Duisburg einen Vortrag über die MS halten sollte und zwar ging es um Zivilisationskrankheiten. Ich erinnere mich deshalb so gut daran, weil ich mit Müh' und Not und mit allerlei Verrenkungen zeigen wollte, dass die MS ‚auch' eine Krankheit sein könne, die etwas mit unserer modernen Lebensweise zu tun haben könnte. Der Vortrag war nicht besonders gut, weil ich nicht sehr überzeugt war, aber dennoch kam ich von dem Gedanken nicht los, ob wir, die wir an der Ursache der MS so sehr interessiert waren, nicht etwas Entscheidendes übersehen würden. Schließlich ist es ja nicht von der Hand zu weisen, dass die MS eher eine Erkrankung ist, die zumindest seit der Industrialisierung, also seit Mitte des 19. Jahrhunderts, an Häufigkeit zugenommen hat, und außerdem springt es ins Auge, dass diese Erkrankung in Gebieten hoher Industrialisierung (Nordeuropa und Nordamerika) häufig und in den weniger industrialisierten Regionen um den Äquator herum selten oder gar nicht auftritt.

Diese Idee ließ mich nicht mehr los, obwohl sie mir etwas unangenehm war, denn erstens war sie nicht besonders faszinierend, und zweitens roch sie irgendwie nach der psychopathischen Haltung eines Fortschrittgegners, etwa so wie Professoren im 19. Jahrhundert überzeugt waren, man müsse durch das Fahren mit der Eisenbahn Schwindel bekommen.

Was mir darüber hinaus zu denken gab war, dass die MS-Herde nicht, wie es noch manchmal in den Lehrbüchern steht, zufällig über das Gehirn und das Rückenmark verteilt sind. Nein, sie haben im Gegenteil Lieblingslokalisationen, z.B. im Sehnerven, im Hirnbalken und im Halsmark, also an den Engpässen, durch die alle Gefühlserregungen und Informationen, die zum Gehirn transportiert werden, vorbei müssen - und natürlich auch alle von oben nach unten gerichtete Nervenimpulse, mit denen die Muskeln in Bewegung gesetzt werden. Es sind also Stellen, die besonders aktiv sind.

Bei den Sehnerven ist das offensichtlich, nur was den Hirnbalken anbelangt, waren noch einige Überlegungen erforderlich. Aber wenn man so will, hat man nicht ein Gehirn, sondern zwei Gehirne in seinem Kopf und beide müssen eng koordiniert miteinander arbeiten und genau das tun sie über den Hirnbalken. Also ist auch er ein Ort besonders regen Austausches.

Das letzte Steinchen war die Tatsache, die zwar jeder, der sich etwas näher mit der MS befasst hat, kennt, ohne ihr jedoch besonderes Gewicht beizumessen: im Zentrum eines jeden MS-Herdes befindet sich eine Vene. Die gängige Erklärung dafür ist, dass sich durch die Hirnvenen eine giftige Substanz ausbreitet wie ein ‚Tintenklecks auf Löschpapier'. Also suchte alle Welt nach diesem toxischen Stoff, bei dem es sich durchaus auch um angriffslustige Lymphozyten handeln konnte.

Irgendwann einmal fiel mir ein, dass es ja eigentlich genauso gut auch umgekehrt sein könnte: Warum könnte nicht auch ein ‚Gift' im Gehirn entstehen und über die Venen zum Herzen abtransportiert werden? Wenn also durch den Abbau von Stoffwechselprodukten die Venen in bestimmten Hirnregionen überlastet sind, dann würden diese toxischen Substanzen ihre höchste Konzentration um die Venen herum erreichen.

Auf diese Weise entstand die Hypothese der ‚toxischen Konzentrationen'. Ich glaube, dass wir unserem Gehirn Belastungen zumuten, die zu früheren Zeiten undenkbar gewesen wären. Wir müssen täglich eine ungeheure Flut von Signalen jeglicher Art verarbeiten, die sicherlich ihre Spuren in unserem Körper hinterlassen. So könnte eventuell doch ein Zusammenhang zwischen zivilisationsbedingter Überlastung, den Vorzugslokalisationen der MS-Herde und ihrer perivenösen Lage gefunden werden.

Inhaltsverzeichnis

Einleitung

Anlass zu diesem Buch gab ein Gespräch, zu dem es Anfang der 90er Jahre, also kurz vor Einführung der Beta-Interferone in die MS-Therapie, zufällig in einem Bahnhof kam. Auf Einladung einer MS-Gruppe hatte ich in F... einen Vortrag gehalten, die Diskussion danach war eher unerfreulich gewesen, und zu allem Überfluss war mir dann auch noch der Zug vor der Nase weggefahren. Ich hatte zwei Stunden Aufenthalt und setzte mich in dem trostlosen Bahnhofsrestaurant an den letzten freien Tisch. Als ich gerade ein Bier bestellt hatte, fragte mich eine sympathische Stimme, ob noch ein Platz frei sei. Sie gehörte zu einer jungen Dame, die ihren Freund in Berlin besuchen wollte und ebenfalls den Zug verpasst hatte. Wir plauderten miteinander, um uns die Zeit zu vertreiben, und schließlich fragte sie mich natürlich auch, was mich hierher verschlagen hätte. Als ich ihr von dem misslungenen Vortrag erzählte, schaute sie mich überrascht an und verriet mir dann etwas zögernd, dass sie selbst an MS leide. Das überraschte mich, denn sie machte auf mich einen völlig gesunden Eindruck. Tatsächlich war sie aber bereits seit fünf Jahren erkrankt und hatte zwischenzeitlich insgesamt drei Schübe erlitten, die sich jeweils wieder vollständig zurückgebildet hatten. Sie war ein fröhlicher und unkomplizierter Mensch, und nachdem sie etwas warm geworden war, plauderte sie unbefangen über die Erfahrungen, die sie mit ihrer Krankheit gemacht hatte.

„Wie man mich damals aufgeklärt hat, vergesse ich nie", sagte sie. „Ich sehe die Szene noch genau vor mir, wie ein ganzer Rattenschwanz von Ärzten in mein Zimmer zur Visite kam. Erst haben sie mich mit einer anderen Patientin verwechselt und mir eröffnet, dass die Gewebeprobe leider bösartig gewesen sei. Als ich ihnen sagte, dass es sich um einen Irrtum handeln müsse, denn man habe bei mir keine Gewebeprobe, sondern Rückenmarkswasser entnommen, haben sie der Stationsschwester einen bösen Blick zugeworfen, als ob es ihre Schuld sei. Schließlich hatten sie das richtige Krankenblatt in der Hand und teilten mir mit, im Rückenmarkswasser seien eindeutige Entzündungszeichen gefunden worden und somit sei an der Diagnose einer MS kein Zweifel mehr möglich.

Ich war wie vor den Kopf geschlagen. Ob Krebs oder MS, das war für mich dasselbe. Ich hatte ja nicht viel Ahnung, aber eins war mir klar: Ich war von einer unheilbaren, heimtückischen Krankheit befallen worden und würde über kurz oder lang im Rollstuhl landen. Es dauerte einige Zeit, bis ich mich etwas gefasst hatte, aber da waren die Ärzte schon am Nachbarbett. Auch später hielt es niemand für nötig, mit mir zu sprechen. Bei der Entlassung sagte mir ein junger Assistenzarzt auf meine Frage, was ich denn tun könne: »Eigentlich nichts. Aber vielleicht ist es ganz gut, wenn Sie ein paar Vitamine einnehmen.« Ich fühlte mich völlig allein gelassen."

„Und Ihr Hausarzt?"

„Dem war die Krankheit unheimlich. Man merkte ihm deutlich an, dass er nichts damit zu tun haben wollte. Sein Kommentar war, nichts werde so heiß gegessen, wie es gekocht werde, und manchmal verlaufe die Erkrankung auch ganz langsam."

„Sind Sie nicht zu einem Nervenarzt gegangen?"

„Ja. Aber das war das Schlimmste. Es handelte sich um einen hageren gebeugten Mann, der so leise sprach, dass ich ihn kaum verstand. Nein, an der Diagnose sei kein Zweifel, sagte er mit gramerfüllter Stimme. Wie es weiter gehe? Das wisse er nicht. Der Verlauf sei unberechenbar, es gäbe Patienten, die seien fünf, zehn, manchmal sogar fünfzehn Jahre nach Diagnosestellung noch gehfähig. Machen könne man nicht viel. Im Schub solle man sich mit Cortison behandeln lassen, und wenn die Schübe zu häufig würden, gebe es ein mildes Krebsmittel namens Imurek®, das manchmal ein wenig helfe. Alles andere sei Humbug und fauler Zauber. Dabei seufzte er tief und entließ mich."

„Und getröstet hat Sie niemand?"

„Nein. Viele wollten mir ihr Mitgefühl zeigen, aber sie wussten nicht recht wie. Eigentlich haben alle die Angst, die in mir war, nur noch verstärkt. Typisch war der Kommentar einer Freundin, die sagte: »Ist es nicht schrecklich, auf einer Zeitbombe zu sitzen?« Aber ich wollte mich der Krankheit nicht ausliefern, und so fing ich an, alles zu lesen, was mir in die Finger kam. Ich hatte die Hoffnung, je mehr ich über die MS wüsste, desto eher könnte ich sie besiegen."

„Und wie sind Sie an die Bücher herangekommen?"

„In der Stadtbücherei. Aber sie befriedigten mich nicht. Die Lehrbücher habe ich nur zum Teil verstanden; noch schlimmer aber waren die langweiligen und nichtssagenden Ratgeber, weil sie meine Intelligenz beleidigten. Oft hatte ich das Gefühl, man verschweige das Wesentliche, um den Betroffenen vor der Wahrheit zu schützen wie ein Kind vor der rauen Wirklichkeit." Sie schwieg.

„Und wie ging es weiter?"

„So, wie es viele MS-Betroffene kennen. Meine Friseuse erzählte mir von einem Wunderheiler. Er behandelte mich mit Arnica, Aloe vera und einer selbst erfundenen Mischung von Kräutern und knöpfte mir dafür viel Geld ab. Aber meine Fragen zu der Erkrankung konnte er mir nicht beantworten. Ich glaube, er wusste auch nichts darüber. Trotzdem begann ich, mich langsam zu fangen - bis zum nächsten Schub. Diesmal geriet ich an jemanden, der sich auf MS spezialisiert hatte. Er hatte eine komplizierte Theorie entwickelt, nach der die weiße Substanz des Gehirns durch eine Fettsäure vergiftet wird, die im Körper aus Linolsäure entsteht. Ich durfte nur noch Reis, Kartoffeln, Käse und etwas Fisch essen. Alles andere war verboten. Man kann sich gar nicht vorstellen, welchen Heißhunger man nach kurzer Zeit auf ein einfaches Butterbrot bekommt. Ich habe mir mehrere Wochen lang alle Mühe gegeben, aber dann konnte ich einfach nicht mehr."

„Hat er Ihnen helfen können?"

„Jedenfalls bildete sich auch dieser Schub wieder langsam zurück. Ob es die Behandlung oder der natürliche Verlauf war, vermag ich nicht zu sagen. Ich hörte von einem anderen Arzt und wechselte zu ihm. Während ich bei dem einen eine antivegetarische Diät einhalten musste, war es hier genau umgekehrt: Ich sollte mich ausschließlich mit pflanzlicher Rohkost ernähren und musste sogar auf meinen geliebten Kaffee verzichten, was für mich ein großes Opfer war. Als er auch noch verlangte, mir alles Amalgam entfernen zu lassen, ging ich nicht wieder hin."

„Haben Sie sich eigentlich einer Selbsthilfegruppe angeschlossen?"

„Ja. Schließlich wollte ich ja etwas gegen die Krankheit tun und suchte Mitstreiter. Aber da hockten Betroffene im wahrsten Sinne des Wortes und bliesen Trübsal. Einige davon hatten einen ausgesprochenen Sinn für Galgenhumor und lachten jedes Mal höhnisch, wenn jemand von einer neuen Therapiemethode sprach."

„Das ist ja eine schreckliche Vorstellung."

„Vielleicht übertreibe ich ein wenig. Jedenfalls fühlte ich mich nicht wohl. Ich brauchte Hoffnung, keinen Sarkasmus. Ich hatte das Gefühl, unaufhaltsam in einem Sumpf von Resignation zu versinken."

„Und jetzt?"

„Jetzt verlasse mich nicht mehr auf das, was mir Ärzte und angebliche Spezialisten sagen. Ich weiß, dass ich mir nur alleine helfen kann."

Sie sah mich prüfend an. „Kränkt Sie das?"

Ich konnte nicht gerade sagen, dass ich besonders glücklich war über das, was sie berichtet hatte. Aber ich konnte ihr auch nicht widersprechen. Vieles von dem, was mir meine junge Gesprächspartnerin über Ärzte, Spezialisten, Wunderheiler und MS-Gesellschaften erzählte, schien mir mitten aus dem Leben gegriffen zu sein, und ich fühlte mich in meiner Rolle als Arzt unwohl.

„Warum haben Sie sich eigentlich auf MS spezialisiert?" fragte sie nach einer Pause.

Ja, warum habe ich mich gerade auf die MS spezialisiert? Es war reiner Zufall. Eigentlich hatte ich Psychoanalytiker werden wollen (damals glaubte man noch, Psychoanalytiker seien besonders vollkommene Menschen) und bewarb mich deswegen um eine Stelle in einer großen Rehabilitationsklinik, die auch über eine deutschlandweit berühmte psychosomatische Abteilung verfügte. Da dort aber gerade keine Stelle frei war, wurde mir zunächst ein Platz in der Neurologie angeboten, wobei man mir zusicherte, den nächsten freiwerden Platz in der Psychosomatik zu bekommen. Gerade in dieser Zeit schaffte sich die Klinik, der es wirtschaftlich sehr gut ging, als eine der ersten in Deutschland einen Kernspintomographen an, ein sündhaft teures Gerät, das sich damals nicht einmal Universitätskliniken leisten konnten. Kurz – ich ließ Psychotherapie Psychotherapie sein und erlag der Faszination der Technik. Junge Ärzte können es vielleicht nicht mehr so richtig nachvollziehen, aber für uns bedeuteten die bildgebenden Verfahren, zunächst die Computertomographie, aber viel mehr noch die Kernspintomographie, eine Revolution in der Medizin. Zum ersten Mal war es möglich, einen Blick in den lebenden Körper zu werfen, wie es zuvor nur dem Chirurgen vergönnt gewesen war oder - nach dem Tod - dem Pathologen, und viele der Krankheiten, die man früher nur aufgrund von groben klinischen Untersuchungen erahnen konnte, für das bloße Auge sichtbar zu machen. Das traf für den Hirntumor in gleicher Weise zu wie für den Bandscheibenvorfall - und natürlich auch für die geheimnisvollste neurologische Krankheit, die MS. Die MS hatte sozusagen ein Gesicht bekommen, das mit den vielen weißen Punkten einem Sternenhimmel glich. Sie trat aus einem dichten Nebel hervor und schien ihre Geheimnisse preisgeben zu müssen. Ein ehrgeiziger junger Arzt, wie ich damals war, konnte der Versuchung nicht widerstehen, und ich blieb in der Neurologie. Die Lösung des Rätsels der MS schien zum Greifen nah, ich musste nur zupacken und brauchte etwas Glück - das Glück des Tüchtigen. Erst im Lauf der Zeit stellte sich heraus, dass die Kernspintomographie unsere Hoffnungen nur zu einem kleinen Teil erfüllt hat.

Egal - dieses Buch ist eine späte Rechtfertigung an die Adresse der jungen Zufallsbekannten, die ich niemals wiedergesehen habe. Weiterhin ist es für meine Patientinnen und Patienten geschrieben, die manchmal in ihren Fragen unersättlich sind. Ich gehe davon aus, dass alles, was über die MS wissenswert ist, so verständlich ausgedrückt werden kann, dass es auch der Laie versteht. Insofern ist es auch so etwas wie ein kleines Lehrbuch der Neurologie geworden. Wichtig war mir, in diesem Buch nichts zu verschweigen, nichts zu beschönigen, aber auch nichts wegzulassen, weil es angeblich zu schwierig ist. Es ist als ein ein Porträt der MS gedacht, das alles zeigt - auch die Krähenfüße in den Augenwinkeln.

Anmerkung: Liebe Leserinnen und Leser, wir haben uns alle Mühe gegeben, nicht von dem Patienten zu sprechen, wenn auch die Patientin gemeint ist, und wir haben sogar probiert, generell von Patientinnen zu sprechen, wenn auch Patienten gemeint waren. Es zeigte sich leider, dass wir damit der deutschen Sprache Gewalt antaten, und es gelegentlich sogar zu Missverständnissen führte, indem z.B. der Eindruck erweckt wurde, die in Rede stehende Eigenschaft komme nur Frauen zu. Darum bitten wir unsere Leserinnen um ihr Verständnis, dass wir zur konventionellen Schreibart zurückgekehrt sind.

1 Das Allerwichtigste zur MS

Man kann darüber streiten, was das Wichtigste zur MS ist. Ich denke, es ist dies: Eine MS, die heutzutage diagnostiziert wird, hat nichts, aber auch gar nichts mehr mit der MS zu tun, wie sie in älteren Lehrbüchern und Ratgebern beschrieben wird. Leider hat sich jedoch das Schreckensbild der MS so tief in unser Bewusstsein eingegraben, dass es schwer ist, den alten Aberglauben durch ein neues, wesentlich freundlicheres Bild zu ersetzen. Aber es gibt noch zwei weitere neue Erkenntnisse, die zunehmend an Bedeutung gewinnen: Einerseits ist die Autoimmunhypothese der MS ins Schwanken geraten, und andererseits werden die Zusammenhänge zwischen MS und Psyche immer deutlicher.

Die MS ist besser als ihr Ruf.

Je weniger wir über das wissen, was uns bedroht, desto schrecklicher ist das Bild, das sich unsere Phantasie davon macht. Noch vor 30 Jahren galt die MS als eine unheilvolle Krankheit, die scheinbar harmlos mit flüchtigen Symptomen beginnt, im weiteren Verlauf jedoch unerbittlich fortschreitet und über kurz oder lang zu Rollstuhlabhängigkeit und Pflegebedürftigkeit führt. Nach dem damaligen Wissen wurden nur wenige Betroffene von diesem Schicksal verschont. In dem Maß, wie unsere Kenntnisse zunehmen, beginnt der Mythos von der grausamen MS zu verblassen, und sie wird mehr und mehr zu einer ganz normalen Krankheit. Viele meinen, dies sei den Fortschritten in der Therapie zu verdanken. In Wirklichkeit ist es ganz anders: Es sind die Erfolge in der Diagnostik, die das Bild der MS grundlegend verändert haben.

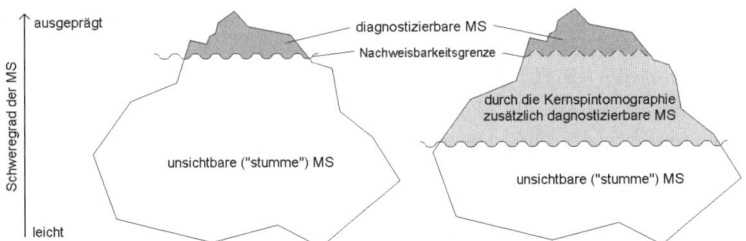

Abbildung 1.1: Durch die Verfeinerung der Diagnostik nimmt der Anteil der MS, die diagnostizierbar ist, zu und damit auch der Anteil der leichteren Verläufe.

„Wie kann das sein?", werden Sie verwundert fragen. Die Erklärung ist einfach. Wir sehen von Krankheiten praktisch immer nur die Spitze des Eisbergs, also den Teil, der sich durch Symptome bemerkbar macht, oder der durch unsere diagnostischen Methoden entdeckt werden kann. Aber ganz im Gegensatz zum Eisberg verbirgt sich unterhalb des Wasserspiegels bzw. der Nachweisbarkeitsgrenze nicht die gefährliche, sondern die Hauptmasse der milden Krankheitsverläufe (Abbildung 1.1). Stellen Sie sich einen Fischer vor, der mit einem immer engmaschigeren Netz aufs Meer hinausfährt. Genauso ist es mit einer immer feineren Diagnostik und der MS: Wenn die

Diagnostik immer empfindlicher wird, werden immer mehr Mini-Fälle diagnostiziert werden.

Vor Einführung der Kernspintomographie war die Diagnose einer MS außerordentlich schwierig, und es gab, grob eingeteilt, drei Gruppen von MS-Betroffenen: Zur größten gehörten die, die eine leichte Form der MS hatten, diese aber nie bemerkten. Man sprach von klinisch „stummen" Verläufen, die z.b. als Zufallsbefund bei Obduktionen zutage traten. Die zweite Gruppe stellte eine Grauzone dar: Patienten, die zwar ein oder mehrere Male Symptome erlitten hatten, die den Verdacht auf eine MS weckten, der aber letztendlich nicht zu erhärten war. Hierzu gehörte auch eine Vielzahl von Menschen, bei denen sich die Ärzte mit ihrer Diagnose zwar sicher waren, die aber schwiegen, weil sie die überwiegend jungen Menschen nicht beunruhigen wollten und auf einen günstigen natürlichen Verlauf hofften. Das war zu rechtfertigen, denn die therapeutischen Möglichkeiten, auf den Krankheitsverlauf einzuwirken, waren damals gleich Null. Tatsächlich kam bei vielen von denen, die eine MS hatten, es aber nicht wussten, die Krankheit von selbst zum Stillstand und sie entgingen so der statistischen Erfassung. Die letzte Gruppe war die kleinste: Sie bestand aus den Krankheitsfällen, die so dramatisch verliefen, dass sie einfach nicht übersehen werden konnten. Da aber nur diese Verlaufsformen für epidemiologische Untersuchungen zur Verfügung standen, wurde das Bild der MS durch die ungünstigsten (und damit am besten zu diagnostizierenden) Verläufe geprägt.

Die Situation änderte sich schlagartig, als in den 70er Jahren des vorigen Jahrhunderts die Kernspintomographie in die klinische Diagnostik eingeführt wurde. Während zuvor die Diagnose zu schwierig gewesen war, war sie jetzt zu leicht. Überspitzt gesagt: Die Kernspintomographie hört die Flöhe husten. Immer häufiger wurden immer leichtere MS-Erkrankungen diagnostiziert, so dass die Prognose der früher so gefürchteten Krankheit immer günstiger wurde. Heutzutage kann davon ausgegangen werden, dass die MS in mehr als zwei Drittel der Fälle einen milden Verlauf nimmt, also die Lebenserwartung nicht wesentlich verkürzt und zu keiner oder nur einer unwesentlichen Behinderung führt.

Das ist für mich die wichtigste Botschaft in diesem Buch.

Zweifel an der Hypothese von den „wildgewordenen" Lymphozyten

Es gibt für mich noch etwas anderes, das ich in den letzten Jahren als geradzu revolutionär in der MS-Forschung empfunden habe: Die zunehmenden Zweifel, dass es sich bei der MS um eine Autoimmunerkrankung handelt. Obwohl die Autoimmunhypothese nie bewiesen worden ist, wurde sie in den Lehrbüchern der Neurologie so häufig wiederholt, dass schießlich niemand mehr auf die Idee kam, sie in Frage zu stellen. Dann erschien 2004 in einer der führenden neurologischen Fachzeitschriften ein Artikel, der die MS-Forschergemeinde aufschreckte: In einem frischen MS-Herd, der innerhalb von 24 Stunden nach seinem Entstehen untersucht werden konnte, war kein einziger Lymphozyt nachweisbar! Falls sich dies bewahrheiten sollte, läuft die Entstehung eines MS-Herdes genau umgekehrt ab, als wir bisher vermuteten: Es sind nicht die Lymphozyten, die primär die weiße Hirnsubstanz angreifen, sondern der krankhafte Prozess beginnt damit, dass die Zellen, welche die weiße Hirnsubstanz bilden, die Oligodendrozyten, geschädigt werden und absterben, und möglicherweise rücken die bisher so verleumdeten Lymphozyten nicht als Angreifer, sondern als Feuerwehr in die betroffenen Hirnregionen ein. Die Auswirkungen auf die MS-Therapie, die sich seit Jahrzehnten auf eine Zähmung der Lymphozytenaktivität beschränkt hat, sind unabsehbar, und es ist zu erwarten, dass in den nächsten Jahren ein frischer Wind durch die MS-Forschung wehen wird, manche sprechen sogar von einer kopernikanischen Wende.

Der Zusammenhang zwischen Schüben und Stress ist kein Mythos.

Die dritte neue Erkenntnis, die an dieser Stelle erwähnt zu werden verdient, betrifft die Zusammenhänge zwischen MS und Psyche. Während der Einfluss von seelischen Belastungen noch bis vor ein paar Jahren als spekulativ galt, und Patienten, die davon überzeugt waren, ihre Schübe würden gehäuft in Stresssituationen auftreten, mitleidig belächelt wurden, sind in der Zwischenzeit wichtige Arbeiten erschienen, welche die Wechselbeziehung zwischen dem Verlauf der MS und den seelischen Belastungen beweisen. Es ist zu erwarten, dass in Zukunft anstelle der bisher noch unbefriedigenden medikamentösen Therapieansätze, die gesunde Lebensführung eine wesentlich höhere Bedeutung erlangen wird.

2 Welche Symptome macht die MS?

Zu den Besonderheiten der MS gehört an erster Stelle die Vielfalt ihrer Symptome, die sich von Sehstörungen über Missempfindungen bis hin zu Lähmungen und unkontrollierten Bewegungsabläufen erstrecken. Weil die Symptome kommen und gehen und in ungewöhnlichen Kombinationen auftreten, wurden MS-Betroffene früher häufig als eingebildete Kranke verkannt. Manchmal kommt das auch heute noch vor – vor allem zu Beginn der Erkrankung.

Die Symptomatik ist bunt.

Michaela ist eine 21jährige Bürokauffrau. Vor einer Woche verspürte sie beim Aufwachen eine leichte Übelkeit. Als sie aufstehen wollte, drehte sich alles um sie herum, so dass sie sich kaum auf den Beinen halten konnte - und ihr war speiübel. In den nächsten Tagen besserte sich der Schwindel zwar, dafür bemerkte sie jedoch eine Ungeschicklichkeit in der rechten Hand. Außerdem hatte sie Schwierigkeiten mit dem Lesen, weil ihr die Buchstaben vor den Augen tanzten.

Drehschwindel mit Übelkeit, eine Ungeschicklichkeit der rechten Hand und zusätzlich eine Sehstörung - das ist schon eine merkwürdige Kombination von Symptomen. Bei der neurologischen Untersuchung fällt beim Blick nach geradeaus ein unwillkürliches ruckartiges Zucken beider Augen (Nystagmus) auf, und beim Versuch mit dem Zeigefinger auf die Nasenspitze zu zeigen, kommt es zu zunehmenden ausfahrenden Bewegungen, je mehr sich der Finger der Nasenspitze nähert (Intentionstremor).

Charcot und sein Dienstmädchen Luc

Die klassische ärztliche Erstbeschreibung der MS stammt aus dem Jahr 1868 und zwar von Jean-Martin Charcot, dem Chef der berühmten Salpêtrière-Klinik in Paris. Er war der erste Star unter den Neurologen, und seine legendären Dienstagsvorlesungen, die er abends in seiner prunkvollen Villa am Boulevard St. Germain hielt, zogen nicht nur Ärzte, sondern auch Politiker, Künstler und Damen der Gesellschaft an. Charcot hatte nun ein Dienstmädchen namens Luc, bei der eine zunehmende Ungeschicklichkeit der Hände auftrat, die sich vor allem bei zielgerichteten Bewegungen bemerkbar machte (Intentionstremor). Im weiteren Verlauf verlor ihre Sprache den natürlichen Fluss, und sie sprach abgehackt (skandierende Sprache). Als drittes Symptom traten ruckartige Zuckungen der Augen hinzu (Nystagmus). Merkwürdigerweise schien ihr das bedrohliche Fortschreiten der Erkrankung wenig auszumachen, sie war heiter, ja geradezu überschwänglich (Euphorie). Als sie immer hinfälliger wurde, nahm Charcot sie in der Salpêtrière auf, wo sie 1866 starb. Ihre Hauptsymptome (Intentionstremor, skandierende Sprache und Nystagmus) wurden als Charcotsche Trias zusammengefasst. Später fügte Charcot noch die „unangemessene Heiterkeit" als viertes Symptom hinzu.

Heutzutage hat die Charcotsche Trias keine besondere Bedeutung mehr, denn sie ist selten und kommt nur in weit fortgeschrittenen Stadien der Erkrankung vor. Dennoch hat Charcot das „Wesen" der MS in einer beein-

---

druckenden Klarsicht erkannt. Nahezu alles, was Charcot über die MS schrieb, gilt unverändert weiter: dass die Symptomatik „bunt" ist, dass die Krankheit typischerweise in Schüben verläuft, dass nur das zentrale Nervensystem, also Gehirn und Rückenmark, betroffen ist, und dass sich hier rundliche Entzündungsherde finden, in denen vorwiegend die weiße Hirnsubstanz, das Myelin, zerstört ist, während die Nervenfasern weitgehend erhalten bleiben.

Der Verlauf ist schubförmig.

Auf genaueres Befragen gibt Michaela an, vor zwei Jahren habe sie schon einmal unter Gleichgewichtsstörungen und Schwindel gelitten. Vorübergehend sei sie „wie eine Betrunkene" gegangen und habe sich deswegen geschämt, auf die Straße zu gehen. Der HNO-Arzt habe die Sache auf „Stress" zurückgeführt. Tatsächlich habe sie damals viel Ärger im Büro gehabt. Nach zwei Wochen sei alles wieder normal gewesen. Schließlich fällt ihr noch ein, dass sie zur Zeit ihres Abiturs für einige Tage auf dem linken Auge verschwommen gesehen habe.

Betrachten wir noch einmal die Symptome in ihrer zeitlichen Reihenfolge: Mit 18 eine Sehstörung auf dem linken Auge, mit 19 Gleichgewichtsstörungen und jetzt mit 21 Jahren Schwindel und eine Ungeschicklichkeit der rechten Hand; dazu die zuckenden Augäpfel. Drei völlig verschiedene Beschwerdebilder, die zu ganz verschiedenen Zeiten aufgetreten sind. Was soll das eine mit dem anderen zu tun haben?

Offensichtlich liegt hier etwas Ungewöhnliches vor. Zwar gibt es auf der einen Seite Krankheiten, die mehrere verschiedene Symptome aufweisen können, wie z.B. eine Hepatitis, die mit Gelbsucht, Fieber und Übelkeit einhergeht, aber diese treten gemeinsam auf. Andererseits gibt es Krankheiten wie das chronische Rheuma, die schubförmig verlaufen, aber dann ist es immer dasselbe Symptom, das wiederkehrt, nämlich die Gelenkschmerzen. Bei Michaela haben wir es aber mit einer Krankheit zu tun, bei der sich beides, eine bunte Symptomatik und ein schubförmiger Verlauf, miteinander kombiniert. Damit gehört die MS zu den vielgestaltigsten Erkrankungen, die wir kennen.

Gibt es typische MS-Symptome?

Wie wir gerade gesehen haben, sind viele MS-Symptome unspezifisch, daneben gibt es aber auch Krankheitszeichen, die nahezu beweisend für eine MS sind. Dazu gehören

- das Lhermitte-Syndrom
- die Sehnerventzündung
- und das Korsettgefühl.

Weil sie so wichtig sind, werde ich sie einzeln besprechen.

Das Lhermitte-Syndrom - Stromstöße im Rücken

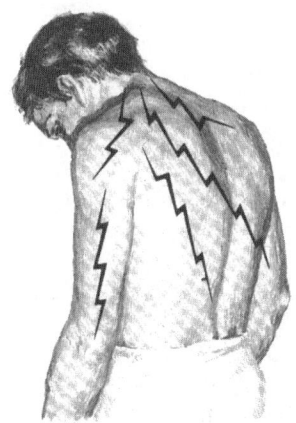

Abbildung 2.1: Das Lhermitte-Syndrom. Wenn der Kopf nach vorn gebeugt wird, kommt es zu elektrisierenden Schmerzen, die den Rücken hinunter bis in die Beine ausstrahlen.
(Abb. aus dem Netter-Atlas „Neurologie")

Bei der Generalprobe für das Weihnachtskonzert bemerkte Petra, dass sie sich bei schnellen Läufen mit den Fingern der linken Hand verhaspelte, obwohl das Concerto grosso von Händel technisch keine besonders hohen Anforderungen stellte, und sie vorher nie Probleme damit gehabt hatte. Um nicht aufzufallen, tat sie bei den schnelleren Passagen nur so, als ob sie mitspielte. Da die Störung nicht besonders ausgeprägt war und sich ohne Schmerzen entwickelt hatte, machte sie sich keine weiteren Gedanken darüber. Vielleicht eine Verspannung der Schultermuskulatur, was sollte es sonst schon sein? Am nächsten Morgen kam es beim Haarewaschen zu stromstoßartigen Missempfindungen, die blitzartig nach unten in die Wirbelsäule ausstrahlten, wenn sie den Kopf nach vorn zum Brustbein hin beugte. Als ihr Mann abends nach Hause kam, fand er sie im Bett vor. Wegen eines heftigen Drehschwindels war sie nicht in der Lage, sich auf den Beinen zu halten und hatte sich mehrmals übergeben müssen. Besorgt rief er den Hausarzt an, der auch sogleich kam, aber nichts Beunruhigendes feststellte und ihr Zäpfchen gegen den Schwindel und die Übelkeit verordnete. Obwohl sich die Symptomatik in den folgenden Tagen langsam besserte, bestand er auf der Vorstellung bei einem Neurologen.

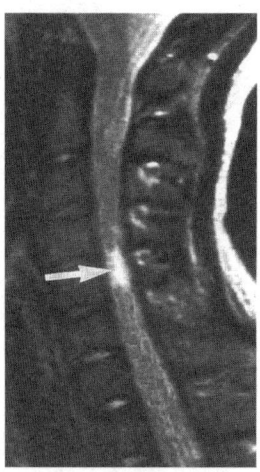

Abbildung 2.2: ovaler MS-Herd im hinteren Anteil des Halsmarks in Höhe des 5. Halswirbelkörpers (Hinter dem obersten Wirbelkörper, der wie ein Zuckerhut aussieht, verbergen sich in Wirklichkeit zwei Wirbelkörper.)

Petra war zuvor nie ernsthaft krank gewesen. Den jetzigen Beschwerden war eine fiebrige Erkältung vorausgegangen; mehr war nicht in Erfahrung zu bringen. Der neurologische Befund war völlig regelrecht, eigentlich gab es keinen Grund zur Sorge - und trotzdem... Die elektrisierenden Schmerzen in der Halswirbelsäule, die durch das Beugen des Kopfes nach vorn provoziert werden, sind als Lhermittesches Zeichen bekannt. Ursache ist in aller Regel ein MS-bedingter Entzündungsherd im Halsmark, wobei der entzündliche Prozess auf die reichlich mit Schmerzfasern versorgte Rückenmarkshaut übergreift. Diese reagiert hochempfindlich, auch wenn sie beim Vornüberbeugen des Kopfes nur leicht gespannt wird. Tatsächlich fand sich im Kernspintomogramm ein frischer Rückenmarksherd in Höhe des 5. Halswirbelkörpers (Abbildung 2.2).

Die Sehnerventzündung - Der Patient sieht nichts, und der Arzt sieht auch nichts.

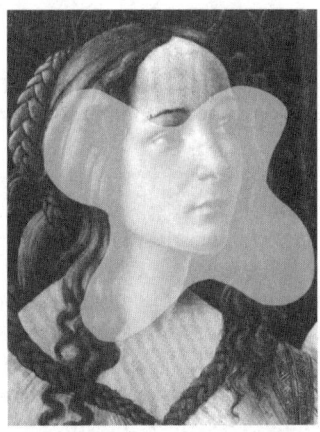

Abbildung 2.3: Auswirkung einer Sehnerventzündung auf das Gesichtsfeld

Wir kommen zu einem zweiten Symptom, das hochverdächtig auf das Vorliegen einer MS ist.

Katja ist eine zierliche junge Frau. Seit vorgestern sieht sie auf dem rechten Auge verschwommen; deshalb hat sie einen Augenarzt aufgesucht. Dieser hat die Augen genau untersucht, aber nichts Auffälliges gefunden. Er überweist sie weiter an einen Neurologen mit der Frage, ob es sich um eine Sehnerventzündung handeln könnte.

Katja arbeitet als Sachbearbeiterin in einer Baufirma. „Vor allem das Klein-gedruckte strengt mich so an, dass mir abends die Augen schmerzen", sagt sie. „Und der Bildschirm, vor dem ich sitze, hat auch nicht gerade die beste Qualität." Wegen einer Urlaubsvertretung hat sie in den letzten Wochen täglich Überstunden machen müssen. Der neurologische Befund ist völlig in Ordnung.

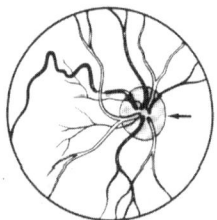

Abbildung 2.4: Der Augenhintergrund mit der runden Ein-mündung des Sehnervs und dem spinnenbeinförmigen Austritt der Gefäße

Zum Schluss untersucht der Neurologe noch den Augenhintergrund. Dies geschieht mit einem Augenspiegel, mit dem man durch die Pupille hindurch in das Innere des Auges schauen kann. Die Rückwand des Auges muss man sich wie die Innenfläche einer hohlen Halbkugel vorstellen. Sie ist von der Netzhaut überzogen, auf die sich die Bilder von der Außenwelt durch die Augenlinse projizieren. Etwa in der Mitte der Halbkugel befindet sich ein flacher kreisrunder Trichter, die Sehnervpapille. Hier mündet der Sehnerv in das Auge ein (Abbildung 2.4). Im Zentrum der Papille erkennt man die Netzhautarterie, die sich wie die Beine einer Spinne in ihre Endäste ver-zweigt. Sie ist normalerweise homogen rosa gefärbt, wenn aber eine Seh-nerventzündung vorliegt, kann die Hälfte, die zur Schläfe (Os temporale) hin weist, abgeblasst sein. Eine temporale Abblassung ist für eine Sehnerv-entzündung (Opticusneuritis, manchmal auch Retrobulbärneuritis genannt) typisch, aber sie ist kein Frühsymptom, sondern braucht einige Wochen, bis sie nachweisbar ist. Deswegen war bei Katja der Augenhintergrund noch völlig normal gewesen.

Das verzögerte Sichtbarwerden der abgelaufenen Entzündung ist lange bekannt. Jeder Medizinstudent lernt: Zu Beginn einer Sehnerventzündung sieht der Patient nichts (d.h. er sieht verschwommen), und der Arzt sieht auch nichts (d.h. er findet keine krankhaften Veränderungen); nach zwei Wochen sieht der Patient wieder (die Sehstörung hat sich zurückgebildet), und der Arzt sieht jetzt auch etwas (nämlich die temporale Abblassung). Eine raschere und verlässlichere Diagnose ist übrigens durch die Ableitung der visuell evozierten Potentiale (VEP) möglich, die ich im nächsten Kapitel beschreiben werde. Sie hat die Untersuchung mit dem Augenspiegel überflüssig gemacht.

Auch in Katjas Fall kann der Arzt an der Sehnervpapille (noch) keine Veränderung feststellen. Er schickt sie zur Kernspintomographie, in der mehrere kleine Marklagerherde zu sehen sind, womit die Diagnose einer MS nahezu sicher ist.

Gibt es eine isolierte Sehnerventzündung?

Eine kurze Zwischenbemerkung: Ob es eine isolierte Sehnerventzündung gibt, gehört zu den klassischen Streitfragen der Neurologie. Aus Langzeitbeobachtungen weiß man, dass sich bei 45 bis 80% aller Patienten mit einer Sehnerventzündung innerhalb von 15 Jahren eine klinisch sichere MS entwickelt. Die Zahlen gehen also weit auseinander. Unstrittig ist jedoch, dass es Sehnerventzündungen gibt, die anscheinend nie in eine MS münden. Die einen sagen: Das beweist die Existenz einer Sehnerventzündung unabhängig von der MS. Die anderen halten dagegen: Auch wenn keine weiteren Symptome auftreten, handelt es sich dennoch um eine MS, und zwar eine, die monosymptomatisch verläuft, das heißt, die nach einem Schub zum Stillstand kommt. In der ungeklärten Situation scheint es mir vernünftig zu sein, die Entscheidung vom Ergebnis der Kernspintomographie des Gehirns abhängig zu machen. Finden sich dort weiße Flecken, ist es eine MS, wenn nicht, dann ist es gerechtfertigt, zunächst von einer isolierten Sehnerventzündung auszugehen.

Sehnerventzündung und Überlastung des Auges?

Ein letzter Punkt: Es hat bisher kaum Beachtung gefunden, aber es ist bemerkenswert, dass Sehnerventzündungen gehäuft während des Abiturs, bei sonstigen Prüfungsvorbereitungen oder wie bei Katja durch Überanstrengung der Augen durch „Kleingedrucktes" auftreten. Könnte es einen Zusammenhang zwischen einer vermehrten Belastung der Augen und einer Sehnerventzündung geben? Ich werde darauf im Zusammenhang mit der

„Hypothese von den toxischen Konzentrationen" zurückkommen (sihe Kapitel 14).

Das Korsett-Gefühl - Wie eingeschnürt

Herr G. hat eine kleine Kfz-Werkstatt und ist mir schon in vielen Notlagen behilflich gewesen. In den letzten Wochen hat sich allmählich ein Schweregefühl im linken Bein entwickelt. Dazu kommt ein ringförmiges Spannungsgefühl unterhalb des Rippenbogens. „Als ob ich in einen Schraubstock eingespannt wäre", sagt er. Als er zur Untersuchung kommt, ist die Schwäche bereits so ausgeprägt, dass er die wenigen Stufen von der Werkstatt hinauf in seine Wohnung kaum noch schafft.

Das typische Symptom einer Schädigung der Rückenmarksbahnen, über die Druck- und Berührungsempfindungen von der Haut zum Gehirn gelangen, ist eine Gefühlsstörung, die sich entweder als Taubheit („wie eingeschlafen"), kribbelnde Missempfindungen („wie Ameisen") oder aber als ein unangenehmes Spannungs- oder Druckgefühl („wie im Schraubstock", „wie ein Korsett" oder „wie ein zu enger Strumpf") bemerkbar macht. Wie das Lhermittesche Zeichen und die Opticusneuritis ist das Korsettgefühl zwar nicht beweisend, aber hochgradig charakteristisch für die MS. Meistens handelt es sich um einen Herd im hinteren Rückenmarksabschnitt, der auch bei Herrn G. wenige Tage später durch die Kernspintomographie sichtbar gemacht werden konnte.

Multiple Sklerose oder Encephalomyelitis disseminata?

Die MS ist also durch multiple zeitlich gestaffelte Schübe und durch multiple Lokalisationen der Krankheitsherde im zentralen Nervensystem gekennzeichnet. Damit ist das Adjektiv „multipel" (= vielzählig) ausreichend begründet. Unter dem Begriff „Sklerose" wird ein narbig verheilter Entzündungsherd verstanden, der sich beim Durchschneiden mit dem Seziermesser als verhärtet (sklerotisch) erweist. Eine andere gebräuchliche Bezeichnung ist Encephalomyelitis disseminata, abgekürzt E.d. Wir wollen auch diese näher erläutern: *Encephalon* ist das griechische Wort für Gehirn, *Myelon* bezeichnet das Rückenmark. Die Endung *-itis* bedeutet im medizinischen Sprachgebrauch immer eine Entzündung. *Disseminiert* heißt, dass die Veränderungen verstreut auftreten. Somit bedeutet der Name: eine verstreute Entzündung, die das Gehirn und das Rückenmark betrifft.

Welche Bezeichnung man nun bevorzugt, ist reine Geschmackssache. Viele Ärzte halten den Namen „Encephalomyelitis disseminata" (ED) für hochtrabend und gekünstelt und ziehen es deshalb vor, von einer Multiplen Sklerose zu sprechen, so wie es auch in England und den USA üblich ist. Auf keinen Fall sollte man jedoch nur deswegen von einer ED sprechen, um den Betroffenen darüber im Unklaren zu lassen, dass er eine MS hat.

3 Der MS-Herd oder Was liegt den Symptomen zugrunde?

Im vorangegangenen Kapitel haben wir die häufigsten Symptome der MS kennengelernt. Was steckt aber hinter den Beschwerden? Es ist der MS-Herd. Vieles spricht dafür, dass in ihm das Geheimnis der MS verborgen liegt. Erst wenn wir wissen, was im Inneren des MS-Herdes abläuft, werden wir das Wesen der MS verstehen.

Die vier Kennzeichen des MS-Herdes

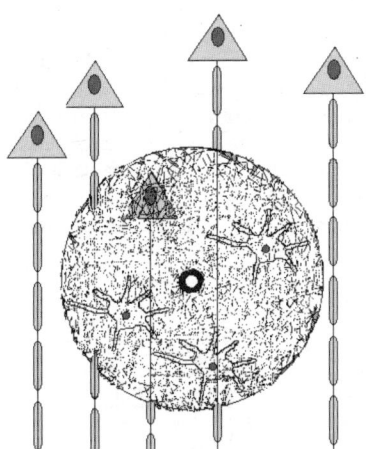

Abbildung 3.1: Der typische MS-Herd hat 4 Kennzeichen:
1. Er ist rund oder oval. 2. In seinem Zentrum befindet sich
immer eine Vene. 3. Im Herd sind die Markscheiden zerstört
bei weitgehendem Erhalt der Nervenfasern und Nervenzellen.
4. Astrozyten „stopfen" den Defekt aus.

Für den Pathologen stellen sich die MS-Herde als anscheinend wahllos über
das Gehirn verteilte, grau-rötliche Flecken dar, deren Größe zwischen der
eines Stecknadelkopfes und einer Erbse schwankt. Unter dem Druck des
Fingers erweisen sie sich als verhärtet und von gummiartig elastischer Kon-
sistenz. Manchmal sind nur zwei oder drei solcher Plaques nachweisbar; es
können aber auch mehrere Dutzend sein.

- Der typische MS-Herd ist auf Hirnschnitten bzw. im Kernspintomogramm rund oder oval, und man ist versucht, sich ihn als kleinere oder größere Kugel vorzustellen. In Wirklichkeit hat er jedoch
  die längliche Form einer Manschette, die eine Vene umschließt.
  Wenn sich die Vene jedoch verzweigt, dann ähnelt der MS-Herd
  der Miniform einer jener unförmigen Luftballone, die mehrere
  Enden haben (Abbildung 3.2). Die Ausläufer werden auch als
  „Dawsons Finger" bezeichnet.

Dawsons Finger

James Dawson (1870-1927) gehört zu den Großen in der MS-Forschung. Er wurde in Indien geboren. Als er während seines Medizinstudiums in Edinborough an Tuberkulose erkrankte, reiste er 13 Jahre lang durch Kanada, Nordamerika, Indien und Neuseeland, wo er seinen Lebensunterhalt als Hafenarbeiter und Viehhirte verdiente. Später widmete er sein Lebenswerk der Bekämpfung und Behandlung der Tuberkulose, machte sich aber auch um die Beschreibung der MS-Herde verdient. Er ging davon aus, dass eine toxische Substanz aus den Venen austritt und sich tintenklecksartig im Gehirngewebe verteilt. Grundlage für diese Hypothese waren fingerförmige Ausstülpungen von MS-Herden, die dem Verlauf von Nebenästen von Venen folgten. Sie wurden später „Dawsons Finger" genannt.

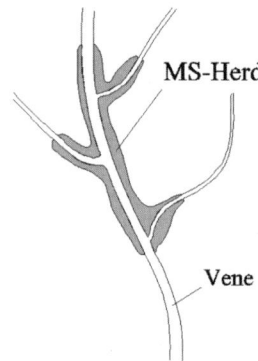

Abbildung 3.2: Bemerkenswerterweise entwickeln sich alle MS-Herde um eine Vene herum und folgen mit fingerförmigen Ausläufern den Verästelungen des Gefäßes.

- Die zweite Auffälligkeit ist, dass sich im Zentrum eines jeden Herdes immer eine Vene befindet. Die meisten MS-Forscher vermuten, dass ein schädigender Faktor aus dem Blut durch die Venenwand dringt und sich tintenklecksartig im Hirngewebe ausbreitet, wobei es sich entweder um eine giftige Substanz oder aggressive Lymphozyten handelt. Interessant ist aber auch die Überlegung, es könne genau umgekehrt sein: Stoffwechselabbauprodukte, die in „überhitzten" Hirnregionen anfallen (wie Milchsäure in einem überlasteten Muskel) und zur Vene hin drainiert werden, könnten dort eine zu hohe Konzentration erreichen und Oligodendrozyten oder ihre Ausläufer schädigen. Ich komme später noch einmal darauf zurück.

• Als dritte Besonderheit ist immer wieder hervorgehoben worden, dass im Gegensatz zu den Schäden an den Markscheiden ein großer Teil der Nervenfasern unversehrt geblieben zu sein scheint. dass wurde als ein Hinweis gedeutet, dass die Noxe, also das unbekannte schädigende Prinzip, es primär auf die weiße Hirnsubstanz abgesehen hat. So ganz einsichtig ist das nicht. Es liegt doch auf der Hand, dass jedes Gift, welches das Gewebe durchtränkt, zuerst die Schutzhülle und erst später das Umhüllte angreift.

• Das vierte und letzte Kennzeichen des MS-Herdes, sind die Astrozyten, die ein dichtes Fasergeflecht bilden und dafür sorgen, dass der Herd schließlich vernarbt. Da das Narbengewebe weniger wasserabstoßend ist als die intakte weiße Hirnsubstanz, die ja fettartig ist, saugt es sich mit Hirnwasser (Liquor) voll, und diese Wasseranreicherung gibt, wie wir weiter unten sehen werden, kernspintomographisch ein starkes Signal.

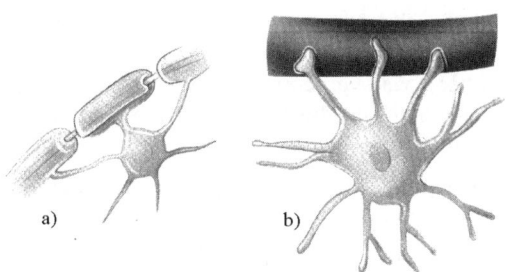

Abbildung 3.3: Oligodendrozyt (a) und Astrozyt (b)

Das Myelin

Fast alle Nervenfasern sind von einer aus fettartigen Substanzen und Eiweißstoffen bestehenden Hülle umgeben, die man als Myelin bezeichnet, und die von den bereits erwähnten Oligodendrozyten gebildet wird. Das

Myelin ist aus vielen komplizierten Bestandteilen zusammengesetzt, die möglicherweise von Lymphozyten als körperfremd verkannt und angegriffen werden können, z.b. wenn das Myelin unter krankhaften Bedingungen „aufquillt" und innere Bestandteile nach außen gestülpt werden. Die wichtigsten Bestandteile sind das basische Myelinprotein (BMP), das Proteolipoprotein (PLP) und das Myelin-Oligodendrozyten-Glykoprotein (MOG).

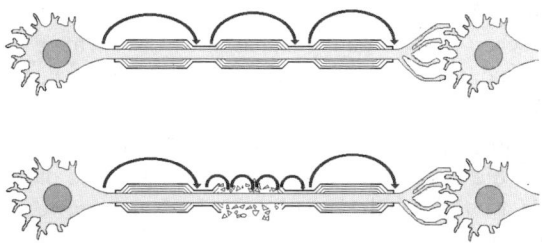

Abbildung 3.4: Die elektrischen Signale springen in weiten Sprüngen von Schnürring zu Schnürring. Wenn eine Myelinscheide zerstört wird, pflanzt sich das Signal an dieser Stelle nur noch im Schneckentempo fort.

Myelin wurde früher etwas verächtlich als Füllsel des Gehirns abgetan, das die Nervenfasern schützt wie die Holzwolle wertvolle Glasgegenstände in einem Paket. Aber es hat vier weitere wichtige Aufgaben:

- Zunächst einmal ist es für die elektrische Isolation der Nervenfasern zuständig.

- Weiterhin sorgt es dafür, dass Nervensignale besonders schnell weitergeleitet werden. Von Bedeutung ist in diesem Zusammenhang, dass das Myelin die Nervenfaser nicht wie bei einem Elektrokabel gleichmäßig von vorn bis hinten umhüllt, sondern dass es immer wieder von kurzen unmyelinisierten Abschnitten, den sogenannten Schnürringen, unterbrochen wird. Auf diese Weise „springen" die elektrischen Signale von Schnürring zu Schnürring, was ihre Schnelligkeit stark erhöht (Abbildung 3.4).

- Drittens hat es wichtige Ernährungsaufgaben, und

- Viertens und letztens nimmt man an, dass die Myelinscheiden eine Rolle bei der Entgiftung spielen, wenn es im Rahmen heftiger Nervenfaseraktivität zu einer Anreicherung von Stoffwechselabbauprodukten kommt.

Was sind Oligodendrozyten?

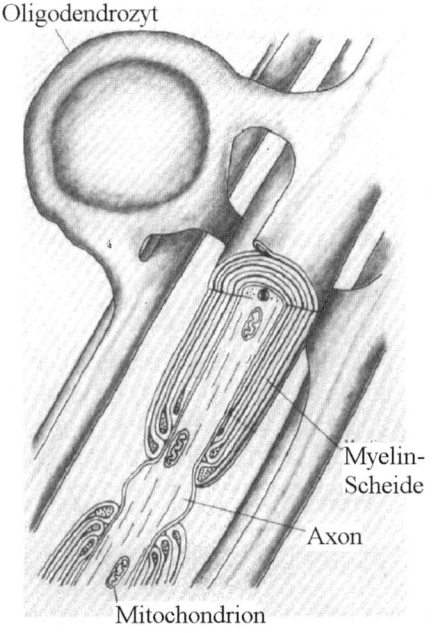

Abbildung 3.5: Oligodendrozyt

Die Myelinscheiden werden von den Oligodendrozyten gebildet. Wir können sie uns als kleine Spinnen mit einem kugelförmigen Leib und dünnen, spinnenbeinartigen Ausläufern vorstellen (Abbildung 3.3 und 3.5) - nicht acht, sondern viel mehr, manchmal sogar dreißig oder vierzig. Diese sind an ihren Enden abgeplattet und winden sich spiralig um die Nervenfasern (Axone). Jeder Ausläufer bildet also eine relativ breite Manschette um eine

Nervenfaser herum, es folgt eine schmale Lücke, der bereits erwähnte Ranviersche Schnürring, und dann die nächste Manschette.

Myelin und Nervenleitgeschwindigkeit

Die Geschwindigkeit, mit der elektrische Impulse in einer „nackten" Nervenfaser fortgeleitet werden, nimmt mit der Quadratwurzel des Durchmessers zu, das heißt: Um die Leitgeschwindigkeit zu verdoppeln, muss der Durchmesser vervierfacht werden. In myelinisierten Nervenfasern steigt die Leitgeschwindigkeit direkt proportional zum Durchmesser. Myelinisierte Nervenfasern nehmen also bei gleicher Leitungsgeschwindigkeit wesentlich weniger Raum ein als „nackte" Fasern. Angenommen, unser Gehirn bestünde nicht aus myelinisierten Nervenfasern, müsste unser Kopf einen Durchmesser von mehreren Metern haben

Das Geheimnis des frischen MS-Herdes

Ich komme nun zu den Vorgängen, die sich in einem MS-Herd vom Beginn der Entzündung an bis zur endgültigen Vernarbung ereignen. Der frische MS-Herd ist weich und wirkt wie aufgedunsen, weil er von einer wässrigen Schwellung umgeben ist, die ihn zehn- oder zwanzigmal größer erscheinen lässt, als er in Wirklichkeit ist. Dieses sogenannte Umgebungsödem ist eine der ersten Abwehrmaßnahmen des Körpers, um mit dem umschriebenen Krankheitsprozess fertig zu werden. Man kann es mit der Schwellung vergleichen, die sich in der Haut um einen Splitter herum ausbildet.

Im Brennpunkt des Interesses steht die Frage: Was steht am Anfang des krankhaften Prozesses? Wenn wir das wüssten, wäre die Lösung des Rätsels der MS in greifbare Nähe gerückt. Nach der herrschenden Theorie beginnt alles mit blindwütigen Lymphozyten, die aus den Venen in das Gehirn einwandern und die weiße Hirnsubstanz angreifen. Aber die Stimmung scheint umzuschlagen, und in letzter Zeit werden die Stimmen immer lauter, welche die Lymphozyten keineswegs für Aggressoren halten. Im Gegenteil. Nach ihrer Ansicht dringen sie erst später in den Herd ein, um sich an den Aufräumarbeiten zu beteiligen. Welche dieser beiden Alternativen stimmt, ist natürlich von größter Bedeutung: Im ersten Fall wird man die Lymphozyten zu bekämpfen suchen, im zweiten ihre Tätigkeit sogar fördern. Wie ist die Faktenlage? Sie ist schwierig zu beurteilen, denn man müsste ja einen frischen, gerade eben erst entstandenen Herd unter das Mikroskop bekommen. Von einem dieser seltenen Fälle, in dem dies gelungen ist, wird später noch die Rede sein (siehe Kapitel 13).

Auf jeden Fall ist der Herd nach mehreren Tagen mit Lymphozyten übersät. Darunter sind auch Makrophagen (Fresszellen) nachweisbar, welche die Gewebstrümmer (z.B. Reste von Markscheiden) beseitigen. Sie werden dabei kräftig von der Mikroglia unterstützt, das sind kleine hirneigene Zellen, die sich im Bedarfsfall ebenfalls in Fresszellen umwandeln. Zum Abschluss macht sich eine andere Art von Zellen, die Astrozyten, die etwa den Bindegewebszellen im Körper entsprechen, daran, den entstandenen Defekt „auszustopfen", und der Herd vernarbt.

Die drei Arten, wie ein frischer MS-Herd zur Ruhe kommt

MS-Herd ist nicht gleich MS-Herd. Wir können also zunächst einmal die aufgedunsenen frischen von den geschrumpften älteren Herden unterschei-

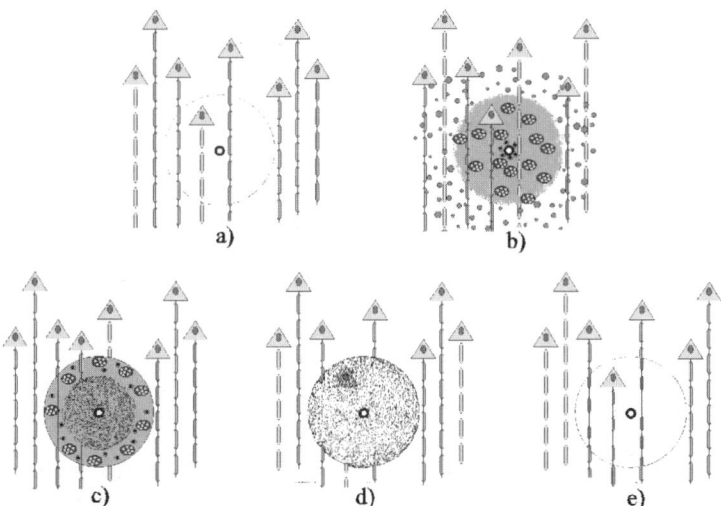

Abbildung 3.6: a) Situation vor der Herdentstehung; b) frischer Herd mit perivenöser Infiltration, Schaumzellen und Umgebungsödem; c) chronisch aktiver Herd mit mäßiggradiger perivenöser Infiltration und entzündlichem Randsaum; d) chronisch inaktiver Herd, der mit einem dichten Faserfilz „ausgestopft" ist; e) Schattenherd mit weitgehender Remyelinisierung.

den. Von den letzteren gibt es drei Typen. Man kann auch sagen: Der frische MS-Herd hat drei ganz unterschiedliche Möglichkeiten zu vernarben.

Wie er das letztendlich tut, hängt entscheidend davon ab, in welchem Ausmaß die Oligodendrozyten in Mitleidenschaft gezogen werden, präziser gesagt, ob die Noxe (schädigende Substanz) nur einzelne Beine oder den ganzen Zellleib zerstört. Im ersten Fall ist die Zelle in der Lage, wie ein Seestern neue Ausläufer auszubilden und zu einer notdürftigen Remyelinisierung, also einer Neuummantelung der Nervenfasern beizutragen, im zweiten bleiben die Axone marklos und leiten nicht nur die Nervensignale schlecht, sondern sind auch durch ein früheres Absterben durch Unterernährung gefährdet. Im günstigsten Fall kann also der frische Herd zu einer kaum sichtbaren Narbe „abheilen", die fast vollständig remyelinisiert ist. Weil sie so blass ist, wurde sie von den alten Neurologen auch als „Schattenherd" bezeichnet. Wenn jedoch die Oligodendrozyten zum großen Teil zerstört sind, dann ist eine Remyelinisierung nicht möglich, und es bildet sich eine richtige Narbe aus: ein dichtes Gespinst von bindegewebigen Fasern, durch das nackte Axone ziehen. Sie wird als „chronisch *inaktiver* Herd" bezeichnet, weil sozusagen Ruhe im Karton eingetreten ist. Demgegenüber bleibt die dritte Art von Herden instabil. Wenn nämlich die Abwehrkräfte des Körpers - aus welchen Gründen auch immer – zu schwach sind, um die Entzündung energisch genug anzugehen, kann es passieren, dass sich die Narbenbildung nur auf das Zentrum beschränkt und um dieses herum ein schmaler Saum erhalten bleibt, in dem sich weiterhin Entzündungszellen befinden. In diesem Herdtyp schwelt die Entzündung also weiter und neigt dazu, immer wieder aufzuflackern. Folgerichtig nennt man ihn „chronisch *aktiv*".

Schattenherde

Die Schatten- oder Markschattenherde sind verschieden gedeutet worden. Der deutsche Neurologe Otto Marburg hielt sie für demyelinisierte Gebiete, sein Kollege Aloys Alzheimer, nach dem die Alzheimer-Krankheit benannt ist, meinte, es seien junge Herde, die gerade im Entstehen begriffen sind. Erst der amerikanische Neuropathologe John Prineas konnte zeigen, dass es sich um alte Herde handelt, in denen es zu einer weitgehenden Remyelinisierung gekommen ist. Es ist nicht ganz übertrieben, wenn man sagt, dass diese Herde nahezu ausgeheilt sind. Während man sie früher für selten hielt, weiß man heutzutage, dass sie die Mehrzahl der „weißen Flecken" im Kernspintomogramm darstellen und eine weit höhere Schädigung in der weißen Hirnsubstanz vortäuschen, als in Wirklichkeit vorhanden ist.

Zerstört die MS auch die Nervenfasern?

Ich hatte bereits erwähnt, dass im MS-Herd auch die Nervenfasern (Axone) in Mitleidenschaft gezogen werden können, aber dieser Befund schien für die alten Neurologen ganz im Hintergrund zu stehen, und die neurologischen Ausfälle wurden in älteren Lehrbüchern im Wesentlichen durch das „Kriechen" der Nervenimpulse in den entmarkten Abschnitten erklärt. Neuere Arbeiten zeigen jedoch, dass das Ausmaß der Zerstörung von Nervenfasern unterschätzt worden ist, hauptsächlich wohl deswegen, weil defekte Nervenfasern wegen ihres winzigen Durchmessers schwer erkennbar sind. Es gibt aber eine elegante Methode, sie sichtbar zu machen: Wenn Nervenfasern durchtrennt werden, bildet sich an dem Ende, das mit dem Zellleib verbunden ist, eine knospenförmige Schwellung aus, das so genannte axonale Ovoid (Abbildung 3.7). Es stellt den Versuch des Faserstumpfes dar, neu auszuwachsen, was allerdings regelmäßig misslingt.

In dieser Knospe befinden sich Baustoffe für die geplante Verlängerung des Axons, die in heilen Nervenfasern nicht vorkommen, darunter das Amyloid-Precursor-Protein (APP). Dies ist mit einer besonderen Methode färbbar. So können die geschwollenen Axonstümpfe sichtbar gemacht und ausgezählt werden. Die Zahl dieser axonalen Ovoide betrug in aktiven Läsionen etwa 10.000 pro Kubikmillimeter, am Rand von chronisch aktiven Läsionen 3.000 und im Zentrum von chronisch aktiven Läsionen 1.000. Das heißt ers-

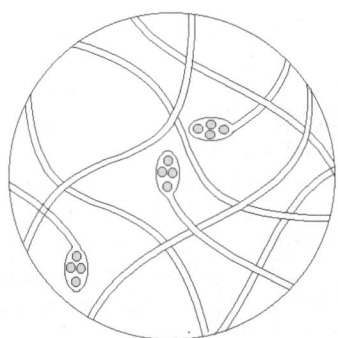

Abbildung 3.7: Werden Nervenfasern durchtrennt, bilden sich an ihrem Stumpf ovale Auftreibungen aus, die Substanzen enthalten, die für eine Aussprossung erforderlich sind. Diese Auftreibungen werden „axonalen Ovoide". genannt

tens, dass der Axonuntergang in frischen Herden am ausgeprägtesten ist, und zweitens, dass es auch in chronischen Herden zu einem kontinuierlichen Untergang von Nervenfasern kommt[1]. Richtig verwunderlich ist das natürlich nicht, wenn man bedenkt, welche wichtigen Stütz-, Ernährungs- und Entgiftungsfunktionen die Markscheiden bzw. die Oligodendrozyten haben.

Ob es in den „Schattenherden" ebenfalls zu Axonzerstörungen kommt, ist nicht bekannt, aber es ist wenig wahrscheinlich. Auch ist die tatsächliche Bedeutung des Untergangs von Nervenfasern schwer einschätzbar, denn es fehlen zuverlässige Schätzungen, wie viele Axone sich überhaupt in einem Kubikmillimeter Hirnmark befinden. Man weiß also nicht, ob 10.000 Ovoide pro mm^3 eine erschreckend hohe oder eine vernachlässigbar geringe Zahl darstellen. Dennoch – es scheint eine vernünftige Annahme zu sein, dass das kontinuierliche Absterben den Boden für den späteren Übergang in das progrediente Stadium der MS bereitet.

Warum haben MS-Herde Lieblingslokalisationen?

In den Lehrbüchern liest man, MS-Herde seien wahllos über die weiße Substanz im Gehirn und im Rückenmark verstreut. Das ist nicht ganz richtig. MS-Herde haben Lieblingslokalisationen, darunter befinden sich der Sehnerv, das Halsmark, der Hirnbalken und die Ränder der Hirnkammern. Es handelt sich um besonders „strapazierte" Hirnregionen, die praktisch ständig „unter Strom" stehen. Durch den Sehnerv fließen, wenn wir nicht gerade schlafen, laufend Informationen in unser Gehirn, dasselbe ist im Halsmark der Fall, das sozusagen eine dicht befahrene Verbindung zwischen Gehirn und Körper darstellt. Im Hirnbalken kreuzen die Fasern, mit Hilfe derer die linke und die rechte Hirnhälfte ihre Tätigkeit aufeinander abstimmen, zur jeweils anderen Hirnseite. Anders verhält es sich mit der Umgebung der Hirnkammern. Hierbei handelt es sich um ein venenreiches Gebiet, also eine Region, die zum Abwassersystem des Gehirns gehört und in der Stoffwechselabbauprodukte besonders konzentriert auftreten. Daraus leitet sich die bereits angedeutete, später noch genauer zu besprechende „Hypothese von den toxischen Konzentrationen" ab (siehe Kapitel-14).

---

[1] Trapp BD e.a. Axonal transection in the lesions of multiple sclerosis. N Engl J Med 1998;338:278-285)

4 Wie wird eine MS diagnostiziert?

Sie haben, wenn Sie dieses Buch lesen, vermutlich die Diagnostik schon hinter sich. Sie kennen also das unheimliche Bollern in der riesigen Röhre, in der die kernspintomographische Untersuchung Ihres Kopfes durchgeführt worden ist, die Angst vor der Liquorpunktion und auch das langweilige Programm bei der Ableitung der visuell evozierten Potentiale. Die diagnostischen Verfahren werden im Detail in den Kapiteln 4 bis 6 behandelt.

Kleine Einführung in die Anatomie des Gehirns

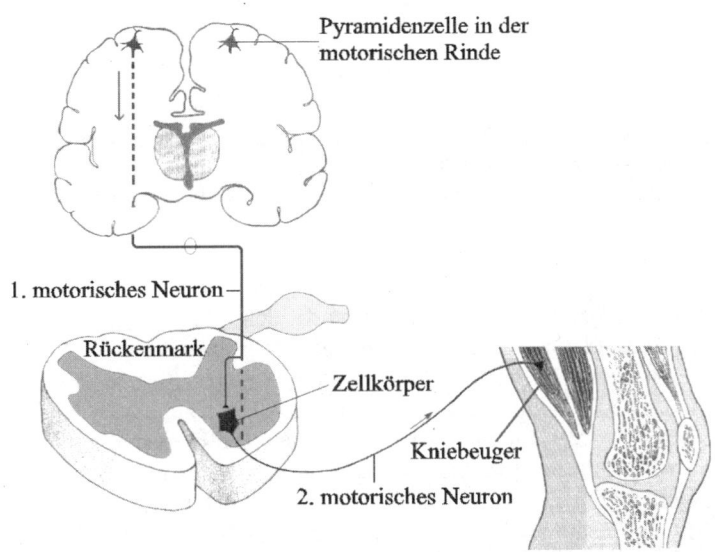

Abbildung 4.1: Das motorische System. Der Befehl für eine Willkürbewegung wird von der motorischen Rinde über die Pyramidenbahn ins Rückenmark zur motorischen Vorderhornzelle geleitet. Dort beginnt das 2. motorische Neuron, das zum Muskel zieht.

Der gelähmte Muskel zuckt heftiger als der gesunde.

Frau T. hat seit einer Woche eine Schwäche in der gesamten rechten Körperhälfte, wobei aber vor allem der rechte Arm betroffen ist. Das Kernspintomogramm zeigt einen frischen Herd in der linken Hirnhälfte. „Meinen Sie wirklich links?" fragt Frau T. „Meine Lähmung ist doch rechts." Noch verwirrter ist sie, als die Reflexe geprüft werden. Erstaunlicherweise sind sie am rechten Bein so heftig, dass sie richtig erschrickt. „Wie kommt das?" fragt sie. „Links habe ich nichts, aber das rechte Bein, das ich kaum hoch kriege, zuckt wie ein Fisch an der Angel, kaum, dass Sie das Knie berühren. Heißt das, dass die Kraft eigentlich da ist und es nur eine Frage der Zeit ist, bis ich wieder richtig laufen kann?"

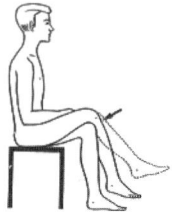

Abbildung 4.2: Der Patella-Sehnen-Reflex. Wenn man mit einem Reflexhammer leicht auf die Sehne des Oberschenkelmuskels schlägt, kommt es zu einer unwillkürlichen Muskelzuckung, und der Unterschenkel schlägt nach vorn aus. Bei MS-Patienten ist dieser Reflex oft sehr lebhaft auslösbar.

Ganz abwegig ist das nicht. Die Kraft ist da, denn die MS ist keine Erkrankung der Muskulatur. Sie ist nicht einmal eine Erkrankung der Nervenzellen, in denen die Befehle für eine Bewegung entstehen, sondern genau genommen beeinträchtigt sie lediglich die Übertragung der Botschaften vom Gehirn zur Muskulatur. Trotzdem können die Folgen gravierend sein. Frau T. hat uns auf zwei Befunde hingewiesen, die der Erklärung bedürfen: 1. Ein Herd in der linken Hirnhälfte führt zu Ausfällen in der rechten Körperhälfte, und 2. die Reflexe sind in der geschwächten Extremität besonders lebhaft. Für den Arzt sind diese Tatsachen so geläufig, dass er sich kaum noch Gedanken darüber macht. Um die Zusammenhänge besser zu verstehen, lade ich Sie zu einem Ausflug in die Anatomie ein.

Die vier Grundregeln über das Gehirn

Wenn man mich nach den wichtigsten Tatsachen zur Anatomie des Gehirns fragen würde, würde ich die folgenden vier nennen:

- In der motorischen Rinde, von der die Befehle zu Willkürbewegungen ausgehen, findet sich ein verzerrtes Abbild unseres Körpers, der sog. Homunculus oder das „Hirnmännchen".

- Die Bahnen vom Gehirn zum Körper kreuzen zur Gegenseite.

- Befehle werden in Form von elektrischen Signalen vom Gehirn zur Muskulatur geschickt. Damit ein Befehl für eine willkürliche Bewegung den Muskel erreicht, muss er zwei Nervenzellen passieren, das 1. und das 2. motorische Neuron. Ist das 1. betroffen, kommt es zu einer spastischen Lähmung mit Steigerung der Reflexe. Bei einer Schädigung des 2. ist die Lähmung schlaff mit herabgesetzten oder fehlenden Reflexen (Abbildung 4.1).

• Die Informationsübertragung von einem Nerven zum Muskel erfolgt nicht auf elektrischem, sondern auf chemischem Wege.

Der Homunculus

Betrachten wir einmal das Gehirn von der Seite. Zwei besonders ausgeprägte Furchen stechen sofort ins Auge: der Sulcus lateralis und der Sulcus centralis (Abbildung 4.3). Die Hirnwindung, die direkt vor dem Sulcus centralis liegt, heißt motorische Rinde. Seit dem Ende des 19. Jahrhunderts weiß man, dass es möglich ist, von der motorischen Rinde aus durch elektrische Reize bestimmte Bewegungen hervorzurufen: Wenn man ganz oben reizt, zuckt ein Fuß, in der Mitte ein Finger und ganz unten der Mundwinkel. So scheint in der motorischen Rinde das verzerrte Bild eines Menschleins (Homunculus) zu existieren, das auf dem Kopf steht.

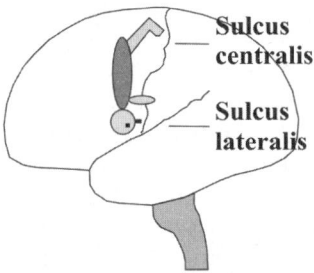

Abbildung 4.3: In der Seitenansicht wird das Gehirn durch zwei Furchen, den Sulcus centralis und den Sulcus lateralis, unterteilt. Direkt vor dem Sulcus centralis liegt die motorische Rinde mit dem „Homunculus". Hier entspringt das 1. motorische Neuron.

Die linke Hirnhälfte ist für die rechte Körperhälfte zuständig.

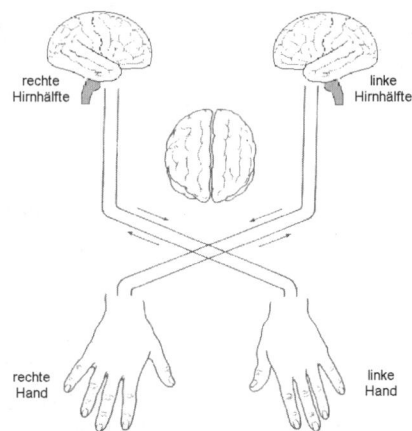

Abbildung 4.4: Die Nervenbahnen, die vom Gehirn zum Körper ziehen, kreuzen im Hirnstamm zur Gegenseite, so dass die
rechte Hirnhälfte die linke Körperhälfte regiert und umgekehrt.

Von der motorischen Rinde aus werden die Befehle für eine Bewegung zur
Muskulatur abgeschickt. Um ihr Ziel zu erreichen, müssen sie zwei Nervenzellen passieren: das 1. und das 2. motorische Neuron. Das 1. motorische
Neuron ist die Pyramidenzelle, deren Ausläufer oder Axon durch das Innere
des Gehirns zum Hirnstamm zieht und dort knapp oberhalb des großen Hinterhauptloches zur Gegenseite kreuzt. Aus diesem Grund regiert das linke
Hirn die rechte Körperhälfte, und das rechte Hirn die linke Körperhälfte.
Schließlich endet das 1. motorische Neuron im Vorderhorn des Rückenmarks. Dort beginnt das 2. Neuron, die motorische Vorderhornzelle. Ihre
Nervenfaser verlässt den Rückenmarkskanal durch das Zwischenwirbelloch
und gelangt im peripheren Nerven zur Muskulatur.

Die elektrische Erregung wird in eine chemische umgewandelt.

Die Erregung eines Muskels durch einen Nerv erfolgt nun nicht etwa
dadurch, dass die elektrische Erregung einfach vom Nerven auf den Muskel

überspringt, sondern es handelt sich um einen Vorgang, der ein wenig komplizierter ist.

Bevor der Nerv den Muskel erreicht, verzweigt er sich in viele Äste. Diese sind an ihren Enden kolbenförmig aufgetrieben. Die Nervenendigungen enthalten kleine Bläschen mit Acetylcholin. Wenn ein elektrischer Reiz am Endknöpfchen ankommt, entleeren die Acetylcholinsäckchen ihren Inhalt in einen haarfeinen Spalt, der das Nervenende von der Muskelmembran trennt und mit Flüssigkeit gefüllt ist. Die Acetylcholinmoleküle diffundieren durch den Spalt und verbinden sich auf der gegenüberliegenden Seite mit einem Rezeptor, in den sie genau wie ein Schlüssel in ein Schloss hineinpassen (Abbildung 4.5).

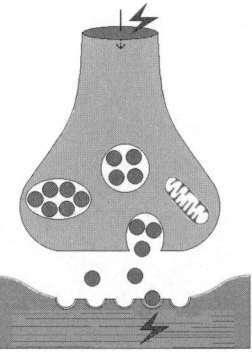

Abbildung 4.5: Die Ankunft eines elektrischen Impulses veranlasst die Bläschen in der Nervenendigung, Acetylcholin in den synaptischen Spalt zu entleeren. Die Moleküle diffundieren auf die Gegenseite und besetzen dort spezifische Rezeptoren. Sobald sie angedockt haben, entsteht hier eine neue elektrische Erregung.

Durch den Kontakt entsteht in der Muskelmembran eine neue elektrische Erregung, die sich mit den Erregungen, die aus den benachbarten Rezeptoren stammen, summiert und schließlich zur Kontraktion des Muskels führt.

Die neurologische Untersuchung

Bisher haben wir die neurologische Untersuchung nur hier und da etwas angetippt. Es ist an der Zeit, etwas näher auf sie einzugehen, da sie zusammen mit der Anamnese (das Zurückverfolgen einer Krankheitsgeschichte in die Vergangenheit hinein) und den Symptomen des Patienten wichtige Mosaiksteine für die endgültige Diagnose liefert. Einiges ist Ihnen ja bereits bekannt. Entscheidend ist, dass eine Schädigung des 1. motorischen Neurons immer zu einer Reflexsteigerung, die Schädigung des 2. motorischen Neurons immer zu einer Reflexabschwächung führt. Ein weiteres sehr charakteristisches Symptom einer Schädigung des 1. motorischen Neurons ist das Babinski-Phänomen: Wenn der Arzt mit der Spitze des Reflexhammerstiels den Außenrand der Fußsohle bestreicht, kommt es unwillkürlich zu einer langsamen Bewegung der Großzehe nach oben (Abbildung 4.6).

Ein typisches Beispiel für eine Krankheit, die mit einer Schädigung des 1.

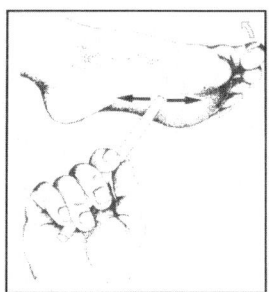

Abbildung 4.6: Der Babinski-Reflex. Wenn man mit einem spitzen Gegenstand über den Außenrand der Fußsohle streicht, streckt sich die Großzehe unwillkürlich nach oben.

motorischen Neurons einhergeht, ist neben der MS der Schlaganfall. Die häufigste Erkrankung, die zu einer Schädigung des 2. motorischen Neurons führt, ist der Bandscheibenvorfall, der den Nerv direkt nach seinem Abgang aus dem Rückenmark stranguliert.

Die neurologische Untersuchung besteht im Prinzip aus 4 Untersuchungsgängen:

- Hirnnerven,
- Reflexe,

- Sensibilität und

- Koordination.

Meistens beginnt sie damit, dass der Arzt Ihnen mit dem Augenspiegel in die Augen schaut, um eine Beteiligung des Sehnervs auszuschließen (temporale Abblassung!).

Dann prüft er das Gesichtsfeld, indem er Sie auf seine Nasenspitze gucken lässt, beide Hände seitwärts von Ihnen hochhält und fragt, welche Hand sich bewegt. Anschließend bittet er Sie, mit den Augen seiner Hand zu folgen, die er nach links, rechts, oben und unten bewegt, um Doppelbilder auszuschließen. Dabei achtet er auch darauf, ob die Augen ruhig sind oder zittern bzw. tanzen (Nystagmus).

Eine ganz besondere Bedeutung hat, wie bereits ausgeführt, die Prüfung der Kraft und der Reflexe: Sind sie schwach oder lebhaft auslösbar? Besteht ein Seitenunterschied? Ist der Babinski positiv? Liegen Lähmungen vor? Wenn Sie die Arme mit geschlossenen Augen vorstrecken, neigt dann der eine dazu, langsam abzusinken? Wie lange können die gestreckten Beine von der Unterlage abgehoben werden?

Die Untersuchung der Sensibilität schließt sich an: Gibt es eine Grenze am Körper, unterhalb derer das Gefühl abnimmt, ein sogenanntes Niveau? Sind Sie in der Lage, mit geschlossenen Augen Zahlen zu erkennen, die Ihnen der Arzt auf den Fußrücken schreibt? Spüren Sie das Vibrieren einer Stimmgabel auf der Schienbeinkante?

Zum Schluss wird nach Koordinationsstörungen gefahndet: Können Sie die erhobenen Hände schnell hin- und herdrehen (Diadochokinese-Prüfung)? Dann kommt der berühmte Finger-Nase-Versuch: Treffen Sie die Nasenspitze mit geschlossenen Augen? Und können Sie mit geschlossenen Augen Füßchen-vor-Füßchen-Gehen, wie wir es als Kinder gemacht haben, um einen Mannschaftskapitän auszuwählen?

Die fünf Säulen der MS-Diagnose

Die Diagnose stützt sich auf fünf Säulen:

- die Symptomatik, die, wie wir bereits gehört haben, typischerweise „bunt" ist;

- den schubförmigen Verlauf;

- die Entzündungszeichen im Rückenmarkswasser;

- die „weißen Flecken" im Kernspintomogramm und

- den Nachweis einer Verlangsamung der Nervenleitung im Sehnerven.

Da alles einfacher ist, wenn man einen konkreten Fall betrachtet, ein weiteres Musterbeispiel:

Brigitta ist 22 Jahre alt. Sie hatte gerade ihr Medizinstudium begonnen, als sie vor zwei Jahren morgens beim Kämmen der Haare bemerkte, dass ihr Spiegelbild verschwommen war. Sie versuchte den Wasserdampf von der kalten Scheibe zu wischen, aber daran lag es nicht; es kam offensichtlich von ihren Augen. Da sich die Sehstörung innerhalb von einer Woche wieder vollständig zurückbildete, schenkte sie ihr keine weitere Beachtung. Jetzt verspürt sie eine Schwäche des rechten Beins zusammen mit einem bandartigen Druckgefühl in Höhe des rechten Rippenbogens, als sei sie „in ein Korsett geschnürt". Natürlich ist sie sehr beunruhigt. Ihr Hausarzt weist sie sofort in die neurologische Abteilung des Stadtkrankenhauses ein. Noch am gleichen Tag wird ein Kernspintomogramm des Gehirns veranlasst und am nächsten Tag eine Liquorpunktion durchgeführt. Das Kernspintomogramm zeigt mehrere weiße Punkte im Gehirn. Im Liquor sind die sogenannten oligoklonalen Banden positiv als Zeichen einer chronischen Entzündung. Außerdem ist die Leitungsgeschwindigkeit im rechten Sehnerven deutlich verzögert.

Damit sind alle fünf Kriterien, die für die Diagnose einer MS wichtig sind, erfüllt: Die Symptomatik ist mit der Sehstörung, dem Korsettgefühl und der Beinschwäche „bunt", der Verlauf ist schubförmig mit vollständiger Rückbildung der Ausfälle innerhalb von ein paar Wochen, in der Kernspintomographie sind MS-typische Herde sichtbar, das Rückenmarkswasser ist entzündlich verändert und die Leitung im rechten Sehnerven verlängert. Eine gute Faustregel lautet: Sind mehr als drei der oben genannten Diagnosekriterien gegeben, ist die Diagnose einer MS sicher, sind drei erfüllt, ist sie wahrscheinlich, und wenn es weniger als drei sind, dann ist sie fraglich.

Die Poser- und die McDonald-Kriterien

Wissenschaftlich korrekter sind die nach dem amerikanischen MS-Forscher Charles M. Poser benannten Poser-Kriterien. Sie haben eine große Bedeutung für wissenschaftliche Untersuchungen; in der täglichen Praxis spielen sie eine untergeordnete Rolle. Bisher ist es nur ein Wunschtraum von Technik-Freaks, man könne die Symptome eines Patienten in einen Computer eingeben, und dieser werde dann die Diagnose „errechnen". Ich hoffe, er wird sich nie erfüllen. Tatsächlich werden die meisten Diagnosen nicht aufgrund von Diagnoseschemata gestellt, sondern durch Erfahrung und den „klinischen Blick" des Arztes. Kurz gesagt: Die Poser-Kriterien sind gut für Studien, unbefriedigend in der Praxis; gut als Orientierung für den Anfänger, aber überflüssig für den Erfahrenen.

Klinisch eindeutige MS

- Wenigstens zwei Schübe und Nachweis von oligoklonalen Banden im Liquor oder MS-typische Veränderungen im Kernspintomogramm

- wenigstens 1 Jahr primär chronische Entwicklung und oligoklonale Banden im Liquor oder MS-typische Veränderungen im Kernspintomogramm.

Klinisch wahrscheinliche MS

- Wenigstens zwei Schübe mit klinischen Befunden, die sich auf einen Herd beziehen lassen (monofokal);

- ein Schub mit Befunden, die nur durch die Annahme mehrerer Herde im ZNS zu erklären sind (multifokal), oder mit monofokalen Befunden und Liquor oder Kernspintomogramm MS-typisch;

- wenigstens 1 Jahr primär chronische Entwicklung monofokaler Befunde und Liquor oder MRT MS-typisch.

Klinisch mögliche oder fragliche MS

- Der klinische Befund, der Liquor und die Kernspintomographie sind nicht ausreichend charakteristisch für eine MS, aber es gibt keine Diagnose, welche die vorhandene Symptomatik besser erklärt als die MS.

Tabelle 4.1: Die Poser-Kriterien

In letzter Zeit sind neue Kriterien, die sogenannten „MacDonald-Kriterien", entwickelt worden und zwar aus folgender Überlegung: Es gibt Neurologen, die es für sinnvoll halten, MS-Betroffene möglichst frühzeitig mit Beta-Interferonen oder Glatirameracetat (Copaxone®) zu behandeln. Wir werden später darauf zurückkommen. Sie wollen keine - aus ihrer Sicht vertane –

Zeit mit der Warterei auf den zweiten Schub verlieren, der ja nach Poser Voraussetzung für die Diagnose einer sicheren MS ist. Nach McDonald kann nun auch ohne zweiten Schub die Diagnose MS gesichert werden, wenn mindestens drei Monate nach dem ersten Schub eine „subklinische Krankheitsaktivität" nachgewiesen wird, also neue bzw. frische Herde im Kernspintomogramm erscheinen. Kritiker fürchten, dass die Erzwingung der Diagnose in so kurzer Zeit zu einer Überdiagnose der MS führen wird[2].

---

[2] Whiting P et al. Accuracy of magnetic resonance imaging for the diagnosis of multiple sclerosis: systematic review. BMJ (24. März 2006)

5 Das Bild der MS im Kernspintomogramm

Für das Verständnis dieses Kapitels ist es gut, wenn wir uns noch einmal vor Augen führen, was wir bereits über den MS-Herd wissen. Wie gesagt, ist die MS durch multiple kleine Entzündungsherde im Gehirn und im Rückenmark gekennzeichnet. Während diese früher zu Lebzeiten hinter der Schädelkapsel und den Knochen der Wirbelsäule verborgen blieben, hat es eine faszinierende Entwicklung der Technik möglich gemacht, diese Herde sichtbar zu machen. Es handelt sich um die Kernspintomographie, auch als NMR (nuclear magnetic resonance tomography), oder MRT (Magnetresonanztomographie) bezeichnet.

In der Röhre kann es unheimlich sein.

Die Kernspintomographie hat zwei Vorteile und einen Nachteil. Die beiden Vorteile sind die gestochen scharfen Bilder mit einem hohen Auflösungsvermögen und die fehlende Belastung durch Röntgenstrahlen. Der Nachteil ist, dass es manche Patienten in dem Gerät nicht aushalten, weil sie unter Klaustrophobie leiden.

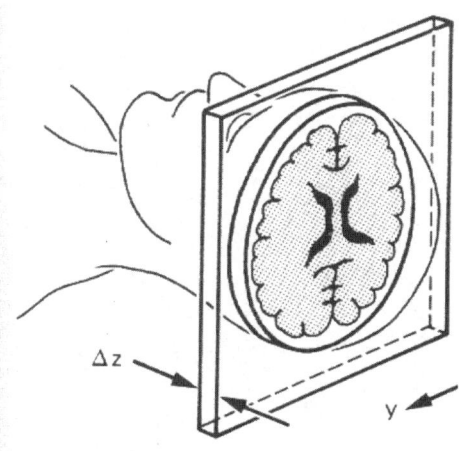

Abbildung 5.1: Kernspintomogramm

Zugegeben, die Untersuchung ist etwas unheimlich. Sie erfolgt in einer Röhre, die etwa zwei Meter lang ist und einen Durchmesser von nur knapp einem Meter hat. Man liegt also von Kopf bis Fuß in diesem engen Raum. Hinzu kommt ein lautes, bollerndes Geräusch, das durch das An- und Ausschalten der Stromkreise verursacht wird und das die Angelegenheit nicht gerade angenehmer macht. Es empfiehlt sich, die Augen zu schließen, bevor man hineingefahren wird, und sie für den gesamten Zeitraum, den die Untersuchung in Anspruch nimmt (etwa 15 Minuten), geschlossen zu halten. Wer zu Angst in engen Räumen neigt, sollte sich nicht scheuen, sich vorher ein Beruhigungsmittel geben zu lassen.

Trotz dieser Unannehmlichkeiten ist die Kernspintomographie ein sehr elegantes Verfahren. Voraussetzung für die Methode ist ein großes Magnetfeld, das 15.000mal stärker ist als das der Erde. Davon merkt man aber überhaupt nichts. Gefährlich ist ein Magnetfeld dieser Stärke nur für Patienten mit Herzschrittmachern - und für Kreditkarten, die sofort gelöscht werden.

„Ich habe es mir viel schlimmer vorgestellt", sagt Brigitta nach der Untersuchung. „Eigentlich war es total langweilig. Wenn der Krach nicht gewesen wäre, wäre ich bestimmt eingeschlafen."

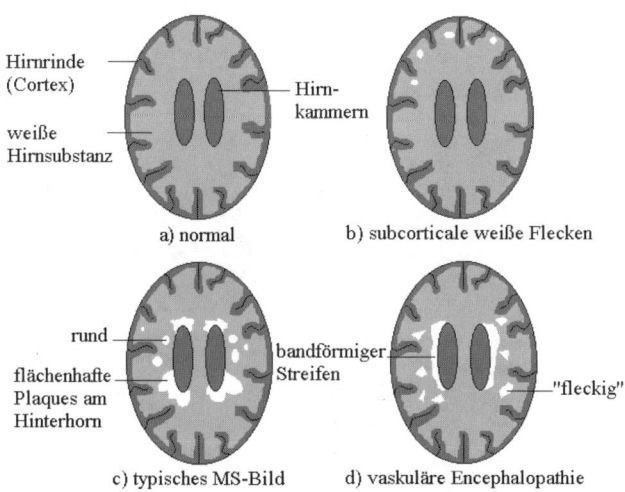

Abbildung 5.2: Weiße Punkte (white spots) in der Kernspintomographie. a) normales Kernspintomogramm des Gehirns; b) kleine rundliche white spots, die direkt unter der Hirnrinde (subkortikal) liegen, sogenannte UBOs (unidentified bright objects); c) typisches Kernspintomogramm einer MS mit symmetrischen flächenhaften Plaques um die Vorder- und Hinterhörner der Hirnkammern und multiplen runden oder ovalen weißen Flecken; d) vaskuläre Encephalopathie mit symmetrischen bandförmigen Streifen, die sich von den Vorder- zu den Hinterhörnern ziehen. Dazu „patchy" (flickenförmige) white spots (weiße Flecken).

„Ich sehe überall nur weiße Punkte."

Als ich vor vielen Jahren, kurz nachdem die ersten Kernspintomographen in Deutschland in Betrieb genommen worden waren, an einem Seminar über die neue Technik teilnahm, saß neben mir eine junge Kollegin. Stundenlang hatte man uns Schnittbilder durch das Gehirn gezeigt und die Veränderungen bei Durchblutungsstörungen, Entzündungen und Stoffwechselkrankheiten erklärt. Hinterher trafen wir uns in einer Pause völlig erschöpft bei einem Kaffee. „Ich weiß nicht, wie es Ihnen gegangen ist", stöhnte sie, „aber ich habe immer nur weiße Punkte gesehen!"

Das ist tatsächlich so. Die Kernspintomographie ist zwar ein sehr genaues Verfahren, und man kann auch kleinste Veränderungen nachweisen, aber das Vertrackte ist: Alle Veränderungen sehen sich ziemlich ähnlich und nahezu alle sind strahlend weiß. Das liegt daran, dass die Untersuchung im Wesentlichen nur Unterschiede der Wasserkonzentration im Hirngewebe darstellt und sich auch geringe Unterschiede besonders hell darstellen (während das nahezu reine Wasser in den Hirnkammern dunkel erscheint).

Die MS-Herde im Kernspintomogramm

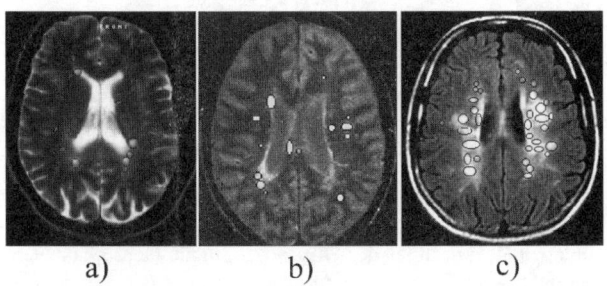

a)   b)   c)

Abbildung 5.3: Drei typische MRT-Bilder für a) leicht-,
b) mittel- und c) hochgradige MS-Veränderungen.

Der typische MS-Befund in der Kernspintomographie zeigt rundliche oder ovale weiße Flecken, die in der weißen Substanz des Gehirns verstreut sind. Sie liegen bevorzugt periventrikulär, d.h. um die Hirnkammern herum. Es gibt kernspintomographische Befunde, die so MS-typisch sind, dass gar keine andere Krankheit in Frage kommt. Dann kann man allein aufgrund der Bilder die Diagnose mir großer Sicherheit stellen. Das trifft aber nur für etwa ein Drittel der Fälle zu; in einem weiteren Drittel lassen die weißen Punkte nur den Verdacht auf eine MS zu - die Radiologen schreiben dann oft, der Befund sei mit einer MS vereinbar -, und in einem letzten Drittel sind die Herde uncharakteristisch und können alles oder nichts bedeuten.

Zu den beiden häufigsten Arten von weißen Flecken, die mit einer MS verwechselt werden können, gehören an erster Stelle die „Mikroinfarkte", also winzige umschriebene Durchblutungsstörungen im Rahmen einer Arteriosklerose der Hirngefäße. Auch hier gibt es eine Faustregel: Weiße Flecken bei Menschen, deren Symptomatik vor dem 50. Lebensjahr begonnen hat, sind praktisch immer MS-bedingt, bei weißen Flecken von Menschen, die erst nach dem 50. Lebensjahr erkrankt sind, handelt es sich so gut wie immer um Durchblutungsstörungen.

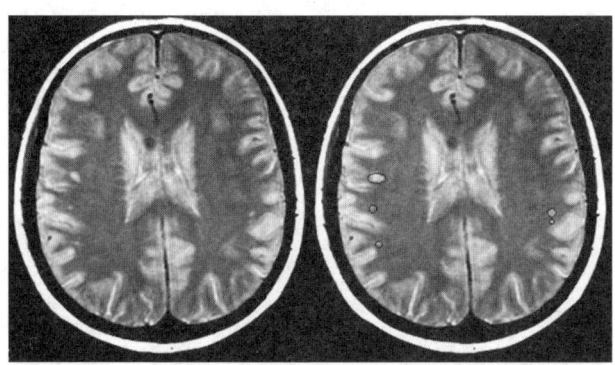

Abbildung 5.4: Mehrere „unidentified bright objects" („UBOs"). Im Unterschied zu MS-typischen Herden liegen sie subkortikal, d.h. unter der Hirnrinde. Solche Herde kann man bei einer Borreliose finden, meistens sind sie jedoch ein harmloser Nebenbefund

An zweiter Stelle der Differentialdiagnose der weißen Flecken stehen kleine weiße Punkte im Gehirn von jungen Menschen, die völlig gesund sind. Sie werden in Anlehnung an die UFOs (**u**nidentified **f**lying **o**bjects = unbekannte fliegende Objekte) als „UBOs" bezeichnet (**u**nidentified **b**right **o**bjects = unbekannte helle Objekte). Meist liegen sie direkt unter der Hirnrinde, während die MS-Herde ja die Ränder der Hirnkammern bevorzugen.

Vermutlich handelt es sich um harmlose Närbchen, die von einer Kinderkrankheit zurückgeblieben sind. Zum Beispiel sollen Masern sehr viel häufiger mit einer leichten Hirnentzündung einhergehen, als man bisher angenommen hat.

Was sind „schwarze Löcher"?

Aber es gibt nicht nur weiße Flecken auf dem Kernspintomogramm von MS-Betroffenen. 1988 fanden wir im Rahmen einer Studie über die diagnostische Treffsicherheit der Kernspintomographie bei einem Drittel unserer MS-Patienten eine merkwürdige Art von Herden, die sich unter bestimmten Bedingungen (T1-gewichtete Bilder) nicht weiß, sondern schwarz darstellten[3]. Zunächst konnten wir mit diesen Herden nichts anfangen. Ich weiß noch genau, wie ich um diese Zeit zu einem Kongress nach München fuhr. Während der Fahrt beschäftigte ich mich mit der Frage, welche besondere Bewandtnis es mit diesen Herden haben könnte, kam aber zu keinem Ergebnis. Schließlich suchte ich den Speisewagen auf, um eine Tasse Kaffee zu trinken. Als der Ober mir den Kaffee brachte, verschüttete er ihn versehentlich. Dabei fiel ein Tropfen direkt auf einen Fettfleck in der Tischdecke. „Entschuldigen Sie bitte das kleine Malheur", sagte er.

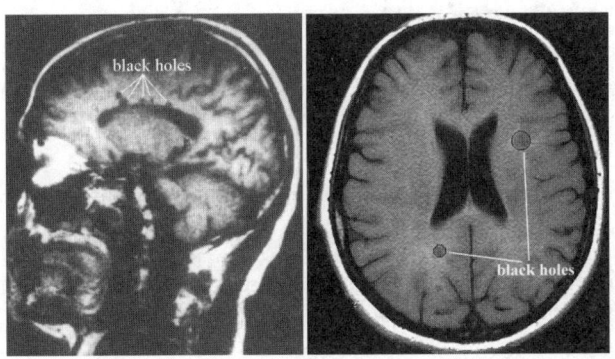

Abbildung 5.5: „Schwarze Löcher" (black holes)

[3] Weihe W et al. Die prognostische Bedeutung von lakunären Herden im magnetischen Resonanztomogramm bei Multipler Sklerose. Nervenarzt (1988) 59:14-18.

„Malheur", das war der zündende Begriff. Der Fleck auf der Tischdecke sah den dunklen Herden täuschend ähnlich. „Könnte es nicht sein", dachte ich plötzlich, „dass sie ein Malheur für die Patienten bedeuten?" Und tatsächlich ergab sich, dass Patienten, die diese Art von Herden aufwiesen, einen ungünstigeren Krankheitsverlauf hatten. Wir nannten sie Lakunen (lat. lacuna = kleiner See), weil sie mit Liquor vollgelaufen zu sein schienen, später setzte sich jedoch der drastischere Begriff „black hole", d.h. „schwarzes Loch" durch. Was hinter ihnen steckt, wird beim Vergleich des kernspintomographischen mit dem neuropathologischen Befund deutlich werden. Zuvor aber noch ein Wort zur Kontrastmittelgabe.

Welche Bedeutung hat das Gadolinium?

Zum Abschluss der kernspintomographischen Untersuchung wird meistens noch ein Kontrastmittel, das Gadolinium, gespritzt. Es ist harmlos, und es ist, soweit ich weiß, noch nie zu einer Unverträglichkeitsreaktion gekommen. Durch die Gadoliniumgabe können drei Veränderungen in einem Herd auftreten:

* Der ganze Herd reichert Gadolinium an;

* es kommt nur zu einer ringförmigen Gadoliniumanreicherung am Rand des Herdes; und

* der Herd reichert überhaupt kein Gadolinium an.

Damit haben wir alles zusammen, um die Herde im Kernspintomogramm deuten zu können.

Vergleich des kernspintomographischen Befundes mit der Neuropathologie

Wir kommen nun zu der spannenden Frage, ob wir die vier Herdarten, die wir im Seziersaal unterscheiden konnten, auch auf den kernspintomographischen Bildern wiederentdecken können. Dies ist tatsächlich möglich.

Wie nicht anders zu erwarten, erscheint der frische Herd im Kernspintomogramm aufgebläht mit unscharf begrenzter, faseriger Oberfläche („Tennisball-Herd"). Er reichert Gadolinium an, was ein Zeichen dafür ist, dass die Blut-Hirn-Schranke in seinem Innern durchlässig geworden ist und das Kontrastmittel aus dem Blut ins Hirngewebe eindringt.

Mehr ist zu den drei Herdtypen zu sagen, die sich im Laufe von Wochen aus dem frischen Herd entwickeln. Ich hatte bereits erwähnt, dass die „Schattenherde" für den Neuropathologen mit dem bloßen Auge kaum zu erkennen sind. Obwohl der Zerstörungsprozess glimpflich abgelaufen ist und die verbliebenen oder leichter geschädigten Oligodendrozyten in der Lage waren, zugrundegegangene Markscheiden notdürftig zu ersetzen,

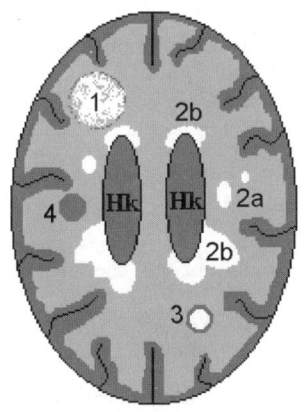

Abbildung 5.6: Auf dem typischen Kernspintomogramm der MS sind mehrere Arten von Herden zu unterscheiden: der frische oder „Tennisball"-Herd (1), „weiße Flecken" (2a), die in fortgeschritteneren Fällen an den Vorder-, ausgeprägter noch an den Hinterhörnern der Hirnkammern (Hk) zusammenflie-ßen und flächenartige Veränderungen verursachen (2b), „Ringstrukturen" (3) und „schwarze Löcher" (4).

Neuropathologie	Kernspinthomographie
Frischer Herd	Tennisballherd
Schattenherd	„weißer Fleck"
chronisch inaktiver Herd	„schwarzes Loch"
chronisch aktiver Herd	„Ringstruktur"

Tabelle 5.1: Vergleich der Herdarten in der Pathologie und im Kernspintomogramm

springen sie kernspintomographisch geradezu ins Auge. Das liegt daran, dass die Kernspintomographie äußerst empfindlich auf geringe Veränderungen der Wasserkonzentration im Gewebe reagiert. Früher meinte man, Schattenherde seien selten, heute geht man davon aus, dass sie die Hauptmenge der weißen Flecken auf den Kernspintomographie-Bildern darstellen. Das heißt: Viele MRT-Bilder sehen schlimmer aus, als sie in Wirklichkeit sind.

	weiße Herde	schwarze Löcher	Ringstrukturen
neuropathologisch	Schattenherd	chronisch inaktiver Herd	chronisch aktiver Herd
MRT (T2-gewichtet)	weiß	weiß	weiß
MRT (T1-gewichtet)	weiß	dunkel	ringförmige GD-Anreicherung
Prognose	eher günstig	eher ungünstig	ungünstig?

Tabelle 5.2: Unterschiede zwischen den drei älteren Herdtypen

Im Gegensatz zu den Schattenherden sind die *inaktiven* chronischen Plaques auf Hirnschnitten gut erkennbar. Sie sind scharf begrenzt und wirken „wie ausgestanzt". Abrupt kommt es beim Übergang vom normalen Gewebe in den Herd hinein zu einem Verlust aller Markscheiden und Oligodendrozyten. Die nackten Axone verlaufen durch ein dichtes Fasernetzwerk, das von Astrozyten gebildet wird. Entzündungszellen sind in diesen Herden nicht nachweisbar. Im Kernspintomogramm erscheinen diese Herde als die oben erwähnten „schwarzen Löcher". Auch die dritte Art von älteren Herden, der *aktive* chronische Herd, ist kernspintomographisch leicht zu entdecken. Unter dem Mikroskop ist er durch einen „Entzündungswall", kernspintomographisch durch eine ringförmige Gadoliniumanreicherung („Ringstruktur") gekennzeichnet.

T1- und T2-betonte Bilder (für Interessierte)

Durch bestimmte Techniken gelingt es, spezielle Gewebeeigenschaften in den Vordergrund zu rücken, allerdings hatte man sich anfänglich mehr davon versprochen, z. B. die Artdiagnose von Hirntumoren kernspintomographisch vornehmen zu können. Bei der MS spielt das nur insofern eine Rolle, dass es T1- und T2-betonte Bilder gibt. Die T1- und T2-Relaxationszeiten haben etwas damit zu tun, wie lange die im Magnetfeld aufgerichteten Atome brauchen, um wieder in die Ausgangslage zurückzukehren (T1-Relaxationszeit) bzw. wie lange die durch das Radiosignal in den Gleichschritt gezwungenen Spins (Drehungen) brauchen, um wieder „aus dem Tritt" zu geraten (T2-Relaxationszeit). Wichtig für uns ist es nur, dass in den T2-gewichteten Bildern der Liquor in den Hirnkammern strahlend weiß erscheint und sich auch die MS-Herde am leuchtendsten darstellen, während in den T1-gewichteten Aufnahmen die meisten MS-Herde blasser werden oder verschwinden, während einzelne schwarz werden. Das sind die berüchtigten „schwarzen Löcher".

Was ist das klinisch-radiologische Paradoxon?

Es gibt einen Sachverhalt, der immer wieder Verwunderung auslöst: MS-Patienten, deren Gehirn von MS-Herden übersät ist und die klinisch völlig unauffällig sind, und andere, die keine oder nur wenige weiße Pünktchen im Gehirn aufweisen und im Rollstuhl sitzen. Dieses Phänomen wird als das klinisch-radiologische Paradoxon bezeichnet. Es lässt sich auf zweifache Weise auflösen. Zunächst einmal durch die gerade beschriebene Differenzierung zwischen den relativ harmlosen „Schattenherden" und den aggressiveren „schwarzen Löchern". Bei vielen Herden handelt es sich also um weitgehend ausgeheilte Veränderungen, die sich trotz ihrer Vielzahl klinisch kaum bemerkbar machen.

Zum anderen ist etwas in Vergessenheit geraten, dass die MS eine Erkrankung ist, die vorwiegend das Rückenmark befällt. In älteren Lehrbüchern wurde sie sogar unter den Rückenmarkserkrankungen abgehandelt. Häufig wird aber nur das Gehirn kernspintomographisch untersucht. Da im Rückenmark die Nervenfaserbahnen auf engstem Raum gebündelt verlaufen, kann hier ein kleiner Herd große Ausfälle verursachen, während es im Marklager des Gehirns ausgedehnte „stumme" Regionen gibt, deren Schädigung keine klinischen Auswirkungen hat. Ob das wirklich so ist, darauf werde ich im Zusammenhang mit dem Müdigkeitssyndrom noch einmal zurückkommen.

Können MS-Herde wieder verschwinden?

MS-Herde können nicht verschwinden. Es kann höchstens sein, dass man sie einmal auf den Kernspintomographiebildern sieht und dann wieder nicht. Für dieses scheinbare Verschwinden gibt es zwei Gründe:

1. Ein kleiner MS-Herd erscheint im frischen Stadium durch das Umgebungsödem sehr viel größer, als er in Wirklichkeit ist. Dieser „aufgeblähte" Herd zeigt sich im ersten Kernspintomogramm, aber Jahre später, wenn nur noch ein winzige Narbe zurückgeblieben ist, kann er unterhalb der Nachweisbarkeitsgrenze liegen.

2. Die Schichten bei der Kernspintomographie haben immerhin eine Dicke von 7 mm. Wenn ein kleiner Herd genau mitten in einer Schicht liegt, stellt er sich klar und deutlich dar. Bei der nächsten Untersuchung kann es sein, dass er zwischen zwei Schichten rutscht und deshalb nicht mehr sichtbar ist, denn die Position der Schichten ist von Untersuchung zu Untersuchung immer etwas verschoben (Abbildung 5.7).

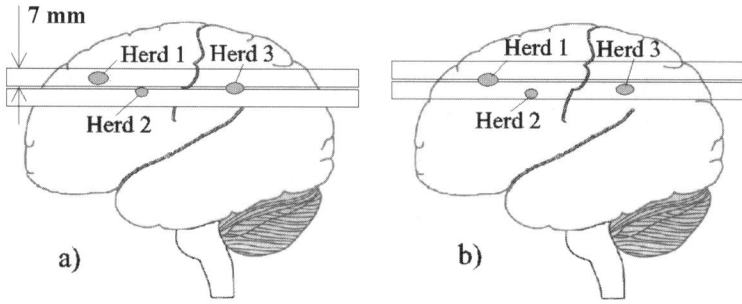

Abbildung 5.7: Die Kernspinschichten sind 7 mm dick. Zwischen ihnen besteht ein schmaler Spalt. Die Position der Schichten verrutscht von Untersuchung zu Untersuchung um ein paar Millimeter. In Untersuchung a) zeigt sich Herd 1 deutlich, Herd 2 flau und Herd 3 überhaupt nicht. Bei der Kontrolluntersuchung b) ist Herd 1 scheinbar verschwunden, Herd 2 nach wie vor sichtbar und Herd 3 scheinbar neu aufgetreten.

Auch ein Herd, in dem es zu einer weitgehenden Remyelinisierung gekommen ist, verschwindet kernspintomographisch nicht, weil er wegen der dünneren Markscheiden immer etwas wasserreicher bleibt als das umgebende Gewebe und sich gerade eine leicht erhöhte Wasserkonzentration besonders hell darstellt.

6 Die Liquorpunktion

Leider werden Sie dieses Kapitel erst lesen, wenn Sie Ihre Liquor-punktion schon hinter sich haben. Hätten Sie vorher gewusst, was hier steht, hätten Sie Ihren Arzt vielleicht davon überzeugen können, darauf zu verzichten.

Oft ist die Angst schlimmer als der Stich.

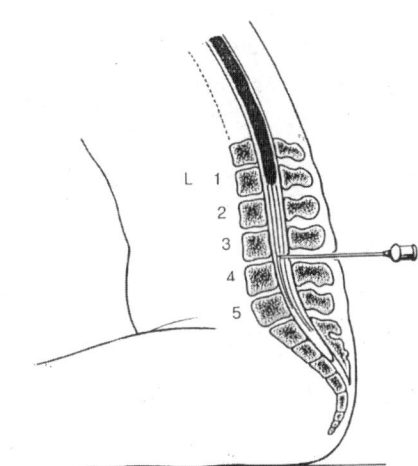

Abbildung 6.1: Zur Technik der Lumbalpunktion

Alltag in einer neurologischen Klinik: Eine junge Frau sitzt auf dem Rand der Untersuchungsliege. Der Arzt bittet sie, sich noch etwas nach vorn zu beugen, damit sich die Dornfortsätze der Wirbelsäule etwas aufspreizen, so dass der Zugang zwischen ihnen hindurch in den Rückenmarkskanal erleichtert wird. Dann legt er beide Handflächen horizontal auf den oberen Rand der Darmbeinschaufeln und verbindet sie durch eine gedachte Linie miteinander. Wo diese die Wirbelsäule kreuzt, liegt der 4. Lendenwirbelkörper. Unterhalb davon drückt er nun mit dem Daumennagel in dem Zwischenraum zwischen zwei Dornfortsätzen ein kleines Kreuz in die Haut. Auf diese Weise ist eine Verletzung des Rückenmarks, das in Höhe des 2. Lendenwirbelkörpers endet, ausgeschlossen (siehe Abbildung). Jetzt wird die Haut desinfiziert und eine feine Nadel horizontal durch die Haut vorgeschoben.

„Jetzt drückt es vielleicht ein wenig", sagt der Arzt.

Beim vorsichtigen Vorschieben spürt er in 3 oder 4 cm Tiefe, wie die Nadel einen leichten Widerstand überwindet. Das ist das Zeichen dafür, dass der

Duralsack durchstoßen wurde und sich die Nadelspitze jetzt im Liquorraum befindet. Die Patientin hat nichts gespürt.

„Geht es noch?"

„Natürlich", sagt sie. „Ich merke nichts."

So ist es meistens. Die Angst ist schlimmer als die Untersuchung selbst. Der Mandrin wird aus der Hohlnadel gezogen. Das Rückenmarkswasser tropft langsam in ein Reagenzröhrchen und sieht tatsächlich genau so aus wie Wasser. Nachdem das Röhrchen zu einem Drittel gefüllt ist, wird die Nadel entfernt. .

„War es schlimm?", fragt der Arzt.

Die junge Frau sieht ihn erstaunt an. „Sind Sie schon fertig?"

„Ja. Sie sind sehr tapfer gewesen."

Das eigentliche Problem der Liquorpunktion sind die Kopfschmerzen.

Obwohl die Liquorpunktion harmlos ist, wird sie in Deutschland fast immer noch unter stationären Bedingungen durchgeführt, das heißt, die Patienten bleiben nach der Punktion zur Überwachung bis zum nächsten Tag im Krankenhaus. Unbedingt erforderlich ist dies nicht, so dass die Untersuchung auch ambulant durchgeführt werden kann, wenn die Patienten dies wünschen. Komplikationen sind selten. Das Schlimmste, was passieren kann, ist, dass mit der Nadel Bakterien von der Haut in den Rückenmarkskanal verschleppt werden. Auf diese Weise kann es zu einer Hirnhautentzündung kommen. Das soll bei einer von 1000 Punktionen auftreten – ist meiner Erfahrung nach aber noch viel seltener.

Das eigentliche Problem bei der Liquorpunktion sind nicht etwaige Komplikationen, sondern die Kopfschmerzen. Ob es dazu kommt oder nicht, hängt übrigens nicht von der Menge des entnommenen Liquors, in der Regel nicht mehr als 10 Milliliter, ab. Zum Vergleich: In einen Fingerhut passen zwei Milliliter. Die Gesamtmenge des Liquors in den Hirnkammern und im Rückenmarkskanal beträgt 150 Milliliter, das entspricht etwa einer Kaffeetasse, die bis an den Rand gefüllt ist. Nun muss man noch wissen, dass pro Tag 750 Milliliter neugebildet werden, um ausrechnen zu können, dass die entnommenen 10 Milliliter in etwas mehr als einer Viertelstunde wieder ersetzt sind. Die Kopfschmerzen treten aber meist erst fünf oder sechs Stunden nach der Punktion auf, manchmal sogar erst Tage danach.

Das liegt vermutlich daran, dass eine viel größere Menge an Liquor auf einem anderen Weg verloren geht. Durch die Punktion entsteht ein kleines Loch in dem relativ derben Rückenmarkssack, das sich nicht sofort wieder schließt. Durch dieses Leck sickert der Liquor unbemerkt in das Gewebe. Dabei kann es sich um mehrere Hundert Milliliter handeln, ohne dass es zu einer von außen sichtbaren Schwellung kommt. Wenn diese Vermutung zutreffend ist, wäre es naheliegend, dem Patienten zu empfehlen, sich nach der Punktion so lange wie möglich auf den Bauch zu legen, so wie man eine Dose, die am Boden leckt, auf den Kopf stellt. Aber grau ist alle Theorie. Wie man sich auch bettet, es bringt nicht viel, sodass ich meinen Patienten sage: „Legen Sie sich hin, wie sie wollen, Hauptsache, sie liegen bequem."

Ob es überhaupt zu Kopfschmerzen kommt, kann man nicht genau vorhersagen. Allerdings gibt es eine verlässliche Regel, die lautet: Die Wahrscheinlichkeit, dass Kopfschmerzen auftreten, ist um so größer, je jünger, je größer und je schlanker ein Patient ist. So habe ich es nie erlebt, dass jemand, der alt, klein und dick war, Beschwerden nach einer Liquorpunktion bekommen hat.

Keine Komplikation, aber ein ärgerliches Problem ist es, wenn bei der Punktion ein kleines Gefäß im Rückenmarkskanal verletzt wird. Das kann auch der geschickteste Punkteur nicht vermeiden, und es hat auch sonst keine weiteren Folgen. Da es aber nicht möglich ist, die wichtigste Untersuchung, den Nachweis von oligoklonalen Banden (siehe unten), bei einer noch so geringen Blutbeimengung durchzuführen, bleibt nichts anderes übrig, als die Prozedur nach einer Woche zu wiederholen.

Was ist die Sprotte-Nadel?

Alle Jahre wieder liest man in Zeitschriften von einer sogenannten „atraumatischen" (nicht verletzenden) Punktion mit der Sprotte-Nadel. Dabei handelt es sich um eine Nadel, die besonders dünn ist. Das Besondere aber ist, dass sich ihre Öffnung nicht wie bei den anderen Injektionsnadeln in der Spitze befindet, sondern kurz davor an der Seite. Auf diese Weise ist es möglich, das Ende der Nadel so spitz zulaufen zu lassen, dass sie beim Eindringen in den Rückenmarkskanal kein Loch in den Duralsack stanzt, sondern die längsverlaufenden Fasern zur Seite drückt. Wird die Nadel zurückgezogen, schließen sie sich wieder. So überzeugend das Konzept sein mag, nach meiner Erfahrung sind die Kopfschmerzen bei Verwendung der Sprotte-Nadel weder seltener noch weniger heftig. Sie hat im Gegenteil

einen gravierenden Nachteil, weil die Nadel so biegsam ist, dass es normalerweise nicht gelingt, sie durch die derbe Haut und das Bindegewebe bis in
den Liquorraum vorzuschieben. Deshalb muss man vorbereitend zur Punktion ein mehrere Zentimeter langes und ziemlich dickes Führungsrohr durch
die Haut bis kurz vor die Wirbelsäule einstechen, was einige Übung ver-
langt und mehr weh tut als die Punktion mit der üblichen Nadel.

Was ist die Blut-Hirn-Schranke?

Viele Menschen wundern sich darüber, dass bei der MS, obwohl sie eine
Entzündungskrankheit ist, keine Entzündungszeichen im Blut gefunden
werden. Jeder weiß, dass eine Lungenentzündung, aber auch ein Blaseninfekt oder ein chronisches Rheuma zu einer Erhöhung der Blutsenkungsgeschwindigkeit (BSG) führen. Aber bei der MS ist die BSG normal. Wie
kommt das?

Im Rahmen eines Entzündungsprozesses bilden Lymphozyten Antikörper.
Dabei handelt es sich um große Eiweißmoleküle, die sich an die Oberfläche
von Fremdzellen, z.b. Viren heften und sie auf diese Weise für Makrophagen (Fresszellen) markieren bzw. besonders schmackhaft machen. Nach der
Blutentnahme sterben die roten Blutkörperchen (Erythrozyten) relativ
schnell ab. Dabei verändert sich ihre Oberfläche, und die im Blut befindli-
chen Antikörper setzen sich darauf und beschweren sie - wie Bleigewichte
den Taucher. Wenn man Blut eine Stunde lang in einem dünnen Glasröhr-
chen stehen lässt, dann bilden die Erythrozyten um so rascher einen Boden-
satz, je mehr Antikörper im Blut vorhanden sind. Das ist das Prinzip der
BSG.

Nun werden auch bei der MS Antikörper im Gehirn bzw. im Rückenmark
gebildet, aber irgendetwas hindert sie daran, ins Blut zu gelangen. Es muss
also so etwas wie eine Barriere zwischen dem zentralen Nervensystem und
dem übrigen Körper geben. Die Existenz dieses Filters lässt sich am besten
mit den beiden Versuchen belegen, die der Neurologe Goldmann Anfang
des 20. Jahrhunderts durchgeführt hat. Goldmann spritzte Ratten einen
blauen Farbstoff in die Vene. Als er die Tiere nach einem Tag tötete und
untersuchte, fand er, dass sich alle Organe blau angefärbt hatten - mit Ausnahme von Gehirn und Rückenmark. In einem zweiten Versuch injizierte er
den Farbstoff in die Hirnkammern. Bei der Obduktion stellte sich heraus,
dass nun nur Gehirn und Rückenmark eine blaue Farbe angenommen hatten, während die übrigen Organe ungefärbt geblieben waren. Damit war die

Existenz einer Schranke zwischen dem zentralen Nervensystem und dem übrigen Körper auf eine elegante Weise bewiesen.

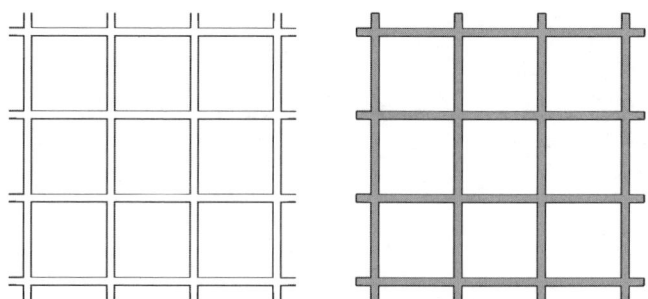

Abbildung 6.2: Die Fugen zwischen den plattenartigen Endothelzellen sind im Körper offen und auch für größere Moleküle frei durchlässig, im Gehirn „ausgefugt".

Man hat lange darüber gegrübelt, wie diese Schranke anatomisch aussieht. Die Erklärung ist einfach: Die Venen haben eine Innenhaut, die von den sogenannten Endothelzellen gebildet wird. Sie sind mit Fliesen zu vergleichen. Normalerweise dringen alle Nährstoffe durch die Spalträume zwischen den Endothelzellen ins Gewebe, nur im Gehirn bzw. Rückenmark ist es anders. Hier sind die Zwischenräume „ausgefugt", und jeder Stoff, der ins Gehirn gelangen will, muss durch die Endothelzelle hindurchtransportiert werden, die zwar sehr dünn ist, dennoch aber größere Moleküle am Eindringen hindert (Abbildung 6.2).

Was sind „Oligoklonale"?

Die oligoklonalen Banden gehören zur Gruppe der Immunglobuline. Es handelt sich also möglicherweise um Antikörper, die von Lymphozyten irrtümlich gegen die weiße Hirnsubstanz gebildet werden – so lautet jedenfalls die gängige Theorie. Da die Moleküle, wie bereits erwähnt, groß und sperrig sind, können sie die Blut-Hirn-Schranke schlecht passieren, das heißt, wenn sie im Liquor gefunden werden, aber im Blut bzw. der Blutflüssigkeit (Serum) nicht zu finden sind, dann ist das ein Beweis, dass sie jenseits der Blut-Hirn-Schranke, also im Gehirn, gebildet worden sind. Die Bildung von

Antikörpern findet aber nur im Rahmen eines Entzündungsvorganges statt. Leider sind die oligoklonalen Banden jedoch nicht spezifisch für die MS, sondern werden bei nahezu allen Entzündungskrankheiten des zentralen Nervensystems gefunden.

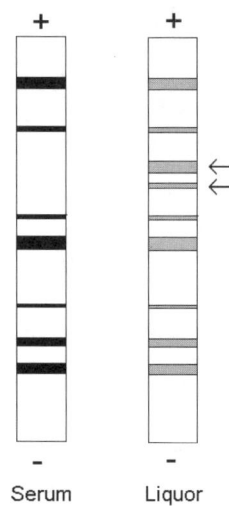

Abbildung 6.3: Oligoklonale Banden

Wie kann man sie nachweisen? Ganz einfach. Wenn man einen Tropfen Blutflüssigkeit auf einen Streifen Löschpapier bringt und an diesen eine Spannung anlegt, so werden die Eiweißmoleküle, die stark negativ geladen sind, zum positiven Pol wandern. Dies tun sie um so langsamer, je sperriger sie sind. So werden sie voneinander getrennt, und es entstehen auf dem Löschpapier schmale Bänder, die von Antikörpern gleicher Art gebildet werden. Wiederholt man dasselbe mit Liquor, den man entsprechend konzentriert hat, bilden sich dieselben bandförmigen Ablagerungen aus. Hierbei handelt es sich um geringe Mengen von Eiweißen, die durch kleine Risse in der Blut-Hirn-Schranke „geleckt" sind. Wenn sich aber im Liquor Bänder (Banden) zeigen, die im Blut fehlen (Abbildung 6.3), dann ist bewiesen, dass diese Antikörper im Gehirn oder im Rückenmark entstanden sind. Da die oligoklonalen Banden immer nur im Vergleich mit dem Blut nachgewiesen werden können, müsste man eigentlich, wenn man ganz korrekt sein will, sagen: Die oligoklonalen Banden sind im Liquor positiv und im Blut negativ. Aber es hat sich eingebürgert, abgekürzt von „positiven Oligoklonalen" zu sprechen.

Muss bei Verdacht auf MS immer punktiert werden?

Viele Neurologen bestehen auf der Liquoruntersuchung, bevor sie sich auf die Diagnose einer MS festlegen. „Das gehört einfach dazu", sagen sie und argumentieren, der Nachweis von Herden allein reiche nicht aus, man müsse zusätzlich zeigen, dass sie entzündlicher Natur seien. Das klingt plausibel, aber je älter ich werde, umso mehr denke ich: „Wenn es sich um meine Tochter handeln würde, würde ich dann auch nur der Ordnung halber punktieren?" Meiner Ansicht nach ist die Liquorpunktion in den meisten Fällen entbehrlich. Sie ist zwar nicht gefährlich, aber doch in einigen Fällen unangenehm. Darum sollte man sie nur durchführen, wenn wirklich etwas davon abhängt. Hat jemand zum Beispiel eine Sehnerventzündung und im Kernspintomogramm MS-typische weiße Flecken, dann ist die Wahrscheinlichkeit, dass er oder sie eine MS hat, sehr groß – praktisch 99%. Wenn man punktiert und die „Oligoklonalen" positiv sind, bestätigt der Befund das, was man vorher schon wusste, sind sie negativ, ist damit die Diagnose um nichts unsicherer geworden, da die Oligoklonalen im Frühstadium der MS in mindestens 50% der Fälle falsch negativ sind.

7 Die visuell evozierten Potentiale

Wir kommen zur letzten Standarduntersuchung bei der MS, der Ableitung der visuell evozierten Potentiale (VEP). Die Untersuchung ist schmerzlos, harmlos – und ziemlich unbedeutend.

Auch die Untersuchung, die jetzt an die Reihe kommt, kennen Sie wahrscheinlich schon: Man führt Sie in einen abgedunkelten Raum und setzt sie
dort in einen bequemen Sessel vor einen Fernsehbildschirm, auf dem nichts
weiter als ein schwarz-weißes Schachbrettmuster zu sehen ist. Die Arzthel-
ferin befestigt zwei Elektroden an Ihrem Hinterkopf und zwar an den Stellen, die sich direkt über dem rechten bzw. linken Sehzentrum im Gehirn
befinden. Nun werden Sie aufgefordert, einen Punkt in der Mitte des Bild-
schirms zu fixieren, und die Untersuchung beginnt, indem das Schachbrettmuster ständig in kurzen Abständen von Schwarz-Weiß auf Weiß-Schwarz
umspringt.

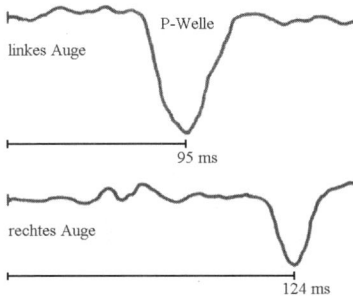

Abbildung 7.1: Das Ergebnis einer VEP-Untersuchung. Die
P-100-Welle liegt links bei 95 Millisekunden (ms), rechts ist
sie auf 124 ms verzögert.

Mit den Elektroden wird gemessen, wie lange der Lichtreiz braucht, um
vom Auge, genauer von der Netzhaut, in die Sehrinde zu gelangen. Er führt
dort zu einer Schwankung der elektrischen Spannung, die aber so winzig ist,
dass sie im normalen „Rauschen" der Hirnaktivität untergeht. Wenn man
jedoch die Reizung viele Male hintereinander wiederholt und die Kurven in
einem sogenannten Averager (Durchschnittsermittler) übereinander legt,
dann löschen sich alle zufälligen Schwankungen selbst aus, aber das Poten-
tial, das ja immer nach derselben Zeit eintrifft und immer dieselbe Form hat,
verstärkt sich und wird zunehmend als tiefe Mulde sichtbar.

Die Abbildung 7.1 zeigt, dass die Spitze dieses Potentials links bei 95 Millisekunden, rechts bei 124 Millisekunden liegt. Der Normalwert liegt etwa
bei 100 Millisekunden, weshalb die nach unten gerichtete Zacke auch P100-

Welle heißt. In diesem Fall liegt also eine deutliche Verzögerung der VEP links vor, was praktisch der Beweis für eine vorangegangene Sehnerventzündung ist – übrigens auch dann, wenn man diese überhaupt nicht bemerkt hat.

Sind die VEP erst einmal verlängert, bleiben sie es in aller Regel auch. Da die Untersuchung relativ störungsanfällig ist, können die Werte von Untersuchung zu Untersuchung stark variieren; Rückschlüsse lassen sich daraus nicht ziehen. Deswegen sind Kontrollen wenig sinnvoll, obwohl sie in vielen Nervenarztpraxen „der Ordnung halber" in viertel- oder halbjährigen Abständen durchgeführt werden.

8   Welche Fehldiagnosen gibt es?

Obwohl die MS heutzutage sehr viel leichter zu erkennen ist als noch vor dreißig Jahren, gehört die Diagnosestellung immer noch in die Hand des Erfahrenen. Im Wesentlichen gibt es vier Irrtumsmöglichkeiten:

- *ein zervikaler Bandscheibenvorfall oder ein Rückenmarkstumor;*

- *ein „juveniler" Schlaganfall;*

- *ein Karpaltunnelsyndrom; und*

- *(extrem selten) eine Neuroborreliose.*

Der „Hexenschuss" des Armes

Beginnen wir mit dem Bandscheibenvorfall in der Halswirbelsäule. Während sich die Symptome der MS in aller Regel schmerzlos entwickeln, ist das Leitsymptom des Bandscheibenvorfalls der heftige Schmerz, der „Hexenschuss" des Armes. Dieser kann jedoch fehlen, vor allem dann, wenn der Vorfall nicht seitlich auf die Nervenwurzeln, sondern direkt auf das Rückenmark drückt und dieses komprimiert. Die Folge ist eine zunehmende spastische Lähmung beider Beine, wie sie ja auch für die primär progrediente MS, eine seltenere Form der MS, bei der keine Schübe auftreten, typisch ist.

Der „juvenile" Schlaganfall

Gelegentlich kann ein „juveniler" Schlaganfall, also ein Schlaganfall bei einem relativ jungen Menschen, mit einer MS verwechselt werden. Unterscheidungsmerkmale sind der „schlagartige" Beginn (im Gegensatz zum MS-Schub, dessen Symptomatik sich innerhalb von Stunden ausbildet) und der kernspintomographische Befund.

Das Karpaltunnelsyndrom

Das Karpaltunnelsyndrom wird auch als Brachialgia paraesthetica nocturna bezeichnet, ein Zungenbrecher, der aber alles sagt. Es kommt zu nächtlich (nocturna) betonten Kribbelparaesthesien und Schmerzen (-algia) im Arm (brachios). Junge Menschen, die nachts von einem unangenehmen Kribbeln der Finger wach werden und ihre Hand „ausschütteln" müssen, damit sich die Beschwerden bessern, haben keine MS, sondern eine harmlose Kompression des Nervus medianus, der die drei daumenseitigen Finger sensibel versorgt. Er verläuft in der Handbeuge durch einen relativ engen Knochenkanal und wird dort leicht durch Arbeiten, die mit häufigen Beugebewegungen im Handgelenk einhergehen (z.B. Schreiben auf der Tastatur eines Computers), gereizt.

Habe ich in Wirklichkeit eine Borreliose?

Oft wird behauptet, auch die Borreliose könne mit weißen Flecken im Kernspintomogramm einhergehen, die Ähnlichkeit mit der MS hätten. Das kann ich aus meiner Erfahrung nicht bestätigen. Da die Borreliose immer wieder als wichtigste Verwechslungsmöglichkeit mit der MS durch die Gazetten geistert, möchte ich etwas ausführlicher darauf eingehen.

Ich kann mich noch gut an den ersten Borreliose-Fall erinnern, den ich diagnostiziert habe. Das ist mehr als zwanzig Jahre her. Damals war die Krankheit noch relativ unbekannt. Bei meinem Patienten handelte es sich um einen knapp 50jährigen Landwirt, einen Bär von einem Mann, der aus einem der Nachbarkrankenhäuser zu uns verlegt wurde. Er hatte furchtbare Schmerzen im rechten Bein, die auf kein Schmerzmittel ansprachen. Die Schmerzen waren so heftig, und er schrie so laut, dass man sich nicht anders zu helfen wusste, als ihn über Nacht ins Badezimmer der Station zu schieben, damit die anderen Patienten zur Ruhe kamen.

Natürlich dachten wir als erstes an einen Bandscheibenvorfall, aber das Computertomogramm der Lendenwirbelsäule war normal. Wir schlossen vorsichtshalber eine Myelographie an, eine Kontrastmitteluntersuchung des Rückenmarkkanals, die manchmal einen Vorfall zeigt, der computertomographisch nicht sichtbar ist. Dabei wird auch routinemäßig Rückenmarkwasser entnommen, und in diesem fand sich völlig unerwartet eine massive Entzündung mit mehr als 10.000/3 Zellen.[*]

Erst wenige Jahre zuvor (1981) hatte der gebürtige Schweizer Wilhelm Burgdorfer in seinem Forschungslabor in New York in Zecken korkenzieherartige Bakterien entdeckt, die dann Borrelia burgdorferi genannt wurden. Diese erwiesen sich als die Ursache einer Häufung von Krankheitsfällen, die in der amerikanischen Kleinstadt Lyme im Zusammenhang mit Zeckenbissen aufgetreten waren. Während damals in den USA Gelenkbeschwerden im Vordergrund standen, sind mir eher reißende Nervenschmerzen geläufig, aber das mag auch etwas damit zu tun haben, dass ich Neurologe bin und niemand zu mir kommt, wenn er Probleme mit seinen Gelenken hat.

Auf gezieltes Befragen erinnerte sich der Patient, dass er vor drei Wochen von einer Zecke in den rechten Oberschenkel gebissen worden war. Wir begannen mit einer Antibiotika-Therapie, und schon unter der ersten Infusion verflüchtigten sich die Schmerzen, die sogar einer Morphiumbehandlung getrotzt hatten, im Nu.

---

[*] Eine akute Entzündung im Gehirn oder Rückenmark verursacht eine massive Zellzahlerhöhung im Liquor; normal sind bis zu 15/3 Zellen. Die Angabe in Drittelzellen hat historische Gründe.

Wie gefährlich ist der Zeckenbiss?

Die Borrelien werden also von Zecken, die auch Holzböcke genannt werden, übertragen. Es handelt sich um kleine schwarze, achtbeinige, blutsaugende Parasiten, die überall im Unterholz, an hohen Gräsern, Farnen, in Büschen und niedrigen Sträuchern vorkommen. Man sagt, dass die Zecke in ihrer Welt nur zwei Dinge registrieren kann: ob etwas nach Buttersäure riecht oder nicht, und ob etwas etwa 37 Grad warm ist. Diese beiden Eigenschaften (Geruch von Buttersäure und 37 Grad warm) reichen völlig aus, um ein Säugetier zweifelsfrei zu erkennen und sich auf dieses fallen zu lassen.

In Deutschland ist das Risiko, durch einen Zeckenbiss infiziert zu werden, in den Mittelgebirgen am höchsten. Hier sind bis zu einem Fünftel der Zecken mit Borrelien infiziert. Allerdings wird nur ein geringer Teil der Menschen, die von einer infizierten Zecke gestochen werden, selbst auch infiziert. Andererseits haben viele Menschen eindeutige Zeichen einer früheren Borrelioseinfektion im Blut, ohne sich an einen Zeckenbiss zu erinnern. Ob die Übertragung auch durch z.B. Mücken oder Stechfliegen möglich ist, gilt als zweifelhaft.

Da sich die Bakterien sehr langsam vermehren, verläuft die Borreliose schleichend in mehreren Phasen ab. Im typischen Fall tritt Tage oder Wochen nach einem Zeckenbiss eine Hautrötung um die Bissstelle herum auf, die sich wie ein Tintenfleck auf einem Löschpapier immer weiter ausbreitet und schließlich in der Mitte abblasst. Man spricht von einer „wandernden Hautröte" oder einem Erythema chronicum migrans (Stadium I). Nicht verwechseln sollte man damit jedoch die harmlose und häufige Rötung, die sich auf ca. 1-2 cm um die Stichstelle verteilt, meist stark juckt, nach einigen Tagen oder spätestens einer Woche wieder verschwindet und kein Zeichen einer Infektion darstellt

Im zweiten Stadium der Erkrankung, die Wochen bis Monate nach dem Zeckenbiss auftritt, kann es zu verschiedenen Organbeteiligungen kommen. Die Beteiligung des Nervensystems verläuft in Form einer Hirnhaut- und Nervenwurzelentzündung oder der Entzündung eines einzelnen peripheren Nervs wie bei unserem Patienten. Bei der Gelenkbeteiligung (Lyme-Arthritis) sind die Kniegelenke besonders häufig betroffen.

Das Stadium III tritt erst Monate bis Jahre nach dem Zeckenbiss auf. Neben der chronifizierten Gelenkbeteiligung können hier Hauterscheinungen auftreten, welche durch Blauverfärbungen und Verdünnung der Haut an den

Händen und Füßen gekennzeichnet sind (Akrodermatitis atrophicans). Aber es kann in ganz seltenen Fällen auch zu einer Mitbeteiligung von Gehirn und Rückenmark in Form einer chronischen Encephalomyelitis kommen, die evtl. mit einer MS verwechselt werden könnte.

Die Diagnose einer echten Borreliose kann schwierig sein.

Die Bestimmung der Antikörper gegen Borrelien hilft oft nicht viel weiter, weil viele Menschen irgendwann einmal in ihrem Leben mit Borrelien in Berührung gekommen sind, ohne manifest zu erkranken. Grundsätzlich kann man zwei Typen von Antikörpern unterscheiden: Antikörper vom IgM-Typ zeigen die frühe Infektion (meist Stadium I oder symptomlos), während Antikörper vom IgG-Typ die späte Infektion (Stadium II und III), meistens jedoch eine länger zurückliegende Infektion, die komplett ausgeheilt ist, anzeigen. Bei den Antikörpernachweisen gibt es die einfacheren Suchtests, wie z.B. den sog. ELISA-Test, und die komplizierteren Bestätigungstests wie den Immuno-Blot oder den Western-Blot-Test, die garantieren, dass der Test nicht falsch-positiv war. Das heißt, um eine aktuelle oder aber durchgemachte Borrelieninfektion festzustellen, sollte man bei einem positiven Suchtest einen Bestätigungstest veranlassen. Die Höhe des Titers ist für die Diagnose von nur geringem Wert.[*]

Vorgehen beim Zeckenbiss

Was macht man nun, wenn man eine Zecke in seiner Haut entdeckt? Früher wurden zwei Maßnahmen empfohlen: Erstens sollte man die Zecke mit einem Tröpfchen Uhu oder Nagellack abtöten, und sie zweitens im Gegenuhrzeigersinn herausdrehen. Heute weiß man, dass sich ein Teil der Borrelien im Magen der Zecke befindet, und wenn man versucht, sie mit Uhu oder Nagellack zu ersticken, kommt es vorübergehend zu einer vermehrten Speichelabsonderung und damit zu einer Erhöhung der Infektionsgefahr, da sich die Borrelien im Speichel befinden. Experten sagen, dass die Bedingungen für ein Übertreten der Borrelien ins Blut des gebissenen Menschen erst nach einem 24-stündigen Saugen der Zecke erfüllt sind. Demzufolge ist nicht mit einer Infektion zu rechnen, wenn die Zecke bereits nach einigen Stunden entfernt wird.

---

[*] Auch sonst lässt einen die serologische Diagnostik oft im Stich. Man kann IgM-Antikörper haben, ohne erkrankt zu sein, und erkrankt sein, ohne dass sich IgM-Antikörper nachweisen lassen.

Auch das Drehen im Gegenuhrzeigersinn hat sich nicht bewährt. Oft wird dabei der Zecke nur der Kopf abgedreht. Darum ist es besser, sie mit einer Pinzette am Hinterleib zu packen und sie mit sanftem Zug langsam herauszuziehen. Eine Zeckenzange ist nicht erforderlich. Und wenn das Köpfchen trotzdem drin bleibt? Halb so wild! Der Kopf selbst ist nicht infektiös. Es kommt lediglich zu einer lokalen Rötung, die nicht mit dem Erythema chronicum migrans zu verwechseln ist.

Kann man sich gegen eine Borreliose impfen lassen?

Verwirrenderweise übertragen die Zecken nicht einen, sondern zwei Erreger: in Südbayern, Baden und Österreich ein Virus, das Ursache der Frühsommer-Meningo-Enzephalitis (FSME) ist, und in ganz Europa die Borrelien. Eine Impfung gibt es nur gegen das FSME-Virus. Sie erfolgt mit Hilfe von inaktivierten Viren und kann bei Personen vorgenommen werden, die sich in Bereichen mit hohem Infektionsrisiko aufhalten. Es sind drei Teilimpfungen innerhalb eines Jahres notwendig. Diese erfolgen jeweils intramuskulär meist in den Oberarm. Die ersten beiden Impfungen erfolgen im Abstand von ein bis drei Monaten, die dritte Impfung nach neun bis zwölf Monaten. Zu empfehlen ist der Beginn einer Impfung in der kalten Jahreszeit, damit sie pünktlich im Frühjahr schon zur Wirkung kommt. Die aktive Schutzimpfung muss alle drei bis fünf Jahre aufgefrischt werden. Die Impfung soll erhebliche Komplikationen haben und paradoxerweise selbst die FSME-Krankheit provozieren können. 1995 ist sogar in Österreich in einem Fall die Auslösung eines MS-Schubes durch die FSME-Impfung gerichtlich anerkannt worden.

Kann eine Borreliose mit einer MS verwechselt werden?

Wie gesagt, es gibt eine chronische, schubartig verlaufende Form der Borreliose, die in Einzelfällen eine entfernte Ähnlichkeit mit einer MS haben kann. Deshalb hatten anfänglich viele MS-Patienten, aber auch Ärzte, gehofft, dass sich hinter vielen MS-Erkrankungen in Wirklichkeit eine Borreliose verberge, die ganz einfach mit Penicillin ausgeheilt werden könne. Diese Hoffnung hat sich leider nicht bestätigt. Obwohl wir routinemäßig alle MS-Patienten auf Borrelien untersuchen, haben wir keine einzige Fehldiagnose gefunden.

Ich kenne nur einen Bericht aus der Literatur, in dem berichtet wird, dass ein Junge mit einer fortschreitenden Lähmung der Beine ein Jahr unter der

Diagnose MS lief, aber eine chronische Neuroborreliose hatte. Allerdings war hier von den behandelnden Ärzten übersehen worden, dass er weit mehr als 100/3 Zellen im Liquor hatte, also ein Befund, der hätte stutzig machen müssen.

Und wie ist es mit dem Kernspintomogramm? Von den Borreliose-Kranken, die ich kenne, hatten nur ganz wenige vereinzelte weiße Flecken im Kernspintomogramm. Diese lagen wie die UBOs ziemlich nahe an der Hirnrinde, und niemand wäre auf die Idee gekommen, sie für eine MS zu halten.

Wann sollte man sich antibiotisch behandeln lassen?

Eine Antibiotika-Therapie ist nur in zwei Fällen indiziert: Im Falle einer akuten Borreliose wie bei dem eingangs geschilderten Patienten oder als Prophylaxe, wenn es an der Stelle des Zeckenbisses zu einem Erythema chronicum migrans gekommen ist. Dann sollte man sich über 5 Tage mit einem Tetrazyklin in Tablettenform behandeln lassen. Von einer hochdosierten Behandlung mit Antibiotika „der Sicherheit halber" muss abgeraten werden

Gibt es die Sehnerventzündung als eigenständige Krankheit?

Zum Schluss dieses Kapitels möchte ich noch auf eine der klassischen Streitfragen der Neurologie eingehen. Aus Langzeitbeobachtungen weiß man, dass sich bei 40 bis 80% aller Patienten mit einer Sehnerventzündung innerhalb von fünfzehn Jahren eine klinisch sichere MS entwickelt[4]. Die Angaben gehen also weit auseinander. Unstrittig ist jedoch, dass es Sehnerventzündungen gibt, die anscheinend nie in eine MS münden. Die einen sagen: Das beweist die Existenz einer Sehnerventzündung unabhängig von der MS. Die anderen halten dagegen: Auch wenn keine weiteren Symptome auftreten, handelt es sich dennoch um eine MS, und zwar eine, die monosymptomatisch verläuft, das heißt, nach einem Schub zum Stillstand kommt.

In der ungeklärten Situation scheint es mir vernünftig zu sein, die Entscheidung vom Ergebnis der Kernspintomographie des Gehirns abhängig zu machen: Falls dort keine Herde nachweisbar sind, ist es vertretbar, von

---

[4] Sandberg-Wollheim M e.a. A long-term prospective study of opticusneuritis: evaluation of risk factors. Ann Neurol 1990;27:386-93.

einer isolierten, vermutlich harmlosen Sehnerventzündung zu sprechen. Finden sich jedoch MS-verdächtige weiße Flecken, halte ich es für angezeigt, diesen Befund und seine möglichen Konsequenzen mit dem oder der Betroffenen ausführlich zu besprechen.

9 Die vier Verlaufsformen der MS

Wie viele Verlaufsformen der MS gibt es? Drei oder vier? Oder hat jeder Betroffene seinen eigenen Verlauf, der in kein Raster passt? Man hat sich kürzlich darauf geeinigt, vier Verlaufsformen zu unterscheiden:

- *die rein schubförmige MS (relapsing remitting MS = RRMS);*

- *die MS, die schubförmig beginnt und in das sekundär progrediente Stadium übergeht (secondary progressive MS = SPMS).;*

- *die primär progrediente MS (primary progressive MS = PPMS); und*

- *die primär progrediente MS mit zusätzlichen aufgesetzten Schüben (progressive relapsing MS = PRMS).*

Obwohl sich diese Einteilung weltweit durchgesetzt hat, behält sie etwas Willkürliches.

Was ist ein Schub?

Der Schub gehört zu den wichtigsten Merkmalen der MS, aber es ist durchaus nicht klar, was darunter genau zu verstehen ist. Oftmals gehen die Meinungen von Arzt und Patient auseinander - wobei der Arzt durchaus nicht immer Recht haben muss. Unter einem Schub im eigentlichen Sinn verstehen wir ein neues Symptom bzw. eine erstmalig auftretende Kombination von Symptomen, die auf einen oder mehrere frische MS-Herde zurückzuführen sind. Kein Schub ohne mindestens einen frischen Herd, könnte man zugespitzt formulieren, und sofort drängt sich die Frage auf: Wie ist es dann aber mit den chronisch aktiven Herden, bei denen es immer wieder einmal zum Aufflackern der Entzündung mit erneutem Auftreten altbekannter Symptome kommt? Ist das auch ein Schub, oder sollte man ihn von den

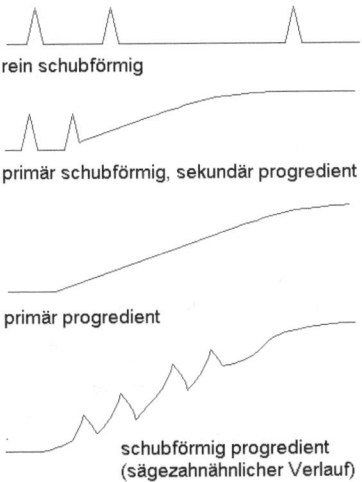

Abbildung 9.1: Die vier Verlaufsformen der MS: a) schubförmiger Verlauf mit zwei oder mehr Schüben ohne Übergang in das sekundär progrediente Stadium (RRMS); b) primär schubförmige, dann sekundär progrediente MS (SPMS); c) schleichender Beginn mit langsam zunehmender Behinderung ohne eindeutige Schübe (PPMS); d) progredienter Verlauf mit aufgesetzten Schüben (PRMS).

„echten" Schüben unterscheiden und als Reaktivierung bezeichnen? Leider hat es sich durchgesetzt, beide Arten von Schüben als gleich zu behandeln, und so lautet die international anerkannte Definition des Schubes etwas umständlich:

Neue Symptome oder eine Reaktivierung bereits zuvor aufgetretener klinischer Ausfälle und Symptome, die

- *subjektiv berichtet werden oder durch die Untersuchung objektiviert werden können und mindestens 24 Stunden anhalten,*

- *mit einem Zeitintervall von 30 Tagen zum Beginn vorausgegangener Schübe auftreten und*

- *nicht durch Änderungen der Körpertemperatur (Uhthoff-Phänomen) oder im Rahmen von Infektionen erklärbar sind* [5].

Das Uhthoff-Phänomen

„Die MS verträgt keine Hitze" sagt man, und diese Faustregel trifft, von Ausnahmen abgesehen, auf viele Betroffene zu. Sie geht auf Beobachtungen zurück, die schon Ende des 19. Jahrhunderts gemacht wurden. Man spricht von einem Uhthoff-Phänomen. Zu Unrecht übrigens, denn der Neurologe Uhthoff hatte 1890 die vorübergehende Verstärkung von MS-Symptomen durch Hitze übersehen und auf körperliche Überanstrengungen zurückgeführt.

Über die Ursachen der Verschlechterung bei Temperaturanstieg kann man nur Vermutungen anstellen: In den MS-Herden verlaufen die Nervenfasern, die ihre Myelinhülle verloren haben, nackt und schutzlos durch den dichten Narbenfilz. So nimmt nicht nur die Geschwindigkeit der hüpfenden Nervenimpulse (siehe Ranviersche Schnürringe, Kapitel 3) ab, sondern die Nervenfasern sind auch anfällig für geringste Schwankungen der Körpertemperatur. Schon allein das halbe Grad, um das die Körpertemperatur gegen Abend höher liegt als morgens, reicht aus, dass viele MS-Betroffene früh ins Bett gehen müssen.

Warum ich eine möglichst strikte Trennung zwischen „echten" Schüben und Reaktivierungen für sinnvoll halte, hat folgenden Gründe: Zum einen sind beide Arten klinisch in aller Regel gut zu unterscheiden, und zweitens haben sie ein völlig unterschiedliches morphologisches Substrat, d.h. in dem einen Fall liegt mindestens ein frischer Herd vor, im anderen Fall ist es ein

---

[5] „Diagnostik und Therapie der Multiplen Sklerose", Leitlinie der Deutschen Gesellschaft für Neurologie (DGN) 2006

älterer Herd, der nicht zur Ruhe kommen will. Letzteres hat große Bedeutung für Studien, in denen die Wirksamkeit eines neuen Medikamentes oft daran festgemacht wird, ob es in der Lage ist, die Schubfrequenz zu senken. Wenn man Symptome, die von neuen Herden verursacht werden, und das Wiederaufflackern älterer Herde in einen Topf wirft, dann kann das Ergebnis nur ungenau sein, denn was in diesen Studien gemessen werden soll, ist die Krankheitsaktivität, d.h. die Schubzahl als Maß für die Herdproduktion, und nicht die Wirkung des neuen Medikamentes auf die Aktivität in älteren Herden. Immerhin machen die Reaktivierungen nach vorsichtiger Schätzung mehr als zwei Drittel der „Schübe" aus.

Neuer Schub oder Reaktivierung?

Ein 32jähriger Patient berichtet, dass er seit 3 Tagen eine zunehmende Taubheit im linken Bein verspürt. Die MS hat vor neun Monaten mit einem Lhermitteschen Zeichen und einer Gefühlsstörung im linken Bein begonnen.

Wenn man von der obigen Definition ausgeht, hat er einen frischen Schub. Exakter ist es jedoch, von einer schubartigen Verschlechterung im Rahmen einer Reaktivierung eines Herdes im Halsmark zu sprechen. Der „Lhermitte" beweist nahezu, dass ein spinaler Herd vorliegt, und gerade Herde im Rückenmark sind sehr labil und neigen dazu, bei Wetterumschwung, Stressbelastungen oder aus unerfindlichen Gründen wieder aktiv zu werden.

Ein echtes Problem ist, dass die Symptome durchaus variieren und dadurch einen „echten" Schub vortäuschen können. Auch hierfür ein Beispiel:

Bei einer jetzt 35jährigen Patientin hat die MS vor fünf Jahren mit einem Schweregefühl in den Beinen begonnen, das sie zunächst beim Joggen bemerkte. Kurze Zeit später kam es zu einer Gefühlsstörung erst des linken Fußes, die dann aber auf das rechte Bein übergriff und schließlich bis in Höhe des Bauchnabels aufstieg. Nachdem sich die Symptome wieder völlig zurückgebildet hatten, wurde etwa ein Jahr später über Nacht die ganze rechte Körperhälfte vom Arm über den Rumpf bis zum Fuß taub. Auch diese Beschwerden waren fast vollständig rückläufig. Jetzt stellt sie sich mit einer Schwäche im linken Fuß und einem „Wattegefühl" im linken Unterschenkel vor.

Auf dem Kernspintomogramm sieht man einen größeren, spindelförmigen Herd in Höhe des 5. Halswirbelkörpers (Abbildung 2.2). Das Gehirn zeigt nur leichtgradige Marklagerveränderungen. In der jetzt durchgeführten Kontrolle ist der Befund unverändert.

Hat sie nun den dritten Schub, oder ist jedes Mal der Rückenmarksherd wieder aktiv geworden? Ich denke, letzteres ist der Fall. Aber die Symptome sind doch jedes Mal anders, könnte man einwenden. Wie kann man das auf einen Nenner bringen? Man kann! Die MS-Herde im Halsmark liegen oft nahe der Mittellinie. Wenn sich im Rahmen einer Reaktivierung erneut ein Umgebungsödem ausbildet, kann dies in mehr oder weniger großem Ausmaß auf die Gegenseite übergreifen. In der Praxis bedeutet das, dass Herde im Halsmark mal Sensibilitätsstörungen in den Beinen, mal in den Händen, mal mehr links, mal mehr rechts bewirken können - sogar eine Schwäche in beiden Beinen ist möglich.

Warum wird eine MS sekundär progredient?

Bei der MS sind zwei Prozesse, ein entzündlicher und ein degenerativer, voneinander zu unterscheiden. Zu Beginn steht die Ausbildung neuer Entzündungsherde ganz im Vordergrund, aber im Laufe der Jahre nimmt die Herdproduktionsrate langsam ab, und das Krankheitsbild wird mehr und mehr von einem kontinuierlichen Absterben von Nervenfasern geprägt, die primär zwar erhalten geblieben waren, aber in ihrer Existenz gefährdet sind, weil sie ungeschützt und schlecht ernährt durch das Narbengewebe ziehen. Wenn dieser Prozess die Überhand gewinnt, ist die Schwelle zum chronisch progredienten Stadium erreicht. Ob es in allen Herden zu einem schleichenden Axonuntergang kommt, gilt als fraglich. Sicher ist er in den „Schattenherden" in geringerem Ausmaß vorhanden als in den „schwarzen Löchern".

Eine weitergehende Überlegung lautet: Ist möglicherweise nicht nur das erste Stadium eine MS im eigentlichen Sinn - so wie eine Tuberkulose, die medikamentös ausgeheilt wurde, wobei es trotzdem aufgrund der bleibenden Vernarbungen im Laufe der Jahre zu zunehmenden Atembeschwerden kommt? Auch bei der MS hat ja das zweite progrediente Stadium nichts mehr mit dem zu tun, was die MS als Herde produzierende Entzündungskrankheit kennzeichnet. Wenn man diesen Gedanken konsequent weiter fortspinnt, würde das heißen: Die MS ist eine Erkrankung, welche die merkwürdige Eigenschaft hat, nur in einer begrenzten Zeitspanne (also fünf oder zehn oder fünfzehn Jahre) aufzutreten, um dann wieder zu verschwinden. Damit würde sie eine merkwürdige Mittelstellung zwischen einer akuten und einer chronischen Erkrankung einnehmen. Vielleicht bedeutet das auch, dass es einen Faktor im jungen Erwachsenenalter gibt, der die MS eine Zeit-lang unterhält, und dass diese allmählich erlischt, wenn der Faktor an Wirk-samkeit verliert. Im weitesten Sinn könnte man sogar (wie bei der Tuberku-lose) von einer Ausheilung des eigentlichen Krankheitsprozesses sprechen. Letztlich würde dadurch auch erklärt, dass Mittel, die in der schubförmigen Phase wirken, in der progredienten Phase wirkungslos sind.

„Bin ich schon im progredienten Stadium?"

Ich kenne Herrn K. seit vielen Jahren. Er hat eine große Landwirtschaft und ist trotz seiner MS, die seit zwanzig Jahren besteht, immer noch sehr aktiv. Eine seiner Lieblingsbeschäftigungen ist das Traktorfahren. Als er mich das letzte Mal aufsuchte, klagte er darüber, dass es ihm zunehmend schwerer falle, auf den Traktor rauf und wieder runter zu kommen, auch das Treten der Kupplung strenge ihn mehr an als früher.

Bei der Untersuchung stellt sich heraus, dass der Befund im Vergleich zur Vorstellung vor einem Jahr unverändert ist. In solchen Fällen ist für mich eine der wichtigsten Prüfungen, wie lange ein Betroffener im Liegen das gestreckte linke bzw. rechte Bein um 45 Grad von der Unterlage abheben kann. Im letzten Jahr waren es bei Herrn K. 50 Sekunden rechts und 40 Sekunden links, und jetzt sind es beiderseits 45 Sekunden. „Der Befund hat sich nicht wesentlich verändert", stelle ich fest, nachdem ich auch die übri-gen Untersuchungen durchgeführt habe. Aber Herr K. ist nicht beruhigt. „Wissen Sie, woran ich am besten merke, dass es mit mir langsam bergab geht?", sagt er. „Beim Spazierengehen mit meinem Hund. Während ich vor einem Jahr unsere übliche Tour in einer halben Stunde und in einem Rutsch schaffte, muss ich jetzt eine, manchmal sogar zwei Verschnaufpausen einle-gen."

Die sekundär progrediente MS wird oft als ein natürliches Folgestadium der rein schubförmig beginnenden MS angesehen. Nach 26 Jahren sollen 90% der primär rein schubförmigen MS-Erkrankungen ins sekundär progrediente Stadium übergegangen sein[6]. Wie wir später sehen werden, wird dieser Anteil aufgrund eines Auslese-Fehlers überschätzt.

Der Übergang vom schubförmigen ins progrediente Stadium erfolgt seiner Natur gemäß schleichend. Oft sind sich die Betroffenen erst nach einem hal-ben oder einem Jahr sicher, dass sich die Gangstörung, um die es sich meis-

---

[6] Weinshenker BG e.a. The natural history of multiple sclerosis: a geographical based study: I. Clinical course and disability. Brain 1989;112:133-46

tens handelt, langsam verschlechtert , und – wie gesagt - Hundebesitzer merken es am ehesten. Übrigens ist das Gehen deshalb am häufigsten betroffen, weil die Nervenfasern zu den Beinen die weiteste Strecke vom Gehirn bis ans Ende des Rückenmarks zurückzulegen haben und die Wahrscheinlichkeit, dass sie in ihrem Verlauf geschädigt werden, besonders hoch ist.

Der sekundär progrediente Verlauf kommt oft zum Stillstand.

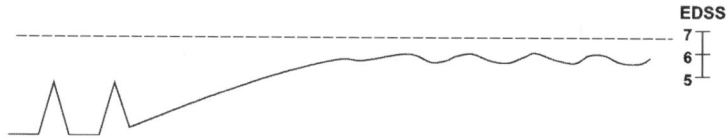

Abbildung 9.2: Oft wird im progredienten Verlauf ein wellenförmiges Plateau erreicht, das unterhalb der Rollstuhlabhängigkeit liegt.

„Geht es jetzt immer weiter bergab?" Diese bange Frage ist häufig zu hören, wenn die Gangstörung langsam zunimmt. Viele Patienten verbinden mit dem „Übergang ins chronische Stadium" die Vorstellung, dass es nun langsam aber sicher bergab gehe und man sich praktisch jetzt schon ausrechnen könne, wann man im Rollstuhl lande. Es ist nicht abzustreiten, dass es einen solchen Verlauf tatsächlich gibt, häufiger ist jedoch, dass der progrediente Verlauf immer mehr abflacht und schließlich ein Plateau erreicht und dort mit Schwankungen zum Stillstand kommt. Das ist in vielen Fällen schon weit vor dem Rollstuhlstadium der Fall. Typisch für das Plateau sind Gang- oder Gleichgewichtsstörungen, die mal besser, mal schlechter sind, vorübergehend auch einmal zur Sicherheit eines Stockes bedürfen, insgesamt jedoch über die Jahre hinweg stabil bleiben.

Der primär progrediente Verlauf nimmt eine Außenseiterposition ein.

Es gibt MS-Verläufe ohne Schübe. Sie kommen in etwa 10% der Fälle vor. Früher existierten zwei extrem weit auseinander liegende Erklärungen. Die eine lautete so: Es handelt sich um eine hochaktive MS, bei der Schub auf

Schub folgt, so dass ein Schub in den anderen übergeht, und so der Eindruck einer kontinuierlichen Verschlechterung entsteht. Die andere besagte, es komme nicht auf die Menge der Herde im Gehirn an, im Grunde genommen reiche ein einziger aus, um eine fortschreitende Gangstörung zu verursachen, wenn er nämlich an einer strategisch wichtigen Stelle, z.B. im Halsmark liege. Nach dieser Auffassung handelt es sich bei den meisten primär chronischen MS-Verläufen um eine „Rückenmarks-„ oder „spinale" MS. Möglicherweise gibt es aber noch eine dritte Form der primären Progredienz: Verläufe, bei denen nicht nur die Schübe, sondern auch die Herde fehlen – und die möglicherweise gar nicht in den Kreis der MS-Erkrankungen gehört[7].

Der progrediente Verlauf mit aufgesetzten Schüben.

Es gibt MS-Verläufe, bei denen sich auf die progrediente Verschlechterung zusätzlich auch noch Schübe aufpfropfen. Man unterscheidet sie vom rein progredienten Verlaufstyp, weil sie besser auf immunmodulatorische Medikamente (siehe Kapitel 20) ansprechen.

Wie erklärt sich die Vielfalt der MS-Verläufe?

Lassen Sie uns noch einmal einen Blick in das Räderwerk des Krankheitsmechanismus der MS werfen. Wie die MS verläuft, hängt theoretisch von vier Faktoren ab:

- der Krankheitsaktivität (Herdproduktion pro Jahr);
- der Krankheitsaggressivität (Ausmaß der Zerstörung in den Herden);
- der Entzündungsaktivität in den Herden (Schwelt der Entzündungsprozess weiter oder ist er bereits erloschen?); und
- der Lokalisation der Herde („stumme" oder „redselige" Hirnregionen?).

Als Maß der Krankheitsaktivität gelten die Zahl und die Größe der Herde, die pro Jahr produziert werden. Eine gute Faustregel lautet: Die Krankheitsaktivität nimmt im Laufe der Jahre ab.

---

[7] McDonnel GV, Hawkins SA. Primary progressive multiple sclerosis : a distinct syndrome ? Mult Sler 1996 ;2 :137-41.

Der zweite wichtige Faktor ist die Aggressivität des Entzündungsprozesses in den Herden. Ist sie gering und werden die Oligodendrozyten nur teilweise beschädigt, kann der entstandene Schaden durch Remyelinisierungsvorgänge weitgehend wieder repariert werden. Ist der Zerstörungsprozess offensiver mit vollständiger Zerstörung der markscheidenbildenden Zellen, dann sind effektive Reparaturvorgänge ausgeschlossen.

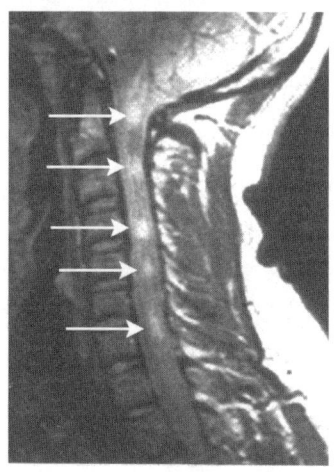

Abbildung 9.3: Beispiel für eine „spinale" MS: Fünf perlenartig aufgereihte Herde im Halsmark

Als mögliche dritte verlaufsbestimmende Größe sind die „Ringstrukturen" (siehe Kapitel 5) zu nennen. Es ist gut vorstellbar, dass sich immer wieder aufflackernde Entzündungen in chronisch aktiven Herden zerstörerisch auf die Nervenfasern auswirken können, obwohl hierüber noch wenig bekannt ist.

Eine besonders wichtige Rolle spielt, wie schon beim klinisch-radiologischen Paradox erwähnt, die Lokalisation der Herde. Herde können sich an strategisch wichtigen oder an strategisch unwichtigen Stellen im zentralen Nervensystem entwickeln. So können mehrere Herde mitten im Marklager des Gehirns keine klinisch fassbaren Symptome zur Folge haben, während ein kleiner Herd im Rückenmark zu einer bleibenden Querschnittslähmung führt.

	Schübe	**Herde**	**Auslösung**
Aktivität der MS gering	wenige Schübe, großer zeitlicher Abstand	wenige neue Herde pro Jahr	schwere körperliche oder seelische Belastungen
Aktivität der MS hoch	viele Schübe, kurzer Abstand	viele neue Herde pro Jahr	„aus heiterem Himmel"
Aggressivität der MS gering	vollständige Rückbildung	„Schattenherde"	Abwehrkräfte stark
Aggressivität der MS hoch	unvollständige Rückbildung	„schwarze Löcher"	Abwehrkräfte schwach

Tabelle 9.1: Kriterien für die Krankheitsaktivität und die Krankheitsaggressivität

Es hat sich als sinnvoll erwiesen, aufgrund der Verteilung der MS-Herde drei MS-Formen zu unterscheiden: die zerebrale MS mit überwiegendem Befall des Gehirns, die spinale MS mit überwiegendem Befall des Rückenmarks und eine Zwischenform, bei der Gehirn und Rückenmark gleichermaßen betroffen sind.

Sollte das Halsmark immer mituntersucht werden?

Es ist im Laufe der Zeit etwas in Vergessenheit geraten: Das Rückenmark ist eine der Hauptlokalisationen der MS-Herde. Deshalb wurde die MS in älteren Lehrbüchern sogar unter den Rückenmarkserkrankungen abgehandelt. Wenn Rückenmarksherde vorliegen, sind sie nahezu immer auch im Halsmark nachweisbar. Ob jedoch das Halsmark routinemäßig im Kernspintomogramm mituntersucht werden sollte, bleibt eine Frage der Ökonomie. Meiner Ansicht nach reicht als erster Schritt die Untersuchung des Gehirns, einfach aus dem Grund, weil das untersuchte Volumen im Vergleich zum Rückenmark, das ja nicht dicker als mein Ringfinger ist, sehr viel größer ist und damit auch die Wahrscheinlichkeit am größten ist, wenn überhaupt Herde vorhanden sind, sie hier zu finden. Die zusätzliche Untersuchung des Rückenmarks, vor allem des Halsmarks, bleibt speziellen Fragestellungen vorbehalten. Sie kann notwendig sein, wenn jemand MS-typische Symptome hat, aber das Gehirn herdfrei ist.

Der Behinderungsgrad nach Kurtzke (DSS)

In den 50er Jahren wurde von John Kurtzke die „Disability Status Scale"
(DSS) entwickelt, die sich als Kurtzke-Skala weltweit durchgesetzt hat. Sie
reicht von 0 (gesund) bis 10 (Tod durch MS). Ein Behinderungsgrad von 4
bedeutet z.b., dass ein Patient eine Gehstrecke von 500 m ohne Hilfe und
ohne Pause zurücklegen kann. Bei einem Behinderungsgrad von 6 ist eine
einseitige Hilfe beim Gehen erforderlich, und ab 7 besteht Rollstuhlabhängigkeit.

0 = neurologische Untersuchung ohne Befund

1 = Keine Behinderung. Geringe neurologische Zeichen.

2 = Minimale Behinderung wie z.B. leichte Schwäche oder geringe
Gefühlsstörung.

3 = Mäßiggradige Behinderung (z.B.. Monoparese, mäßige Ataxie),
aber voll gehfähig.

4 = Relativ schwere Behinderung bei noch voll erhaltener Gehfähigkeit und voller Selbständigkeit. 12 Stunden pro Tag munter.

5 = Gehfähig ohne Hilfe und Rast für etwa 200 m. Behinderung
schwer genug, um tägliche Aktivität zu beeinträchtigen (z.B. ganz-
tägig zu arbeiten ohne besondere Vorkehrungen).

6 = Bedarf zeitweise, oder auf einer Seite konstant, der Unterstützung
(Krücke, Stock), um etwa 100 m ohne Rast zu gehen.

7 = Weitgehend an den Rollstuhl gebunden. Bewegt den Rollstuhl
selbst und transferiert ohne Hilfe.

8 = Weitgehend an Bett oder Rollstuhl gebunden, kann nicht allein
transferieren, pflegt sich aber weitgehend selbständig.

9 = völlig hilflos

10 = Tod durch MS

Tabelle 9.2: Behinderungsgrad nach Kurtzke (DSS)

Die Kurtzke-Skala ist zu Recht kritisiert worden, weil sie zu einseitig die
Gehfähigkeit berücksichtigt und Patienten nicht gerecht wird, bei denen
Ausfälle in anderen Funktionssystemen, z.B. eine Ataxie der Hände, eine
Sehminderung, Blasenprobleme, ein Müdigkeitssyndrom oder Merkfähig-
keitsstörungen im Vordergrund stehen. Darum wurde sie 1983 zur EDSS
(expanded disability status scale) erweitert. Als Grundskelett ist die alte

Skala erhalten geblieben, etwa die Rollstuhlabhängigkeit ab Grad 7.0; nur die Stufen sind flacher, d.h. es werden nicht nur ganzzahlige, sondern auch halbe Stufen zugelassen, z.B. ein EDSS von 6.5. Im Gegensatz zur DSS werden jedoch die Beeinträchtigungen in den verschiedenen Funktionssystemen, also die geistige Leistungsfähigkeit, das Sehen, die Koordination, die Kontrolle über die Blase usw., getrennt beurteilt und nach Schweregrad gewichtet. Dann wird aufgrund einer Tabelle ein Gesamtpunktwert ermittelt. Als Beispiel für die Kompliziertheit der EDSS sei die Definition des Schweregrades 3.5 angeführt: „Mittelgradige Behinderung (Grad 3) in einem Funktionssystem und zwei oder drei Funktionssysteme Grad 2 oder zwei Funktionssysteme Grad 3 oder fünf Funktionssysteme Grad 2. Voll gehfähig."

10   Die Prognose der MS

Voraussagen sind schwierig - vor allem
wenn sie die Zukunft betreffen.

Wir betreten jetzt ein Gebiet, über das wir (wenn man der Mehrzahl der Neurologen glauben darf), so gut wie nichts wissen. Andererseits geht es hier um Fragen, welche die Betroffenen am brennendsten interessieren. Vielleicht ist das Feld deswegen so unbestellt, weil es sich wegen der Vielfältigkeit der Faktoren, die ineinander spielen, einer strengen wissenschaftlichen Betrachtungsweise entzieht. Das soll aber nicht heißen, dass es zu diesem Thema nichts Wichtiges und Richtiges zu sagen gibt.

Immer wieder hört man, den Verlauf der MS vorhersehen zu wollen, sei so müßig wie das Lesen im Kaffeesatz, das Kartenlegen oder der Blick in die Kristallkugel einer Zigeunerin. In diesem Zusammenhang werden häufig Geschichten wie diese erzählt:

Jemand hat vor langer Zeit eine Sehnerventzündung oder eine leichte Gefühlsstörung erlitten, war dann, obwohl die Ärzte bereits eine MS vermutet hatten, jahrelang scheinbar völlig gesund und hatte die Bedrohung durch die Erkrankung bereits vergessen, als diese plötzlich, wie aus heiterem Himmel erneut zuschlug und ihn in kürzester Zeit zum körperlichen Wrack machte.

Ich will nicht bestreiten, dass dies vorkommen kann, aber es ist selten. In den meisten Fällen hält sich die MS an Regeln, und Sie werden sehen, dass sie sich aus dem ableiten, was wir bereits über die MS wissen.

Ich beginne mit der Regel, die am gesichertsten ist: Eine MS, die mit Schüben beginnt, verläuft günstiger, als eine MS, die von Anfang an langsam fortschreitet. Diese Regel bezieht sich auf die Sonderstellung des primär progredienten Verlaufes, dessen Prognose erfahrungsgemäß schlechter ist.

Eine gut bestätigte Erfahrungsregel ist, dass der Beginn der MS mit Gefühlsstörungen oder Sehstörungen, seien es Doppelbilder oder eine Sehnerventzündung, für einen günstigen Verlauf spricht.

Die nächsten beiden Regeln beziehen sich auf die Krankheitsaktivität: Je seltener die Schübe bzw. je geringer die jährliche Herdproduktionsrate ist, desto günstiger ist die Prognose.[*]

Als ein weiteres günstiges Zeichen kann gelten, wenn sich die Schubsymptome vollständig zurückbilden, denn es ist ein Hinweis darauf, dass es sich um einen Schattenherd mit vollständiger Remyelinisierung handelt.

Ob das Wiederaufflackern altbekannter Symptomatik günstiger ist als „echte" Schübe mit neuen Symptomen, kann so oder so gesehen werden. Einerseits bedeutet es, dass möglicherweise keine neuen Herde hinzugekommen sind, andererseits ist es nicht auszuschließen, dass Nervenfasern, die durch unruhige Herde ziehen, besonders gefährdet sind.

Dass der Nachweis von „schwarzen Löchern" eher ungünstig ist, haben wir ebenfalls bereits erklärt: In ihnen ist der Entmarkungsprozess und somit der Axonuntergang besonders ausgeprägt.

---

[*]   Beides ist kürzlich von Confavreux, einem angesehenen französischen MS-Epidemiologen in Frage gestellt worden; wie werden darauf zurückkommen.

1. Der Beginn mit Schüben ist günstiger als ein langsames Fortschreiten von Anfang an.

2. Der Beginn mit Sehstörungen (seien es Doppelbilder oder eine Sehnerventzündung) oder mit Gefühlsstörungen spricht für einen günstigen Verlauf.

3. Wenige Schübe mit großem zeitlichen Abstand sind günstig.

4. Wenige Herde im Kernspintomogramm zu Krankheitsbeginn sind günstiger als viele Herde.

5. Eine geringe jährliche Herdproduktionsrate ist günstig.

6. Die vollständige Rückbildung der Symptome ist günstig.

7. Das Wiederaufflackern altbekannter Symptomatik ist günstiger als „echte" Schübe mit neuen Symptomen.

8. Das Fehlen von „schwarzen Löchern" spricht für einen günstigen Verlauf.

9. Der Charakter der MS offenbart sich in den ersten fünf Jahren.

10. Eine MS, die sich nur unter extremen Lebensbedingungen bemerkbar macht, ist besser in den Griff zu bekommen als MS-Schübe, die „aus heiterem Himmel" auftreten.

Tabelle 10.1: Die zehn wichtigsten Prognosekriterien

Die neunte Regel stammt von dem berühmten MS-Forscher John Kurtzke, nach dem auch die Kurtzke-Skala benannt ist. In einer sehr gründlichen Studie an Armee-Veteranen konnte er zeigen, dass der Behinderungsgrad fünf Jahre nach Diagnosestellung eine Beurteilung des weiteren Krankheitsverlaufes ermöglicht: Weniger als 11% von denen, die nach fünf Jahren eine leichte Behinderung hatten (EDSS unter 3), hatten nach fünfzehn Jahren einen EDS von 5 oder mehr[8]. Das ist die berühmte 5-Jahres-Regel. Sie stimmt mit der Beobachtung überein, dass die MS in vielen Fällen zu Krankheitsbeginn am aktivsten ist und im Verlauf der Jahre ruhiger wird.

Für mich ist die letzte Regel besonders wichtig. Sie bringt die Krankheitsdynamik mit ins Spiel. Welche Macht eine Krankheit über den Körper bekommt, hängt ja mindestens von zwei Faktoren ab: der Angriffsstärke des (vermuteten) Erregers und der körpereigenen Abwehrkraft. Ein relativ harmloser Erreger kann in einem geschwächten Organismus einen schweren

---

[8] Kurtzke JF e.a. Studies on the natural history of multiple sclerosis VIII. Early prognostic features of the later course of the illness. J Chron Dis 1977; 30:819-30.

Schaden anrichten, während auch ein starker Gegner von einem funktionierenden Immunsystem abgewehrt werden kann. Daraus folgt: Wenn Sie in einer Situation krank werden, in der Ihr Abwehrsystem darniederliegt, z.B. im Rahmen einer chronischen beruflichen Überlastung, einer Ehekrise oder einer anderen persönlichen Katastrophe, dann ist der Hauptgrund für Ihre Erkrankung nicht, dass Sie ein gefährlicher Feind bedroht, sondern dass Ihr Immunsystem geschwächt oder abgelenkt war. Ob die Ursache der MS eher ein zu schwaches oder ein zu starkes Immunsystem ist, ist zur Zeit heiß umstritten. Wir werden im Kapiel „Ist die MS eine Autoimmunerkrankung?" darauf zurückkommen.

Sie sehen, es handelt sich um ein Geflecht von Regeln, die teilweise dem gesunden Menschenverstand entsprechen, teilweise fast Binsenweisheiten sind, teilweise aus der Kenntnis der Krankheitsvorgänge abgeleitet sind. Es gilt: Je mehr Erfahrung ein Arzt hat, je besser er sich mit der Kernspintomographie auskennt und je mehr Zeit er sich für seine Patienten nimmt, desto zuverlässiger werden seine Prognosen sein.

11 Wie ist der natürliche Verlauf der MS?

„Sie glauben alle, Krankheit sei ein haariges, wildes Monster,
das in saubere medizinische Käfige aus Differentialdiagnose
und Behandlung eingesperrt werden muss."
Samuel Shem in „House of Gods"

*Wir hatten über die Verlaufsformen der MS gesprochen und auch
darüber, wie man die individuelle Prognose mit Hilfe von zehn
Regeln abschätzen kann. Bei dem natürlichen Verlauf geht es um die
Frage: Wie verläuft die MS, wenn man gar nichts tut, sie also ohne
Behandlung ihrem Schicksal überlässt? Die Antwort ist insofern
wichtig, als sie eine Einschätzung ermöglicht, wie hoch die Bedrohung durch die Krankheit im Einzelfall wirklich ist, und wie radikal
wir sie bekämpfen müssen.*

Wir hatten über die Verlaufsformen der MS gesprochen und auch darüber, wie man die individuelle Prognose mit Hilfe von zehn Regeln abschätzen kann. Bei dem natürlichen Verlauf geht es um die Frage: Wie verläuft die MS, wenn man gar nichts tut, sie also ohne Behandlung ihrem Schicksal überlässt? Die Antwort ist insofern wichtig, als sie eine Einschätzung ermöglicht, wie hoch die Bedrohung durch die Krankheit im Einzelfall wirklich ist und wie radikal wir sie bekämpfen müssen. Für den natürlichen Verlauf der MS gibt es drei Orientierungspunkte. Zunächst einmal die 1971 erschienene Studie aus Rochester, einer Kleinstadt in Minnesota. Die Einwohner wurden retrospektiv über 60 Jahre analysiert. Es zeigte sich, dass nach 25 Jahren ein Drittel der Patienten weiterhin arbeitsfähig und zwei Drittel gehfähig waren[9].

Die Studie hat eine wichtige Fehlerquelle, die auch bei späteren Arbeiten eine große Rolle spielt: den sogenannten Auslese-Fehler (selection bias). Er ist leicht zu erklären: Je milder der Verlauf der MS ist, desto größer ist die Wahrscheinlichkeit, dass sie sich der statistischen Erfassung entzieht, weil sich die Betroffenen selten oder überhaupt nicht bei einem Neurologen oder in einer Klinik blicken lassen. Damit ist der Anteil der schweren Fälle in den Studien notorisch zu hoch. Das bestätigt die folgende Untersuchung. In einer Region in Hessen, in der alle MS-Patienten erfasst worden waren, wurden 200 Patienten, die von niedergelassenen Ärzten behandelt wurden, mit 200 Patienten verglichen, die in einer Krankenhausstudie untersucht worden waren. Der Anteil der gutartigen Fälle, bei denen Schübe selten auftraten und die Tendenz zum Fortschreiten gering war, betrug in der ersten Gruppe 36%, während nur 16% der Krankenhausserie einen entsprechend günstigen Verlauf zeigten[10]. Mit andern Worten: in den Krankenhäusern werden eher die ungünstig verlaufenden Fälle behandelt.

Aber es gibt noch einen weiteren Grund, warum die Daten der Rochester-Studie nicht auf unsere Zeit zu übertragen sind: Sie bezog sich auf MS-Betroffene, die zum größten Teil bereits in der ersten Hälfte des 20. Jahrhunderts erkrankten. Sie sind mit den Betroffenen, deren MS heutzutage diagnostiziert wird, kaum zu vergleichen. Das liegt an der bereits erwähnten Verbesserung der diagnostischen Möglichkeiten: Je feiner die Diagnostik, desto größer wird der Anteil an leichteren Erkrankungsformen sein. Darum

---

[9] Percy AK, Nobrega FT, Okazaki H. Multiple sclerosis in Rochester, Minnesota: A sixty-year appraisal. Arch Neurol 25:105, 1971.

[10] zitiert nach Bauer/Seidel „MS-Ratgeber" 1986

verbessert sich die Prognose unabhängig von der Therapie allein durch die Fortschritte in der Diagnostik.

Das wird durch zwei aktuelle Studien belegt. Die eine bezieht sich auf 2.837 Patienten, bei denen die MS in den 80er Jahren diagnostiziert wurde: 15 Jahre nach Erkrankungsbeginn hatten nur 21% einen EDSS von 6.0 (Benutzung einer Gehhilfe erforderlich) erreicht[11].

Das Ergebnis der Olmsted-County-Studie

Noch aussagekräftiger ist die sogenannte Olmsted County-Studie: 1991 wurden im Verwaltungsbezirk Olmsted in Minnesota 162 MS-Patienten erfasst. Alle bis auf einen einzigen Patienten konnten nach genau 10 Jahren nachuntersucht werden. Das überraschende Ergebnis war: Die meisten Patienten waren stabil geblieben oder zeigten nur eine minimale Progression. 83% der Patienten, die 1991 einen EDSS von 3 und weniger aufwiesen, waren auch 2001 noch ohne Unterstützung gehfähig. Für die gesamte Gruppe betrug die durchschnittliche Verschlechterung des EDSS nicht mehr und nicht weniger als 1.0 Punkte[12]. Die Autoren kamen zu dem Schluss: „Je länger die MS besteht und je geringer der Behinderungsgrad ist, desto wahrscheinlicher ist es, dass ein Betroffener stabil bleibt und sich seine Krankheit nicht weiter verschlechtert. Das trifft besonders auf Patienten mit gutartiger MS zu, die nach 10 Jahren oder länger einen EDSS von 2,0 oder weniger haben. Ihre Chance stabil zu bleiben, beträgt mehr als 90%."[13] Ich denke, das ist eine sehr beruhigende Aussage.

Kann eine MS ‚ausbrennen'?

Dass eine MS ‚ausbrennen' kann, ist eine Idee, die mir erst in den letzten Jahren gekommen ist und die viel Anlass für Missverständnisse gegeben hat. Ich persönlich würde die Frage mit Ja beantworten, vor allem, weil es mir offensichtlich zu sein scheint, dass die Herdproduktion im Laufe der Zeit langsam immer geringer wird. Man hat also zu Beginn der MS viele

---

[11] Tremlett, H e.a. Disability progression in multiple sclerosis is slower than previously reported. Neurology 2006;66:172-177.

[12] Pittock SJ e.a. Change in MS-related disability in a population-based cohort: a 10-year follow-up study. Neurology. 2004 Jan 13;62(1):51-9.

[13] Pittock SL.e.a. Clinical implications of benign multiple sclerosis: A 20-year population-based follow-up study. Ann Neurol 2004;56:303-306.

Herde und nach 10 oder 15 Jahren ist es eher die Regel, dass Kontrollen des MRT keine neuen Herde mehr zeigen.

Natürlich ist das (wie so häufig) keine hundertprozentige Regel: Es gibt sicher Lebensabschnitte, in denen die MS-Herde trotz allem nach jahrelanger Ruhepause erneut wieder häufiger auftreten, und es gibt sicher auch Fälle, bei denen die MS (aus welchen Gründen auch immer) erst nach 10 oder 15 Jahren besonders heftig in Erscheinung tritt. Dennoch behaupte ich, das sind Ausnahmen, aber nicht die Regel.

Ich bin der Meinung, dass die angesprochene 'normale' Tendenz der MS den Befürwortern der 'Basis'therapie in die Hände arbeitet. Denn oft beginnt man mit Avonex®, steigt später auf Copaxone® um und landet nach 6 Jahren schließlich bei Rebif®. Wenn man dann ein Kontroll-MRT veranlasst, findet man, dass sich kaum neue Herde gebildet haben, und schließt daraus, endlich das richtige Medikament gefunden zu haben. Meiner Ansicht nach hat man aber damit nur gezeigt, dass die Herdproduktionsrate abgenommen hat - und dies passiert eben auch häufig unabhängig von Medikamenten.

Jedenfalls würde ich nicht behaupten, dass eine MS immer zum Stillstand kommt. Ich weiß noch nicht einmal, wie häufig das geschieht. Nach meinen Erfahrungen sind es mehr als 2/3 der Fälle, aber (soweit ich weiß) gibt es darüber keine Studien. Es scheint mir so zu sein, dass die 'normale' MS in der Regel mit 'weißen Herden' beginnt und diese nahezu folgenlos ausheilen können. Wenn aber 'schwarze Löcher' hinzutreten, scheint mir die Remyelinisierung zu fehlen und das Absterben von Nervenfasern wahrscheinlicher zu sein.

12 Was ist die Ursache der MS?

Tatsachen sind wie Kühe.
Wenn man sie zu scharf anguckt,
laufen sie davon.
Patricia Highsmith

Zur Ursache der MS gibt es nur Vermutungen. Seit Jahrzehnten hält sich die Hypothese, dass für die Entstehung der Erkrankung drei Faktoren zusammenkommen müssen:

- *eine erbliche Veranlagung;*

- *ein Umweltfaktor (Virusinfekt?) in der Kindheit; und*

- *eine fehlgeleitete Autoimmunreaktion.*

Insgesamt ist das Thema weitläufig. Wer etwas auf sich hält, pflegt Ätiologie[*)] *und Pathogenese*[**)] *voneinander zu unterscheiden. Dabei ist die Ätiologie eigentlich nur etwas Handfesteres als die Pathogenese, bei der die mikroskopischen und submikroskopischen Veränderungen im Vordergrund stehen. Ganz ähnlich verhält es sich mit den Gegensätzen Hypothese und Theorie, die ich im Folgenden häufig verwenden werde, wobei die Theorie aber nicht viel mehr ist als eine etwas bessere Hypothese.*

[*)] die eigentliche Ursache einer Krankheit, z.B. sind der Bluthochdruck, die Zuckerkrankheit und der Stress wichtige ätiologische Faktoren für die Arteriosklerose

[**)] Entwicklung einer Krankheit auf molekularer Ebene. So sollen bei den arteriosklerotischen Herden überschüssige Fettmoleküle unter der Gefäßinnenhaut abgelagert werden

Wer war die erste MS-Kranke?

Manche sagen, Lidwina (1380-1433) aus dem holländischen Städtchen Schiedam sei die erste geschichtlich dokumentierte MS-Kranke gewesen. Folgendes ist über sie bekannt: Nachdem sie im Alter von 16 Jahren akut erkrankt war, wobei es sich wohl um eine schwere Erkältung, möglicherweise sogar eine Lungenentzündung handelte, wurde sie, als sie sich bereits wieder auf dem Weg der Besserung befand, von Freunden ermuntert, auf einem zugefrorenen Kanal Schlittschuh zu laufen. Dabei stürzte sie und zog sich mehrere Rippenbrüche zu. Der Heilungsvorgang verlief schleppend, und man vermutete eine Vereiterung in der betroffenen Partie des Brustkorbs. Unabhängig davon wurde jedoch auch ihr Gehen immer schlechter; schließlich musste sie sogar Krücken benutzen. Außerdem klagte sie über heftige, stechende Schmerzen in ihren Zähnen. Ihr Beichtvater redete ihr ein, sie teile mit ihren Schmerzen das Leiden Christi, sodass sie schließlich auch selbst überzeugt war, von Gott berufen zu sein, die Schmerzen für die Sünden ihrer Mitmenschen auf sich zu nehmen. Sie verstärkte sogar ihr Leiden, indem sie unter anderem auf ihr Daunenbett verzichtete und auf einer Pritsche schlief. Im weiteren Verlauf erblindete sie auf einem Auge, der rechte Arm und die Hand wurden schwach, und es traten wohl auch wechselnde Gefühlsstörungen auf. Obwohl es immer wieder zu vorübergehenden Besserungen kam, schritt der Krankheitsprozess langsam fort bis sie nach drei Jahren ihre Gehfähigkeit völlig verloren hatte, bettlägerig wurde und zunehmende Schluckstörungen entwickelte.

Ihr Körper soll mit Geschwüren übersät gewesen sein. Als sie 27 Jahre alt war, traten ekstatische Zustände auf, und sie hatte Visionen, in denen sie Christus auf seinem Leidensweg begleitete, das Fegefeuer sah und im Himmel Unterredungen mit Propheten und Heiligen führte. Noch während ihres Lebens entstand ein Kult um sie, obwohl es auch kritische Stimmen gab, die sie für eine Hypochonderin hielten. Sie starb nach 37jährigem Lei- den, und es wurde erzählt, sie habe in den letzten sieben Jahren ihres Lebens nicht mehr geschlafen und nur noch die Oblaten beim Abendmahl zu sich nehmen können. 1890 wurde sie heiliggesprochen. Lidwinas Krankengeschichte ist wenig typisch für eine MS, sodass durchaus Zweifel an der Diagnose angemeldet werden müssen. Die nächste Beschreibung einer MS-verdächtigen Krankengeschichte erfolgte erst vierhundert Jahre später und zwar durch Sir Augustus d'Este, ein illegitimer Enkel von Georg III. von England, der unter rätselhaften Symptomen litt, über die er minutiös Tagebuch führte. Die Krankheit begann 1822 mit einem Schleiersehen vor dem rechten Auge. Er war damals 28 Jahre alt. Nach vollständiger Ausheilung der Sehstörung kam es im folgenden Jahr zu Doppelbildern, die sich zwar ebenfalls besserten, aber kurze Zeit später von einer Schwäche in beiden Beinen gefolgt wurden. Danach traten weitere Schübe auf, wobei sich die Ausfälle immer unvollständiger zurückbildeten und zu einer zunehmenden Behinderung führten. Er starb 26 Jahre nach dem ersten Symptom. In diesem Fall kann die Diagnose, die damals übrigens noch nicht gestellt werden konnte, als sicher gelten.

Ist die MS erblich?

Sicher ist, dass bei der MS ein Erbfaktor eine Rolle spielt. In der wohl sorgfältigsten Studie zu dieser Frage fand George C. Ebers, dass die MS bei eineiigen Zwillingen in 34% konkordant auftrat, d.h. beide erkrankten an MS, im Vergleich zu 4% bei zweieiigen[14]. Das Ergebnis zeigt aber auch, dass die erbliche Veranlagung allein nicht ausreicht, um eine MS auszulösen.

	Wahrscheinlichkeit, an einer MS zu erkranken
Ein eineiiger Zwilling hat MS	34%
Ein zweieiiger Zwilling hat MS	4%
Eines der Geschwister hat MS	3%
Vater oder Mutter haben MS	2%
In der Familie sind alle gesund	0,1%

Tabelle 12.1: Zur Erblichkeit der MS

Wie könnten sich Erbanlagen auf die Anfälligkeit eines Menschen, eine MS zu bekommen, auswirken? Das ist nicht bekannt. Denkbar ist jedoch folgender Zusammenhang: Die Menschen unterscheiden sich voneinander in der Struktur des Myelins, so wie sie sich durch ihre Blutgruppen unterscheiden. Wenn jemand ein Myelin hat, das zufällig dem Eiweißmantel eines Virus sehr ähnlich ist, dann ist die Gefahr erhöht, dass Antikörper, die gegen das Virus gebildet werden, auch das Myelin angreifen.

---

[14] Ebers GC e.a. A population-based study of multiple sclerosis in twins. N Engl J Med 1986;315:1638-42.

Darf ich schwanger werden?

Die erbliche Veranlagung, d.h. das Risiko, dass eines von 50 Kindern an einer MS erkrankt, ist also sicher kein Grund, einer Frau davon abzuraten, Kinder zu bekommen. Für die Schwangerschaft selbst gilt, dass während dieser Zeit die Schubrate eher erniedrigt ist, während im Wochenbett Schübe etwas häufiger auftreten. Unter dem Strich kann man sagen, dass die Schwangerschaft keinen messbaren Einfluss auf den MS-Verlauf nimmt. Die Entscheidung, ein Kind zu bekommen, sollte vom Grad der Behinderung bzw. dem vermuteten weiteren Verlauf der Erkrankung abhängig gemacht werden, also von der Fähigkeit, sich um das Kind auch in späteren Jahren kümmern zu können, und nicht zuletzt auch davon, ob die Versorgung des Kindes nicht zu einer Überforderung mit ungünstiger Auswirkung auf den Krankheitsverlauf führen könnte.

2009 ist eine sehr beruhigende Studie der Stanford University erschienen. Es wurden 18,8 Millionen Geburten zwischen 2003 und 2006 untersucht. Etwa 10.000 der Mütter hatten MS, 5.000 litten an Epilepsie und fast 190.000 an Diabetes mellitus. Wie zu erwarten war, wurden bei den Diabetes-Schwangerschaften eine höhere Komplikationsrate gefunden. Etwas Ähnliches wäre bei der MS zu erwarten gewesen, aber unter dem Strich schnitten MS-Mütter kaum schlechter ab als gesunde Mütter.

Gibt es einen Breitengradeffekt?

Der Breitengradeffekt, also die viel zitierte Beobachtung, dass die MS umso seltener wird, je mehr man sich dem Äquator nähert, wird oft als Stütze für die Annahme eines MS-Erregers angeführt, der sich in kühlen und feuchten Gegenden wohl und in heißen und trockenen unwohl fühlt. Eine andere Erklärungsmöglichkeit ist, dass die Erkrankungshäufigkeit mit dem Zivilisationsgrad zunimmt. Hierbei kommen sowohl die völlig verschiedene Lebens- und Ernährungsweise der Menschen in Betracht, aber natürlich auch die besseren diagnostischen Möglichkeiten in den reicheren Ländern.

Sonnenschein vermindert die MS-Häufigkeit

Vitamin D, Sonnenschein und MS – das ist ein Thema, das immer wieder einmal in den Medien auftaucht. Dabei gibt es viele Missverständnisse und Unklarheiten. Vitamin D3 wird unter der Einwirkung von Sonnenlicht in der Haut gebildet und anschließend im Körper in das wirksame Vitamin D (Calciferol) umgewandelt. Deshalb ist es auch kein richtiges Vitamin, denn Vitamine sind ja dadurch definiert, dass sie eben nicht vom Körper selbst hergestellt werden können. Die Vermutung, Vitamin D könne etwas mit der MS zu tun haben, hängt eng mit dem „Breitengradeffekt" zusammen. Er könnte, so meinte man, etwas mit einem Vitamin D-Mangel in sonnenarmen Regionen zu tun haben.

Man hat ausgerechnet, wie viel Sonnenlicht täglich nötig ist, damit die Haut hinreichend Vitamin D3 (etwa 10 Mikrogramm/Tag) produzieren kann: etwa 10 Minuten an einem sonnigen Sommermittag. Im Winter, wird behauptet, könne oberhalb des 37. Breitengrades (Reggio di Calabria) überhaupt kein Vitamin D3 mehr gebildet werden. Übrigens wird auch die erhöhte Infektanfälligkeit in der kalten Jahreszeit durch die Hypovitaminose (Vitaminmangel) erklärt.

Vieles, was über Vitamin D behauptet wird, ist zweifelhaft. Tatsache ist jedoch, dass in Nordamerika dem Liter Milch aus prophylaktischen Gründen 10 Mikrogramm Vitamin D zugesetzt werden. Normalerweise enthält Kuhmilch nur etwa 1 Mikrogramm pro Liter und auch in anderen Nahrungsmitteln ist Vitamin D nur selten enthalten: im Lachs 16 Mikrogramm/100 Gramm und im Hühnerei 3,5 Mikrogramm.

Wie ist die Studienlage hinsichtlich Vitamin D und MS?

2004 hatte Kassandra Murger in NEUROLOGY berichtet, dass Frauen, deren Vitamin-D-Aufnahme mit der Nahrung und mit Nahrungsergänzungsmitteln 400 IE (entsprechend 10 Mikrogramm) pro Tag oder mehr betrug, ein 40% geringeres Risiko hatten, eine MS zu entwickeln. Die Studie bezog sich zwar auf die immense Zahl von 187.563 Frauen, davon hatten aber erwartungsgemäß nur 173 eine wahrscheinliche oder sichere MS. Im Dezember 2006 hat Frau   Murger eine neue Studie in JAMA präsentiert. Sie bezieht sich auf Blutproben, die während der Dienstzeit von 7 Millionen US-Militärangehörigen entnommen worden waren. 257 davon entwickelten später eine MS. Zumindest bei Menschen mit weißer Hautfarbe soll die Wahrscheinlichkeit, an einer MS zu erkranken, mit der Höhe des Vitamin D-Spiegels abnehmen.

Sehr überzeugend sind die Zahlen nicht und bedürfen der Bestätigung.

Wie lassen sich die Migrationsstudien deuten?

Die Annahme, dass der Keim der MS in der Kindheit erworben wird, schien sich als Schlussfolgerung aus den so genannten Migrationsstudien (Untersuchungen über Ein- und Auswanderer) zu ergeben: Menschen, die vor dem

15. Lebensjahr aus einem Land mit hoher in ein Land mit niedriger Erkran-
kungswahrscheinlichkeit auswandern, nehmen das geringe MS-Risiko ihres
Gastlandes an, während Auswanderer, die älter als 15 sind, das hohe MS-
Risiko ihres Heimatlandes behalten. Dies könnte ein Hinweis darauf sein,
dass das Ereignis, das für das spätere Erkranken eine notwendige, aber nicht
hinreichende Voraussetzung ist, in der Kindheit bzw. Pubertät stattfindet. Es
gibt jedoch Stimmen, welche die Ergebnisse der Migrationsstudien anzwei-
feln.

Gab es eine MS-Epidemie auf den Färöer-Inseln?

Ich komme nun zum Umweltfaktor, der in der Kindheit oder Jugend den
Grundstein dafür legen soll, ob jemand in seinem späteren Leben eine MS
bekommt. Besonders populär ist nach wie vor die Erreger-Theorie. Das
wichtigste Indiz für die Annahme, bei der MS könne ein infektiöser Faktor,
also ein Virus oder ein Bakterium, eine Rolle spielen, ist die MS-„Epidemie" auf den Färöer-Inseln. Im April 1940 besetzten englische Soldaten die
Färöer, eine kleine Inselgruppe in der Mitte zwischen Schottland und Island.
Bis zu diesem Zeitpunkt war die MS dort unbekannt. Dann kam es 1943 bis
1986 zu 41 MS-Erkrankungen. Vielleicht ist die Bezeichnung „Epidemie"
etwas zu hoch gegriffen, aber der Fall war interessant genug, dass sich ein
junger amerikanischer Neurologe zu den Färöern aufmachte, um der Sache
auf den Grund zu gehen. Es handelte sich um den später berühmt geworde-
nen John F. Kurtzke. Sie erinnern sich: die Kurtzke-Skala und die Fünf-Jah-
res-Regel!

Kurtzke prüfte alle denkbaren Zusammenhänge, bis er schließlich auf einen
interessanten Punkt stieß. Anderen Forschern war bereits vorher aufgefallen, dass in Familien, in denen Haustiere gehalten wurden, MS-Erkrankungen häufiger vorkamen als in Familien ohne Haustiere. Nun stellte sich heraus, dass die Soldaten Hunde mit auf die Insel gebracht und die Einheimischen begonnen hatten, nun auch Hunde als Haustiere zu halten. So kam es
zu der aufregenden Vermutung, die MS könne etwas mit der Hunde-Staupe
zu tun haben. Der Staupe-Erreger ist dem Masernvirus sehr ähnlich, und es
wurde unter anderem spekuliert, bei jemandem, der als Kind Maserngehabt
hätte und später in Kontakt mit dem Staupe-Virus gerate, könne die Infektion auf das Gehirn schlagen. Erhärtet werden konnte diese Hypothese
jedoch nie, obwohl sie über Jahre eine nicht unbeträchtliche Rolle in der
Ursachenforschung spielte.

Kurtzke prüfte alle denkbaren Zusammenhänge, bis er schließlich auf einen interessanten Punkt stieß. Anderen Forschern war bereits vorher aufgefallen, dass in Familien, in denen Haustiere gehalten wurden, MS-Erkrankungen häufiger vorkamen als in Familien ohne Haustiere. Nun stellte sich heraus, dass die Soldaten Hunde mit auf die Insel gebracht und die Einheimischen begonnen hatten, nun auch Hunde als Haustiere zu halten. So kam es zu der aufregenden Vermutung, die MS könne etwas mit der Hunde-Staupe zu tun haben. Der Staupe-Erreger ist dem Masernvirus sehr ähnlich, und es wurde unter anderem spekuliert, bei jemandem, der als Kind Masern gehabt hätte und später in Kontakt mit dem Staupe-Virus gerate, könne die Infektion auf das Gehirn schlagen. Erhärtet werden konnte diese Hypothese jedoch nie, obwohl sie über Jahre eine nicht unbeträchtliche Rolle in der Ursachenforschung spielte.

Masern, Staupe und MS

Die Masern-Staupe-Theorie ist ein besonders schönes Beispiel für ebenso scharfsinnige wie abstruse Hypothesen. Im Februar 1977 erschien in der angesehenen medizinischen Zeitschrift LANCET ein interessanter Brief von William Chan aus der McMaster-Universität in Ontario/Canada: „Sir, obwohl eine virale Ursache der MS sehr wahrscheinlich ist, scheint keine der Hypothesen die epidemiologischen Daten zufriedenstellend erklären zu können. Insbesondere ist es wenig wahrscheinlich, dass der Zusammenhang zwischen MS und dem Breitengrad nur auf hygienische Verhältnisse oder Ernährungsgewohnheiten zurückgeführt werden kann. Darum möchte ich eine andere Hypothese vorschlagen. Ich postuliere, dass Hunde die Hauptüberträger des MS-Virus sind und dass das Virus unter den Hunden über den Urin verbreitet wird. Hunde haben eine große Neigung, Material aus dem Urin anderer Hunde zu inhalieren, wobei der Urin oft längere Zeit zuvor ausgeschieden wurde. Wenn wir davon ausgehen, dass das Virus im Hundeurin durch das Sonnenlicht inaktiviert wird, könnte damit der Breitengradeffekt erklärt werden."[15]

Drei Monate später wurde ein weiterer Artikel veröffentlicht, der sich mit demselben Thema befasste. In diesem wurde von einer Familie berichtet, in der es zu einer tragischen Häufung von MS-Fällen gekommen war. Die Eltern hatten vier Töchter, von denen im Jahre 1974 bei dreien (im Alter von 27, 22 und 20 Jahren) die ersten Symptome einer MS auftraten. Die vierte Schwester, ein zweieiiger Zwilling der 22jährigen, hatte keine neurologischen Symptome. Sie hatte das Elternhaus bereits 1971 verlassen. Es hatte ein intensiver Kontakt zwischen den drei erkrankten Schwestern und

---

[15] Chan WWC. Letter to the editor. Lancet (26. Februar 1976).

einem betagten Hund der Familie stattgefunden, der im Dezember 1973 an Staupe erkrankte. Bei der tierärztlichen Untersuchung zeigte er einen ataktischen Gang und einen Nystagmus. Eine Behandlung des Hundes mit Cortison und Phenytoin führte zu einer völligen Gesundung innerhalb von zwei bis drei Wochen. Als mögliche Erklärung, so die Autoren, biete sich die Übertragung des Staupevirus vom Hund auf die drei Schwestern an[16].

Obwohl der Zusammenhang zwingend zu sein scheint und zusätzlich auch noch gefunden wurde, dass dieAntikörpertiter gegen das Staupevirus bei MS-Kranken signifikant höher sind als bei Kontrollpersonen, hat sich die Masern-Staupe-Theorie nicht bestätigt und ist im Papierkorb der Neurologie verschwunden.

Warum ist das Epstein-Barr-Virus so verdächtig?

Neben dem Masern- und Staupevirus sind nahezu alle Viren und Bakterien verdächtigt worden, die Ursache der MS zu sein – sogar der Tuberkelbazillus und der Syphiliserreger. Eine besonders heiße Spur führt zum Epstein-Barr-Virus (EBV). Es gehört zu der Gruppe der Herpesviren und ist weitverbreitet. 85-95% der Normalbevölkerung sollen infiziert sein[17]. In der Kindheit läuft die Infektion üblicherweise unbemerkt ab, kann aber in der Pubertät als Pfeiffersches Drüsenfieber mit Fieber, eitriger Angina und allgemeiner Lymphknotenschwellung in Erscheinung treten. Da das Virus am häufigsten von Mund zu Mund übertragen wird, wird die Krankheit auch als „Kussfieber" bezeichnet.

Aus vier Gründen steht das EBV auf der Liste der Verdächtigen ganz oben: Erstens soll es keinen MS-Betroffenen geben, der keine Antikörper gegen das EBV im Blut hat. Man sagt, ein berühmter amerikanischer Neurologe habe dem, der ihm einen Patienten mit sicherer MS ohne EBV-Antikörper im Blut präsentiere, eine Kiste besten schottischen Whiskys versprochen. Zweitens ist die Wahrscheinlichkeit, an einer MS zu erkranken, nach dem Pfeifferschen Drüsenfieber um mehr als das Fünffache erhöht[18]. Drittens konnte vor kurzem nachgewiesen werden, dass der Antikörpertiter vor Aus-

---

[16] Cook und Dowling: A possible association between house pets and multiple sclerosis. Lancet, May 7, 1977

[17] Rickinson AB e.a. Epstein-Barr virus. In: Fields BN e.a. Fields virology. Philadelphia 1996:2397-2446.

[18] Marrie RA e.a. Multiple sclerosis and antecedent infections: a case-control study. Neurology. 2000;54:2307-10.

bruch der MS im Vergleich zu Kontrollen hochsignifikant erhöht ist[19]; und schließlich wurde gefunden, dass viele MS-Schübe von einem Anstieg der Antikörpertiter gegen das Epstein-Barr-Virus begleitet werden[20]. Ich werde auf das EBV im Rahmen der EBV-Stress-Hypothese noch einmal zurückkommen.

Gegen die Bakterien-, aber auch gegen die Virushypothese ist immer wieder geltend gemacht worden, dass es trotz intensivster Suche noch nie gelungen sei, einen Erreger in MS-Herden zweifelsfrei nachzuweisen. Das ist nur zum Teil ein triftiges Gegenargument: Das Varicella-Zoster-Virus, das ebenfalls zur Gruppe der Herpesviren gehört, ist in der Kindheit für die Windpocken verantwortlich. Obwohl es bekannt ist, dass es sich nach Abklingen des Ausschlags als stiller Dauermieter in die Spinalganglien zurückzieht, und sich von dort aus in Zeiten der Abwehrschwäche immer wieder einmal als Wundrose (Herpes zoster) bemerkbar machen kann, hat man es nie in den befallenen Ganglien nachweisen können. Es scheint im Ruhestadium unsichtbar zu werden.

Ist die MS eine Vergiftungskrankheit?

Dass es Gehirnkrankheiten durch chronische Vergiftungen gibt, ist unbestritten. Sicher erinnern sich einige von Ihnen (um eine zweite Kindergeschichte zu erwähnen) an den verrückten Hutmacher in „Alice im Wunderland", der jeden Tag Geburtstag feiert? Die lustige Geschichte hat einen ernsten Hintergrund. Im 19. Jahrhundert verwendeten die Hutmacher zur Herstellung von Biberfellmützen eine Substanz, die Quecksilber enthielt. Durch den hohen Dampfdruck dieser Verbindung atmeten sie erhebliche Mengen davon ein, was zur Quecksilbervergiftung führte mit den Hauptmerkmalen Vergesslichkeit, abnorme Ermüdbarkeit und Persönlichkeitsveränderungen.

Nun spielt das Quecksilber aber auch in unserer Zeit noch eine große Rolle. Schätzungsweise 5.000 t Quecksilber gelangen pro Jahr in die Ozeane, wo es von Meerespflanzen aufgenommen wird. Die Meerespflanzen werden von Fischen gefressen, in denen sich das Quecksilber dann anreichert. In Japan erlitten 1953 bis 1960 über hundert Fischer so erhebliche Quecksilbervergiftungen, dass 43 starben. Grund waren Fabrikabwässer, die in eine

---

[19] DeLorenze GN e.a. Epstein-Barr Virus and Multiple sclerosis. Arch Neurol. 2006;63:803-4.

[20] Wandinger e.a. Association between clinical disease activity and Epstein-Barr virus reactivation in MS. Neurology 2000;55:178-185

Bucht geleitet wurden, aus denen eine nahegelegene Ortschaft ihren Thunfisch bezog. Dieser enthielt das Tausendfache der Quecksilber-Konzentration, die im Meerwasser anzutreffen ist.

Aber hat man jemals wirklich zeigen können, dass eine Vergiftung konkret zu einer MS führen kann? Eine der wenigen Indizien für eine toxische Genese der Erkrankung war eine Häufung von MS-Fällen in einer Fabrik von Rochester (NY), in der mit Zink gearbeitet wird. Unter den 5039 Mitarbeitern fand man 11 gesicherte MS-Fälle[21]. Das liegt weit über der Erkrankungsrate, die in den Regionen mit der höchsten MS-Häufigkeit gefunden wird. Häufungen dieser Art, sogenannte „cluster", können uns sicher bei der Suche nach der Ursache der MS helfen und sind in jedem Fall ernst zu nehmen, allerdings sind Häufungen gerade auch für Zufallsereignisse typisch. Ärzte wissen das vom Notdienst: Entweder es kommt kein Notfall oder es kommen fünf gleichzeitig.

Auch gibt es tatsächlich chemische Stoffe, die isoliert das Myelin schädigen: Hexachlorophen zum Beispiel. Es wurde in Krankenhäusern vor allem zur Desinfektion bei Kindern benutzt. Auch Seifen und deodorierende Sprays enthielten die Substanz. Sie dringt durch die Haut ins Blut, gelangt von dort ins Hirngewebe und kann sich im Myelin anreichern. Die Myelinhüllen schwellen an und zersetzen sich. Seitdem diese Vergiftungen bekannt sind, ist Hexachlorophen aus dem Verkehr gezogen worden.

Weiterhin erwähnenswert ist ein rätselhaftes Krankheitsbild, das in den 60er Jahren auftrat und wie die MS mit einer Sehnerventzündung und aufsteigenden Lähmungen einherging. In Japan wurden wenigstens 1000 Todesfälle gezählt und 30.000 Fälle von Erblindung und Lähmung der unteren Extremitäten. Erst später wurde es mit der Einnahme von Oxychinolin-Präparaten in Zusammenhang gebracht. Oxychinolin (Mexaform®) war ein Mittel gegen „Sommerdurchfall", eine harmlose Darmstörung, die viele Reisende in tropischen Ländern befällt und ohne Behandlung zwei Tage dauert.

Eine junge Frau schreibt:

„Mein Freund arbeitet seit seinem 17. Lebensjahr in einer Autolackiererei. Schon bevor die MS ausgebrochen ist (das ist jetzt drei Jahre her), hat er häufig unter Kopfschmerzen gelitten. Kann seine MS etwas mit den Dämpfen und den organischen Lösungsmitteln zu tun haben? Gibt es darüber Untersuchungen?"

---

[21] Stein EC, Schiffer RB, Hall WJ, Young N. Multiple sclerosis and the workplace: report of an industry-based cluster. Neurol 1987;37:1672-1677.

1997 erschien ein Sonderheft von Neurology, der führenden amerikanischen Zeitschrift für Neurologie, in dem MS-Spezialisten aus aller Welt über den aktuellen Stand der Ursachenforschung berichteten. Einer der interessantesten Artikel trug den Titel: „Exposition zu organischen Lösungsmitteln und multiple Sklerose", und er stammte von der norwegischen Epidemiologin Ann-Marie Landtblom[22]. In einer Zusammenfassung von neun Arbeiten mit insgesamt 833 Untersuchungspersonen fand sie, dass das Risiko, an einer MS zu erkranken, bei Menschen, die beruflich mit Lösungsmitteln zu tun haben, um das (je nach Studie) zwei- bis fünffache erhöht ist. Nur eine der kleinsten Studien mit 21 Teilnehmern fand keinen Zusammenhang. Dennoch kommt Landtblom nur zu der sehr vorsichtigen Schlussfolgerung: „Letztendlich kann ein möglicher Zusammenhang zwischen Lösungsmittelexposition und MS nicht ausgeschlossen werden..." Ich hätte das Ergebnis anders beurteilt, aber man muss berücksichtigen, dass die Epidemiologie ein sehr schwieriges Gelände voller Fußangeln ist, und dass sehr viel Mut dazu gehört zu behaupten, die Industrie und damit der technische Fortschritt trage eine Mitschuld an der Zunahme von chronischen Krankheiten.

In dieselbe Richtung weisen die Ergebnisse einer besonders umfangreichen Studie aus Norwegen, die 1996 auf dem Internationalen Kongress für Arbeitsmedizin in Stockholm vorgestellt wurden. Unter 11.542 Anstreichern war das MS-Risiko im Vergleich zu 46.213 Beschäftigten ohne berufliche Exposition zu organischen Lösungsmitteln immerhin um das 1,9-fache erhöht.

Zusammenfassend muss man sagen, dass die Befürchtungen nicht auf die leichte Schulter genommen werden sollten. Jeder Bundesbürger nimmt pro Jahr mit der Nahrung 3-4 kg reine Chemie zu sich, und viele fragen sich zu Recht, ob Pestizide, Lösungsmittel, Konservierungsstoffe, Asbest, Schwefelwasserstoffverbindungen, Lindan und Dioxine tatsächlich unbedenklich sind, auch wenn sie bestimmte Grenzwerte nicht überschreiten. Meine ganz persönliche Meinung ist, dass die MS wie die Arteriosklerose eine multifaktorielle Krankheit ist, dass es also viele Kombinationen von krankheitsfördernden Faktoren gibt, von der erblichen Anlage angefangen, über Viren, Stress bis hin zur Schädigung des Myelins durch Umweltgifte. Es ist jedoch schwer abzuschätzen, welches Gewicht letztere im Ensemble der vielen Teilfaktoren haben. Es gibt keine verlässlichen „Normwerte". Vor allem ist völlig unbekannt, wie sich die Wirkungen mehrerer Schadstoffe gegenseitig

---

[22] Landtblom AM: Exposure to organic solvents and multiple sclerosis. Neurology 1997:49(Suppl 2):870-4.

verstärken bzw. abschwächen. Von Schadstoffmessungen im Blut und „Giftausleitungen" halte ich nichts.

MS und Amalgam

Obwohl es nicht ganz von der Hand zu weisen ist, dass die MS eine Zivilisationskrankheit ist und dass auch Umweltgifte eine Rolle spielen können, ist das Amalgam sicher nur eine von vielen möglichen Ursachen. Ich bin überzeugt, dass ihm - wenn überhaupt -, nur eine geringe Bedeutung zukommt. Dafür habe ich drei Gründe:

- Zahnärzte und Zahnarzthelferinnen haben die 3- bis 5fach höhere Quecksilberkonzentration im Blut als der Durchschnittsbürger, trotzdem erkranken sie nicht häufiger an MS.

- Die Konzentration von Quecksilber ist weder im Blut noch im Gehirn von MS-Patienten erhöht; und

- Quecksilbervergiftungen können zwar das Nervensystem schädigen, führen aber nie zu MS-typischen Herden im Gehirn.

Darum halte ich die Amalgam-Hypothese für wenig plausibel und rate von einer Amalgamentfernung ab.

Östrogene und MS

Es wurde immer schon vermutet, dass zwischen MS und Sexualhormonen ein Zusammenhang besteht, aber meistens in der Richtung, dass Östrogene die Entstehung der Erkrankung begünstigen, weil Frauen doppelt so häufig wie Männer erkranken.

1998 zeigte eine französische Studie, dass MS-Schübe im letzten Schwangerschaftsdrittel signifikant seltener auftreten. Es wurde spekuliert, Östrogene würden das Immunsystem hemmen, um zu verhindern, dass der Fötus angegriffen wird. Schließlich wurde 1994 tierexperimentell gezeigt, dass Östrogene die Zahl von sogenannten Suppressorzellen erhöhen und damit das Immunsystem weniger angriffslustig machen.

Ich bin skeptisch, ob Östrogene die MS günstig beeinflussen. Steht eine solche Annahme nicht im Widerspruch dazu, dass Frauen bevorzugt an MS erkranken? Und gibt es irgendeinen Hinweis darauf, dass Frauen seit der Einführung der oralen Kontrazeptiva seltener oder leichter an MS erkranken?

Die ‚venöse MS' – Kann man die MS operieren?

Während ich an der Überarbeitung der letzten Auflage meines Buches sitze, überrascht mich die Nachricht, dass eine ganz neue und völlig unerwartete Theorie zur Ursache der MS in Erwägung gezogen wird. Unerwartet ist sie, weil es bisher in Forscherkreisen wenig Zweifel daran gab, dass die MS eine Entzündungskrankheit sei. Man begründete das damit, dass im Liquor oligoklonale Banden und in manchen MS-Herden Fresszellen, die mit Myelinresten vollgestopft waren, und Lymphozyten nachweisbar waren.

Aber bereits in den 80er Jahren hatte der österreichische Arzt Franz Alfons Schelling die Hypothese aufgestellt, die MS-Herde könnten etwas mit Abflussproblemen des Blutes aus dem Gehirn zu tun haben. Er kam darauf, weil sich im Zentrum eines jeden MS-Herdes immer eine Vene befindet - und wegen der Dawson-Finger. Hierunter versteht man das fingerförmige Aussehen von MS-Herden und zwar umgeben sie immer manschettenförmig eine Vene. Es wäre also möglich, dachte er, dass das Blut zwar aus den Hirnarterien in die Venen gelangt, aber wegen Engpässen nicht gleich zum Herzen hin abfließt, sondern dass es zu einem Rückstau kommt. Auf diese Weise würde sich der Druck in den Hirnvenen erhöhen und es könnte passieren, dass Blut sozusagen in die falsche Richtung zurück ins Gehirn gepresst wird. Das heißt, die MS-Herde wären deshalb perivenös, weil die Herdentstehung von den Venen aus beginnt. Wenn dies so wäre, müsste auch in der Umgebung der Venen der Eisengehalt im Gehirn erhöht sein – wegen der roten Blutkörperchen, die ebenfalls ins Hirngewebe gedrückt werden.[23]

Sie wenden vielleicht ein und sagen: MS-Herde seien doch meistens rund oder oval. Das stimmt auch, aber nur in den Bildern des MRT. Auf diesen stellen sich angeschnittene Herde als weiße Flecken dar, auch wenn sie schmal und lang gestreckt sind. Sogar ein langer Schlauch sähe im Schnittbild rund aus, wenn man die Schnitte so führt wie man eine Wurst schneidet.

 Ausgangspunkt von Schellings Überlegungen war wohl, dass das venöse System variabler als das arterielle System ist, und dass es durchaus denkbar sei, dass das Gefäßsystem des Gehirns eher von Venenanomalien heimgesucht werde. Wenn es also zu Abflusshindernissen komme, könne dies dazu führen, dass es zu einem Rückstau des Blutes kommt und dadurch zu einer

---

[23] C.W.M. Adams 'Perivascular iron deposition and other vascular damage in multiple sclerosis' in Journal of Neurology, Neurosurgery, and Psychiatry 1988

Druckerhöhung im venösen Schenkel des Gehirns bzw. Rückenmarks. Wie bei den ‚Krampfadern' der Beine könne auf diese Weise das gestaute Blut durch die Blut-Hirn-Schranke hindurch in das Hirngewebe gedrückt werden und so eine Hirnschädigung entstehen, die nur scheinbar Entzündungszeichen aufwies.

Obwohl Schelling seine Überlegungen im LANCET veröffentlichte, erntete er in den deutschsprachigen Ländern nur Hohn und Spott. Aber in Italien wurde seine Idee von dem Gefäßchirurgen Paolo Zamboni aufgegriffen. Er wies tatsächlich nach, dass bei Personen mit Multipler Sklerose, die Venen, welche die wichtigsten Abflusswege des Blutes vom Gehirn hin zum Herzen waren, erheblich verengt oder sogar blockiert waren. Dieser geschwächte venöse Abfluss wurde dann als chronische cerebrospinale venöse Insuffizienz (CCSVI) bezeichnet.

So untersuchte er 109 MS-Patienten dopplersonographisch und fand bei jedem einzelnen von ihnen, dass der venöse Abfluss beeinträchtigt war. Im Vergleich dazu hatte nicht ein einziger der 177 Kontrollpersonen, (Patienten mit anderen neurologischen Krankheiten und gesunde Personen unterschiedlichen Alters) einen gestörten venösen Abfluss aus dem Gehirn. Die Autoren sagen, diese 100%ige Übereinstimmung bestätige ihre Hypothese, andere haben große Zweifel, wenn in der Medizin (oder bei Wahlen) etwas nahezu 100%ig ist.

Um nun aber zum Entscheidenden zu kommen: Zamboni hat in den Jahren 2006 bis 2009 bei 51 Patienten mit schubförmig-remittierender MS einen Eingriff durchgeführt, den er als „liberation procedure" bezeichnete. Er berichtet darüber: Achtzehn der Probanden mit einem akuten Schub, erhielten eine Notfallbehandlung und bei allen bildeten sich deren Symptome vollständig innerhalb von wenigen Stunden bis zu ein paar Tagen zurück. Die anderen Probanden hatten eine stark reduzierte jährliche Schubrate und vor allem: die Einzigen, welche einen neuen Schub nach dem Eingriff bekamen, waren diejenigen, welche wiederholt gestörte venöse Abflussprobleme hatten. Die Probanden berichteten auch von einer dramatischen Verbesserung bei der chronischen Müdigkeit. Zusammenfassend wird ersichtlich, dass die Entlastung bei den venösen Abflussproblemen zu großen Verbesserungen der MS Symptome führt. Dies sei ein weiterer Beweis für die wichtige Rolle, welche die CCSVI bei der MS spielt.

Es ist noch zu früh zu beurteilen, was es mit dieser Methode auf sich hat. Allerdings wirbelt sie zurzeit viel Staub auf, und das ist auch gut so, denn die ewigen Debatten über die Autoimmun-Theorie sind sterbenslangweilig geworden und kein Huhn und kein Hahn krähen mehr danach, ob irgendein Forscher im Tierexperiment ein neues pathologisches Eiweiß entdeckt hat. Außerdem wird auf eine einleuchtende Weise erklärt, warum sich im Zentrum eines jeden MS-Herdes eine Vene befindet, und auch das fingerförmige Aussehen von Dawsons Fingern wird besser vorstellbar. Interessant ist auch die Ansicht, durch den ‚Rückstau' könnten rote Blutkörperchen das Blut sozusagen durch die Venenwände und die Blut-Hirn-Schranke gepresst werden, dass also um die Venen herum Eisenablagerungen entstünden, welche zu entzündungsähnlichen Gewebsreaktionen führten.

Ich persönlich weiß nicht, was ich von der Theorie halten soll. Ehrlich gesagt, schreckt es mich ab, dass nun die MS eine Domäne für operative Eingriffe und Gefäßchirurgen werden soll. Ich kann mir einfach nicht vorstellen, dass es in einem so wichtigen Organ wie dem Gehirn und dem Rückenmark rein mechanisch so häufig zu Abflussstörungen kommen soll. Auch sehe ich mit Unbehagen, dass die operierten Patienten ein Leben lang Stents, also Fremdkörper, in ihren Venen tragen und mit Aspirin oder anderen gerinnungshemmenden Substanzen behandelt werden müssen. Ich denke, hier wird vielleicht das Kind mit dem Bade ausgeschüttet, was mich aber am meisten stört ist, dass mir das ‚missing link' fehlt, also der Grund, warum bestimmte junge Menschen zu diesen venösen Abflusshindernissen neigen. Und warum sie gerade in den Hirnregionen liegen, die am meisten belastet sind.

13 Ist die MS eine Autoimmunkrankheit?

Es liegt in der Natur einer Hypothese, wenn man einmal mit einer schwanger geht, dass sie alles, was vorkommt, aufnimmt und in Nahrung verwandelt; und im allgemeinen wächst sie und wird vom Augenblick ihrer Empfängnis an durch alles, was man sieht, hört, liest oder denkt, immer kräftiger.

Lawrence Sterne

Wenn Sie fragen, was die Ursache der MS ist, werden Sie fast immer die Antwort hören, die MS sei eine Autoimmunkrankheit, bei der „wildgewordene" Lymphozyten irrtümlich die weiße Hirnsubstanz zerstören. Bewiesen worden ist das bisher nicht – im Gegenteil, es mehren sich Hinweise, dass es sich bei dieser Annahme um eine Sackgasse handeln könnte.

Die Entstehung der Autoimmun-Hypothese

Wie man im vorausgegangen Kapitel sieht, wurde vieles in Erwägung gezogen, aber plötzlich entstand eine Hypothese, die alles, was man bis dahin gedacht hatte, in den Schatten stellte. Das kam so: Ende des 19. und Anfang des 20. Jahrhunderts traten nach der Tollwut-Schutzimpfung gelegentlich Komplikationen auf, und zwar entwickelten die Geimpften wenige Tage bis Wochen nach der Impfung Lähmungserscheinungen, Taubheitsgefühle und Hirnnervenausfälle. Man sprach von einer postvakzinalen Encephalomyelitis, d.h. nach einer Impfung auftretenden Entzündung des Gehirns und des Rückenmarks, die oft so dramatisch verlief, dass die Betroffenen daran starben oder nur mit schweren bleibenden Behinderungen überlebten. Obwohl weder das klinische Bild, noch die mikroskopisch nachweisbaren Hirnveränderungen eine Ähnlichkeit mit der Tollwut hatten, wurden die Impfkomplikationen fast ein halbes Jahrhundert lang auf das abgeschwächte Tollwutvirus zurückgeführt, bis Rivers 1935 fand, dass Affen, denen das Rückenmarksgewebe von Kaninchen injiziert worden war, Symptome entwickelten, die mit der Impfreaktion identisch waren.[24]

Erst jetzt wurde langsam klar, dass die postvakzinale Encephalomyelitis nichts mit der Tollwut zu tun hatte, sondern auf einer Überempfindlichkeitsreaktion gegen artfremdes Hirngewebe beruhte, denn damals wurden die für die Impfung verwendeten Tollwutviren noch im Gehirn und Rückenmark von Kaninchen gezüchtet, und es stellte sich heraus, dass der Impfstoff mit Resten davon verunreinigt war. Da die Symptome der postvakzinalen Encephalomyelitis mit den Lähmungen und Gefühlsstörungen vage an die MS erinnerten und auch die entzündlichen Veränderungen im Gehirn Ähnlichkeiten zwischen beiden Erkrankungen aufwiesen, entstand die Hypothese, dass es sich auch bei der MS um eine Überreaktion des Immunsystems gegen die weiße Hirnsubstanz handele, und entwickelte daraus das Tiermodell der MS, die experimentelle allergische Encephalomyelitis (EAE). Diese „Autoaggressions-Hypothese", auf der praktisch alle therapeutischen Ansätze beruhen, blieb über Jahrzehnte unwidersprochen, obwohl sie nie bewiesen werden konnte.

---

[24] Rivers TM, Schwentker F: Encephalomyelitis accompanied by myelin destruction experimentally produced in monkeys. J Exp Med. 1935 ;61 :698-702

Es ist nicht ganz einfach, eine EAE zu produzieren. Damit möglichst viele Tiere erkranken, muss man den Tieren nicht nur zerriebenes Hirngewebe spritzen, sondern diesem auch Paraffinöl und Tuberkelbazillen zusetzen, so dass ein wenig appetitlicher Cocktail entsteht. Man nennt ihn ‚Freundsches Adjuvans'. Wenn dann die Tiere letztendlich erkranken, dominiert pathologisch-anatomisch, wie ja auch beabsichtigt, die perivenöse Entzündungsreaktion. Aber es fehlt etwas anderes: Die EAE verläuft nicht wie die MS in Schüben, sondern die Erkrankung beginnt zwischen dem 8. und 15. Tag nach der Sensibilisierung und verläuft akut und in nur einer Phase. Auch das dritte Merkmal der MS, die Entmarkung, setzt erst verspätet (12-20 Tage nach der Immunisierung) ein.

Nach langem Ausprobieren hat man chronisch rezidivierende EAE-Formen bei Meerschweinchen und SJL-Mäusen (die heißen so nach den Initialen des Mannes, der sie gezüchtet hat) erzeugt, also Hirnentzündungen, die wie die MS schubförmig verliefen. Dies bedeutet jedoch keineswegs, dass die MS als eine Autoimmunerkrankung im eigentlichen Sinn aufzufassen ist.

In letzter Zeit werden kritische Stimmen immer lauter, dass die EAE zwar ein Modell für die sogenannte ADEM (akute demyelinisierende Encephalomyelitis), eine dramatisch und ohne Schübe verlaufende Sonderform der MS sei, aber mit der MS im eigentlichen Sinn nichts zu tun habe. Tatsächlich hat die EAE eine Reihe von Schönheitsfehlern. Es gibt im Tierreich keine MS, und man muss sich fragen, ob eine krankhafte Reaktion, die auf eine sehr künstliche Weise bei Tieren provoziert wird, mit dem Wesen der menschlichen MS etwas gemeinsam haben kann.

Die gängige Theorie zur Pathogenese der MS

Wir kommen nun zu der Krankheitsentwicklung, wie man sie unter dem Mikroskop beobachten kann. Jeder von uns hat auch normalerweise autoreaktive T-Lymphozyten im Blut, das sind T-Zellen, die unter bestimmten Umständen in der Lage sind, das eigene Gewebe anzugreifen. Sie werden aber erst dann im Blut aktiviert, wenn sie mit einem Antigen Kontakt aufnehmen, also einem Stoff, der scheinbar körperfremd ist, dem Myelin ähnelt und auf irgendeine Weise aus dem Gehirn ins Blut gelangt ist. Man vermutet, dass Makrophagen (APC = Antigen-präsentierende Zellen) dieses Antigen verschlingen und es dann auf ihrer Oberfläche den T-Zellen als trimolekularen Komplex präsentieren.

Die aktivierten T-Zellen docken mittels eines Integrins (Eiweißmolekül) an der Blut-Hirn-Schranke (BHS) an, durchdringen sie und gelangen ins Gehirn. Hier stoßen wir übrigens auf den Wirkungsmechanismus von Tysabri®, auf das wir später noch genauer eingehen werden, denn es blockiert das Integrin.

Jenseits der BHS werden die Lymphozyten zum zweiten Mal aktiviert, und man spricht nun von T_H1-Zellen. Diese veranlassen einerseits eine gesteigerte Produktion von Zytokinen und freien Radikalen (TNF-, Lymphotoxin, CO), welche zu einer Demyelinisierung führen, und andererseits stimulieren sie Makrophagen und Mikrogliazellen, die das geschädigte Gewebe vernichten.

Bisher überhaupt noch nicht erwähnt wurden die B-Lymphozyten, obwohl sie nach Rainer Hohlfeld von der DMSG ‚zunehmend als Hauptakteure bei der Krankheitsentstehung der MS' erkannt werden. Sie produzieren anscheinend Antikörper gegen das Myelin. Das spielt bei der Rituximab-Therapie eine Rolle.

Zum Schluss sollte ich noch die regulatorischen T-Zellen, T_{reg}, erwähnen, welche sowohl im Blut als auch im Gehirn die autoaktiven T-Zellen hemmen. Ihre Konzentration soll bei Ratten ansteigen, wenn bei den Tieren das sympathische Nervensystem ausgeschaltet wird. Das heißt, sie sind dann nicht mehr in der Lage, Stressreaktionen zu entwickeln, damit steigt die Zahl der regulatorischen T-Zellen und die autoreaktiven T-Zellen werden blockiert. Das ist die biochemische Erklärung dafür, dass sich Stressvermeidung günstig auf die MS auswirkt.

Sind die Lymphozyten wirklich die Schurken, für die sie immer gehalten werden?

Die Autoimmungenese wurde sehr stark in Frage gestellt durch eine histopathologische Studie, die im Februar 2004 in den Annals of Neurology erschienen ist. Der angesehene Neuropathologe Prineas untersuchte die Hirngewebsprobe eines 14jährigen Mädchens, das 17 Stunden nach dem Beginn eines Schubes verstorben war. Um Sie zu beruhigen: Ein MS-Schub, der zum Tod führt, ist zum Glück eine absolute Seltenheit. Er bot jedoch Prineas die einzigartige Möglichkeit, einen frischen MS-Herd in weniger als einem Tag histologisch zu untersuchen. Hätte die bisherige MS-Theorie gestimmt, dann hätte man unter dem Mikroskop eine Invasion von Lymphozyten finden müssen. Völlig überrascht musste Prineas jedoch feststellen, dass die Myelinscheiden im Herd intakt waren und jede Spur von Lymphozyten fehlte. Was er stattdessen sah, war der Untergang von Oligo-dendrozyten[25].

Dieser Befund scheint die bisherige MS-Forschung auf den Kopf zu stellen. Die nächstliegende Schlussfolgerung ist, dass die Lymphozyten seit Jahr-zehnten verkannt wurden und keineswegs die Schurken sind, für die sie bis-her gehalten wurden. Sie stehen nicht am Anfang des Zerstörungsprozesses, sondern sind möglicherweise ganz im Gegenteil Träger von Reparaturmaß-nahmen. Falls sich dies als richtig herausstellen sollte, wären die Auswir-kungen auf die MS-Therapie unabsehbar, denn alle bisherigen MS-Medika-mente von Cortison über die Beta-Interferone und das Glatirameracetat (Copaxone®) bis hin zum Krebsmittel Mitoxantron (Ralenova®) beruhen auf einer Modulation (Beeinflussung) oder Suppression (Unterdrückung) der Lymphozytenaktivität.

---

[25] Barnett MH, Prineas JW. Relapsing and remitting multiple sclerosis: Pathology of the newly forming lesion. Annals of Neurology; 55: 458-468

14 Gibt es die große vereinheitlichende MS-Theorie?

„Allzu eindeutig", sagte Holmes nachdenklich.
„Es gibt nichts Trügerischeres als eine offensichtliche Tatsache".
Sir Arthur Conan Doyle

Im Prinzip stehen sich also drei Hypothesen gegenüber: Erstens die Virus-Hypothese, die daran krankt, dass die Hauptperson des Dramas noch nicht identifiziert werden konnte, zweitens die Autoimmun-Hypothese, die sich nahezu vollständig auf die Analogie zu einer tierexperimentellen Krankheit stützt, die nur wenig Ähnlichkeit mit der MS hat, und drittens die aktuell an Popularität gewinnende Überlegung, ob nicht ein Faktor, der primär die Oligodendrozyten schädigt, die eigentliche Ursache der MS ist. Es gibt drei interessante Versuche, die Theorien miteinander zu vereinen: die Hypothese von der viralen Mimikry, dieEBV-Stress-Hypothese und die Hypothese der toxischen Konzentrationen.

Was ist virale Mimikry?

Beginnen wir mit der Frage: Auf welchem Weg können Viren zur Zerstörung der weißen Hirnsubstanz beitragen? Viren sind einmal scherzhaft als „schlechte Botschaft, eingewickelt in Protein" bezeichnet worden. Sie besitzen also eine Eiweißhülle, an der sie von Lymphozyten als Feinde erkannt werden. Nun gibt es aber einen Trick, das Abwehrsystem zu täuschen, indem sich ein Virus wie der Wolf mit einem Schafspelz verkleidet. Ein Virus, das in einen Mantel gehüllt ist, dessen Oberfläche körpereigenen Substanzen, beispielsweise dem Myelin, täuschend ähnlich ist, kann sich lange Zeit der Entdeckung durch Lymphozyten entziehen. Irgendwann einmal im späteren Leben, unter Umständen, über die wir leider noch viel zu wenig wissen (Infektionen? Stress?), erkennen die Lymphozyten endlich, dass es sich um einen Eindringling handelt, der sich unter falscher Flagge eingeschmuggelt hat, und werden aktiv. Dabei gelangen einige von ihnen auch ins Gehirn, verwechseln im Eifer des Gefechts die weiße Hirnsubstanz mit ihren wirklichen Gegnern und zerstören nicht nur das Virus, sondern auch die Struktur, die es zu seinem Schutz imitiert hat.

Die EBV-Stress-Hypothese

Es gibt aber noch eine andere, nicht weniger faszinierende Theorie. Das bereits erwähnte Epstein-Barr-Virus besitzt einen Eiweißmantel, dessen Erkennungsmerkmal eine Kette aus den fünf Aminosäuren R-R-P-F-F ist. Genau dieses R-R-P-F-F findet sich in einem Eiweiß, dass sich nur unter Stress in der weißen Hirnsubstanz ausbildet. Demgemäß lautet die EBV-Stress-Hypothese: Irgendwann einmal in der Kindheit infiziert man sich mit dem Epstein-Barr-Virus, und die Lymphozyten werden gegen R-R-P-F-F „allergisiert". Das führt zunächst zu keinen Problemen, weil im Körper kein R-R-P-F-F vorkommt. Entsteht aber später in belastenden Lebenssituationen das Stressprotein in der weißen Hirnsubstanz, dann greifen die Lymphozyten die vermeintlichen Erreger an und zerstören sie.

Die „Tintenklecks-Hypothese" und die „Hypothese von den toxischen Konzentrationen"

So elegant die EBV-Stress-Hypothese klingt, sie ist nicht recht mit der zitierten Arbeit von Prineas vereinbar, die ja eher nahe legt, dass bei der

Entstehung eines MS-Herdes die primäre Schädigung des Myelins bzw. der Oligodendrozyten im Vordergrund steht. Wir haben weiter oben gesehen, dass eines der Kennzeichen des MS-Herdes ist, dass sich in seinem Zentrum immer eine Vene befindet. Zur Erklärung stehen sich zwei interessante und völlig entgegengesetzte Hypothesen gegenüber. Ich möchte sie als die „Tintenklecks-Hypothese" und als die „Hypothese der toxischen Konzentrationen" bezeichnen.

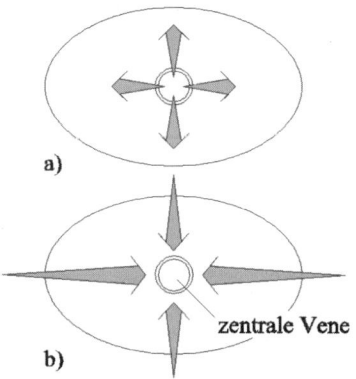

Abbildung 14.1: a) Tintenklecks-Hypothese (eine schädigende Substanz bzw. aggressive Lymphozyten dringen aus der Vene in das Gehirn ein; b) Hypothese der toxischen Konzentrationen (giftige Stoffwechselabbauprodukte werden zur Vene hin drainiert und erreichen hier hohe Konzentrationen, die das Gewebe schädigen)

Die „Tintenklecks-Hypothese" geht davon aus, dass eine giftige Substanz über die Venen in das Gehirn eindringt und sich tintenklecksartig im Gewebe ausbreitet. Hierbei könnte es sich aber auch um aggressive Lymphozyten handeln, die wegen des langsamen Blutstroms an der Venenwand andocken und sie durchwandern können. Die „Hypothese der toxischen Konzentrationen" nimmt umgekehrt an, dass alle Stoffwechselabbauprodukte, die in „überhitzten" Hirnregionen entstehen, zu den Venen bzw. Hirnkammern hin drainiert werden, so dass in deren engster Umgebung ausreichend hohe Konzentrationen erreicht werden, um Oligodendrozyten zu schädigen.

Ist die MS eine Zivilisationskrankheit?

Wie ich bereits mehrfach gesagt habe, bin ich der Ansicht, dass die MS eine multifaktorielle Krankheit ist. Damit meine ich nicht einfach, dass ich die wahre Ursache nicht kenne und deshalb davon ausgehe, sie hätte viele, sondern ich glaube wirklich, dass es Krankheiten gibt, bei denen viele Ursachen zusammenkommen müssen, wie z.b. bei der Arteriosklerose, Bluthochdruck, Stress und Übergewicht. Ich möchte dieses ein wenig anstrengende Kapitel mit einer Geschichte beschließen. Ich bin sicher, dass Sie sie kennen.

Ein kleines Mädchen lebt in der herrlichen Schweizer Bergwelt bei seinem Großvater, der ein herzensguter, aber etwas eigenbrötlerischer Mensch ist. Unter dem Druck der Verwandten und Dorfbewohner muss er schließlich einwilligen, das Kind in die Großstadt, nach Frankfurt am Main, zu schicken. Dort wird es die Gesellschafterin von Klara, der Tochter eines reichen Kaufmanns, die wegen einer Lähmung im Rollstuhl sitzt. Diese freut sich natürlich über die stets lustige neue Freundin. Entsetzt ist dagegen Fräulein Rottenmaier, die gestrenge Erzieherin: Das Naturkind kann nicht lesen und schreiben, hat keine Umgangsformen, spricht in einer unverständlichen Mundart und schleppt herrenlose Kätzchen an. Aber Heidi, so heißt unsere kleine Heldin natürlich, verträgt das Großstadtleben nicht. Sie wird krank, magert ab und ängstigt schließlich die Familie durch nächtliches Schlafwandeln. Der Doktor, ein Freund des Hauses, weiß Rat für beide Mädchen: Sie sollen den Sommer in den Schweizer Bergen verbringen, die er zum Heilmittel gegen Blässe, Kraftlosigkeit und Heimweh zugleich erklärt.

Der Arzt soll mit seiner „naturheilkundlichen" Behandlungsmethode doppelt Recht behalten. Denn Heidi gesundet innerhalb kürzester Zeit inmitten der Berge und in der Nähe des geliebten Großvaters. Spektakulär ist allerdings, was kurz darauf mit Klara geschieht. Auch sie blüht in der Bergwelt sichtlich auf und genießt dabei besonders die Ausflüge mit Heidi, die sie im Rollstuhl in der Umgebung der Hütte des Großvaters herumfährt. Eines Tages helfen Heidi und ihr Freund, der Geißenpeter, der Kranken aus ihrem Gefährt und stützen sie mit vereinten Kräften, um ihr abseits des Weges eine besonders prächtige Bergwiese zu zeigen. Und das Unfassbare geschieht: Die Gelähmte lernt laufen.

Die Geschichte spielt am Anfang des 20. Jahrhunderts. Worunter Klara gelitten hat, weiß ich nicht. Eine MS ist unwahrscheinlich, da sie schon als Kind betroffen war. Trotzdem, Geschichten wie diese verstärken den uns allen innewohnenden Verdacht, gerade viele der chronischen Krankheiten, die uns belästigen, könnten etwas mit dem Qualm aus den Schornsteinen der Fabriken, den Abwässern von Chemiefabriken, Insektenvertilgungsmitteln, Konservierungsstoffen in unserer Nahrung oder dem Amalgam in unseren Zähnen zu tun haben. Und ist die MS nicht eine Krankheit, die zum ersten Mal im ersten Drittel des 19. Jahrhunderts aufgetreten ist, zu derselben Zeit also, als die industrielle Revolution das Leben in Europa zu verändern begann?

Fazit

Von einer vereinheitlichenden MS-Theorie sind wir also meilenweit entfernt. Es möchte aber sein, dass wir die Idee verlassen sollten, nach einer und nur einer Ursache für die Erkrankung zu suchen. Wahrscheinlich hat die MS wie die Arteriosklerose mehrere Ursachen (Lebensumstände, Ernährung, Sonnenscheindauer usw.).

Wenn es uns gelänge, wenigstens einige davon zu beeinflussen, hätten wir ein Mittel in der Hand, besser mit der Krankheit umzugehen – oder sie möglicherweise ganz zu vermeiden

15 Wie wird der frische MS-Schub behandelt?

Das ist der ganze Jammer:
Die Dummen sind so sicher und die Gescheiten so voller Zweifel.
Bertrand Russell

Der Held dieses Kapitels ist eines der umstrittensten Medikamente: das Cortison. Für den einen ist es ein Wundermittel, für den anderen ein Scharlatan. Lassen Sie uns versuchen, seinen wahren Charakter zu erkennen.

Die Cortisonwirkung kann verblüffend sein.

Bei Marion T. hat die MS vor zwei Jahren mit einer Schwäche in den Bei-
nen begonnen, die sich wieder völlig zurückgebildet hat. Wie früher joggt
sie zweimal in der Woche und hat sogar spaßeshalber am Berlin-Marathon
teilgenommen. Wenige Tage später erwacht sie morgens mit einer äußerst
unangenehmen Pelzigkeit im linken Oberschenkel.

Sie erinnert sich noch gut an die rasch zunehmende Gangstörung vor zwei
Jahren, die sie innerhalb weniger Tage ans Bett fesselte, und die unerträgli-
che Angst, sie werde nie wieder laufen können. Aber bereits unter der ersten
Infusion mit Cortison hatten sich ihre Lebensgeister wie durch ein Wunder
erholt, und schon am nächsten Tag war sie in der Lage gewesen, einige
Schritte zu gehen. Was wäre also naheliegender, als es jetzt genauso zu
machen und zwar so schnell wie möglich? Schließlich würde man ja auch
bei einer Lungenentzündung nicht wertvolle Zeit mit Abwarten vergeuden,
sondern gleich mit der Penicillinbehandlung beginnen.

Tatsächlich ist der Cortison-Effekt oft verblüffend. „Die Symptome schmel-
zen weg wie der Schnee in der Sonne", sagen manche Patienten. Hinzu

---

Am Tag vor Beginn der Cortisontherapie: Blutsenkungsgeschwindigkeit, Blutbild, Urinstatus, um eine frische Infektion auszuschließen.
Als Magenschutz nachmittags 300 mg Sostril® und als Thrombose-
prophylaxe 1 A Liquemin® s.c..

1.Tag: 1000 mg Methylprednisolon in 250 ml NaCl-Lösung in einer
halben Stunde. Nachmittags 300 mg Sostril® und 1 A
Liquemin®.

2.Tag: 1000 mg Methylprednisolon in 250 ml NaCl-Lösung in einer
halben Stunde. Nachmittags 300 mg Sostril® und 1 A
Liquemin®.

3.Tag: 1000 mg Methylprednisolon in 250 ml NaCl-Lösung in einer
halben Stunde. Nachmittags 300 mg Sostril® und 1 A
Liquemin®.

Am Tag nach Beendigung der Cortisontherapie: 300 mg Sostril® und
1 A Liquemin®.

Tabelle 15.1: Praktische Durchführung der Cortison-Stoßtherapie in
der Klink

kommt, dass Cortison auf viele Menschen euphorisierend wirkt, das heißt, sie fühlen sich heiter und aktiv, als ob sie Bäume ausreißen könnten. Allerdings überschreitet dieser Doping-Effekt nicht selten das angenehme Maß und wird zu einer getriebenen Unruhe mit Gedankenjagen, Gereiztheit und quälenden Schlafstörungen. Sogar echte Manien mit einem unbändigen Rededrang, Kaufrausch und Größenphantasien kommen vor. Eine meiner Patientinnen meinte in einem solchen Zustand, sie sei unverletzlich, balancierte im zweiten Stock auf der Brüstung eines Balkons, stürzte in die Tiefe und brach sich beide Oberschenkel und das linke Handgelenk. Weitere Gefahren durch die Behandlung sind neben dem Cushing-Syndrom (Vollmondgesicht, Stammfettsucht, Akne) vor allem Magengeschwüre, Thrombosen und Hüftkopfnekrosen. Die schwerwiegendste Nebenwirkung ist jedoch die Cortison-Osteoporose, eine ausgeprägte Knochenentkalkung, die nach einer zu häufigen und langen Anwendung auftritt.

Gibt es ein bestes Cortison?

Die Cortison-Stoßtherapie wird meist in der Klinik durchgeführt und besteht in der Regel aus je einer Infusion mit 1000 mg Methylprednisolon (z.B. Urbason®) an drei aufeinanderfolgenden Tagen. Welches Cortisonpräparat man dabei wählt, ist unwichtig, man muss nur die unterschiedlichen Stärken der Cortisonpräparate berücksichtigen: Im Vergleich zu dem körpereigenen Cortison, dem Hydrocortisol, hat Methylprednisolon (Urbason®) die fünffache und das mächtigste Cortison, das Dexamethason (Fortecortin®), die 25fache Stärke. Es läuft also auf dasselbe hinaus, wenn in dem einen Krankenhaus dreimal 1.000 mg Urbason® und in dem anderen dreimal 200 mg Fortecortin® gegeben werden. In den meisten Kliniken hat sich jedoch das Methylprednisolon durchgesetzt.

Cortison ist ein Stresshormon.

Cortison ist zusammen mit Adrenalin und Noradrenalin ein Stresshormon und erhöht die Kampfbereitschaft, den Blutdruck und den Blutzucker. Gleichzeitig unterdrückt es die Wundheilung und die Immunabwehr. Aus diesem Grund gilt es in der Chirurgie als ein schwerer Kunstfehler, wenn man eine Wunde mit Cortisonsalbe behandelt oder einem frisch Operierten Cortison verabreicht. So gesehen leuchtet es nicht direkt ein, eine Entzündungskrankheit dadurch zu behandeln, dass man den Körper unter Stress setzt und ein Medikament verordnet, das die Abheilung beeinträchtigt. „Aber die Wirksamkeit ist doch nicht zu übersehen", sagen die Befürworter.

„Nein", antworten die Gegner, „sie ist nur vorgetäuscht. Unter Cortison bilden sich die Ausfälle lediglich schneller, aber nicht besser zurück."

Bessere oder nur schnellere Abheilung?

Wie kann das sein, wenn sich die Symptome doch offensichtlich bessern? Besinnen wir uns auf unsere bereits erworbenen Kenntnisse. Der MS-Herd ist im frischen Stadium von einer wässerigen Schwellung umgeben. Man spricht auch von einem Umgebungsödem. Dieses lässt ihn zehn- oder gar zwanzigmal größer erscheinen, als er in Wirklichkeit ist. Cortison wirkt nun wie ein Schwamm oder Löschpapier. Es saugt das Wasser aus dem geschwollenen Gewebe, und es kommt zur raschen Linderung der Beschwerden, weil der Druck auf die Nerven, die das Entzündungsgebiet durchqueren, nachlässt. Doch das Wunder ist nur scheinbar, weil die Besserung nach ein paar Tagen auch ohne Cortison eingetreten wäre. Es besteht also absolut kein Zweifel daran, dass durch Cortison die Rückbildung der Symptome beschleunigt wird, aber es ist durchaus nicht sicher, ob dadurch auch der Heilungsprozess selbst günstig beeinflusst wird.

Letztendlich dreht sich alles um die Frage, wie man das Umgebungsödem auffasst: Schießt es über das Ziel hinaus, muss es so früh wie möglich gebremst werden. Handelt es sich jedoch um eine vernünftige Reaktion des Körpers, dann besteht, wenn man es vorzeitig zum Abklingen bringt, die Gefahr, dass es zu einer zu schnellen und unvollständigen Narbenbildung kommt und damit die Entstehung von chronisch aktiven Herden gefördert wird. Was bei vielen Krankheiten gilt, dass sie besser ausheilen, je früher man sie behandelt, gilt für die Cortisontherapie der MS nicht. Ich denke, man sollte es mit Cortison so handhaben, wie es die Engländer und Amerikaner tun: Sie warten erst einmal ab, ob es sich um einen leichten Schub handelt, der sich von allein wieder zurückbildet.

Gibt es ein Engpass-Syndrom?

Patienten, aber auch Ärzte, gehen oft davon aus, dass es für das Nervensystem zwei ‚Engpässe' gibt: dort, wo der Sehnerv durch den knöchernen Sehnervkanal verläuft, und an der Stelle, wo das Halsmark sowieso schon etwas aufgetrieben und zusätzlich in den Wirbelkanal eingezwängt ist. Wenn dann eine zusätzliche Schwellung durch einen MS-Herd auftritt, dann könnte es zu eng werden.

So einleuchtend das klingen mag, ist trotzdem überall genug Platz. Selbst wenn das Gewebe heftig anschwillt. Dennoch kann der Gedanke aus den Köpfen der Menschen schwer verscheucht werden, dass man sich ‚vorsichtshalber' Cortison spritzen lassen sollte, um Schwellungen zu vermeiden.

Das betrifft übrigens auch das benachbarte Gewebe. Man denkt verständlicherweise, wenn eine Hirnregion anschwillt wie eine Bohne, dann kann es auch in einem Hof um die Schwellung herum an sich gesundes Nervengewebe schädigen. Auch das scheint logisch zu sein. Allerdings konnte noch nie eine Studie zeigen, dass die Cortisonbehandlung in irgendeiner Weise etwas daran geändert hat, was nach einem Schub letztendlich zurückbleibt.

Die Opticusneuritis-Studie von Beck

Wie sieht die Studienlage aus? Erstaunlicherweise lag bis Ende der 80er Jahre keine einzige Studie vor, die den Nutzen der Cortisontherapie belegte. Viele Ärzte waren der Ansicht, der offenkundige Effekt mache eine wissenschaftliche Bestätigung überflüssig. Andere blieben skeptisch und gründeten die Optic Neuritis Study Group, zu der sich Ärzte aus fünfzehn großen amerikanischen Kliniken zusammenschlossen. Da die MS-Symptomatik so vielgestaltig und der Schub ein weiter Begriff ist, beschränkte sich die Studie auf den klassischen, unverwechselbaren MS-Schub, die Opticusneuritis, nicht zuletzt aber auch deshalb, weil die Rückbildung der Symptome ophthalmoskopisch (mittels Augenspiegel) präzise zu erfassen ist. Insgesamt wurden 457 Patienten mit akuter Sehnerventzündung in die Studie aufgenommen. Ein Drittel erhielt täglich 1000 mg Methylprednisolon über drei Tage als Infusion und danach eine ausschleichende orale Behandlung, ein weiteres Drittel wurde über vierzehn Tage mit 1 mg Methylprednisolon pro kg Körpergewicht in Tablettenform behandelt. Das letzte Drittel bekam über vierzehn Tage ein Placebo, also ein Scheinpräparat[26]. Die Patienten wurden nach einem, zwei und fünf Jahren nachuntersucht. Die beiden Hauptergebnisse lauteten:

- Unter Cortison bilden sich die Sehstörungen schneller zurück.

- Das Ausmaß der Besserung war völlig unabhängig davon, ob die Patienten Cortison oder ein Scheinmedikament erhalten hatten[27].

---

[26] Beck RW (Optic Neuritis Study Group): The 5-year risk of MS after opticus neuritis. Neurology 49 (1997) 1404-1413

Intervalltherapie?

Trotz der ernüchternden Studienlage werden immer wieder neue Versuche unternommen, die Cortisontherapie zu optimieren. Eine Variante ist die Intervalltherapie. Dabei wird die Cortison-Stoßtherapie alle drei Monate durchgeführt, unabhängig davon, ob Schübe auftreten oder nicht. Auch hier konnte die Wirksamkeit bisher nicht belegt werden, ebenso wenig wie gezeigt werden konnte, dass eine Dauertherapie mit 5 oder 10 mg Urbason® täglich einen Einfluss auf den MS-Verlauf hat. Von beiden Behandlungsformen ist dringend abzuraten, da sie die oben erwähnte Cortison-Osteoporose nach sich ziehen.

Intrathekales Cortison?

Manchmal wird MS-Patienten, vor allem wenn sie Herde im Rückenmark haben und wenn die Krankheit langsam fortschreitet, empfohlen, sich einer intra-thekalen Cortisontherapie zu unterziehen, sich also Cortison in den Rückenmarkskanal spritzen zu lassen. Es gibt Kliniken, die sich auf diese Behandlung spezialisiert haben. Üblicherweise beginnt man mit einer Initialtherapie, wobei fünfmal alle zwei bis drei Tage 40-80 mg Volon A®, das ist Triamcinolon, dessen Wirkstärke etwa dem Methylprednisolon entspricht, in den Rückenmarkskanal gespritzt werden. Das Vorgehen entspricht in etwa der Liquorpunktion und wird fünfmal wiederholt. Wenn sich hierunter eine Besserung abzeichnet, wird die Behandlung mit monatlich 40-120 mg Volon A® fortgesetzt. Die Intervalle können im weiteren Verlauf verlängert werden. Einige Patienten berichten über eine deutliche Besserung, andere über eine Verschlechterung. Insgesamt ist die Wirkung, wenn sie überhaupt eintritt, nur flüchtig. Die Studienergebnisse zur intrathekalen Cortisontherapie sind dürftig.

Kann Cortison auch schaden?

Wenn es sich herausstellen sollte, dass die MS keine Autoaggressionskrankheit ist, dann hätte die Cortisontherapie, die ja im Wesentlichen darauf abzielt, die Lymphozytenaktivität zu dämpfen, ihre theoretische Begründung verloren. Sie wäre auch als heikel anzusehen, wenn sich bestätigen würde, dass im MS-Herd ein Virus aktiv wäre, weil Cortison die Abwehr-

---

[27] Beck RW e.a. A randomized controlled trial of corticosteroids in the treatment of acute optic neuritis. N Engl J Med 326:581, 1992

kraft schwächt. Ein drittes, ebenfalls theoretisches Bedenken ist, Cortison könne über eine Beeinträchtigung der Narbenbildung der Entwicklung chronisch aktiver Herde Vorschub leisten und damit den Übergang in das sekundär progrediente Stadium fördern.

Es gibt zwei tierexperimentelle Arbeiten, welche die Vorbehalte gegen Cortison verstärken. Die eine wurde 2006 veröffentlicht. Sie zeigte im Rattenmodell, dass Cortison die Remyelinisierung von Nervenfasern verzögert[28]. Die andere Arbeit erschien Anfang 2005 im Journal of Neuroscience[29]. Die Arbeitsgruppe um Ricarda Diem hatte eine Sonderform von experimenteller Sehnerventzündung bei Ratten erzeugt, bei der es nicht nur zu Markscheidenschäden, sondern auch zu nachweisbaren Nervenfaserverlusten kam. Dieses Modell bot sich an um zu testen, wie sich Cortison auf die Erhaltung der Nervenfasern auswirkt. Überraschenderweise zeigte sich, dass die Tiere, die mit Methylprednisolon behandelt worden waren, einen signifikant höheren Nervenzellverlust aufwiesen als die mit Kochsalz behandelten Kontrollen.

Cortison – pro und contra

Dass sich Cortison weiterhin einer ungebrochenen Beliebtheit erfreut, hat drei überwiegend psychologische Gründe: die stimmungsaufhellende Wirkung, das Gefühl, dem Geschehen nicht tatenlos ausgeliefert zu sein, und die Befolgung einer Regel, die aus der Renaissance stammt: Auch wenn keine Arznei notwendig sei, müsse man doch irgendetwas verordnen, damit nicht der Eindruck entstehe, der Patient sei ohne Hilfe des Arztes gesund geworden. Auf der anderen Seite stehen eine Reihe schwerwiegender Gegenargumente:

- Solange unsicher ist, dass die MS tatsächlich eine Autoaggressionskrankheit ist, muss die Gabe von Cortison als problematisch gewertet werden.

- Die Rückbildung der Symptome erfolgt lediglich rascher, aber nicht besser bzw. vollständiger.

---

[28] Chari DM e.a. J Neuroscience Res (2006)

[29] Diem R e.a. Methylprednisolone Increases Neuronal Apoptosis during Autoimmune CNS Inflammation by Inhibition of an Endogenous Neuroprotective Pathway. J Neuroscience 2005.

- Wenn es allein um die raschere Rückbildung der Schübe geht, dann ist dieser Effekt durch die Vielzahl erheblicher Nebenwirkungen zu teuer erkauft.

- Cortison beeinträchtigt möglicherweise die Heilungsvorgänge und leistet Reaktivierungen und evtl. sogar dem Übergang in das progrediente Stadium Vorschub.

Deshalb sollte in jedem einzelnen Fall der Einsatz von Cortison sorgfältig mit seinem Für und Wider abgewogen werden. Ich selbst gebe Cortison nur in drei Situationen. Erstens, wenn ich merke, dass ein Patient oder eine Patientin durch vorangegangene positive Erfahrungen unbedingt behandelt werden möchte. In einem solchen Fall ist alle Theorie grau und der Wunsch der Betroffenen zu respektieren. Zweitens ist der Einsatz von Cortison zu rechtfertigen, wenn die Ausfälle eine erhebliche Belastung darstellen. Wenn also jemand die Gehfähigkeit verliert, wegen „tanzender" Augen nicht mehr lesen kann oder wegen einer schweren Ataxie nicht mehr allein essen kann, dann ist die Cortisontherapie zu erwägen. dasselbe gilt, wenn die Symptomatik über mehr als sieben Tage langsam fortschreitet.

Cortison – aus ganz persönlicher Sicht

Was ein Arzt von einem Medikament hält, hängt weniger davon ab, was er über dessen Chemie und Wirkungsmechanismus weiß, sondern beruht im Wesentlichen darauf, welche Erfahrungen er damit gemacht hat. Ich bin oft gefragt worden, warum ich Cortison gegenüber so zurückhaltend eingestellt bin. Natürlich habe ich auch eine ganze Menge persönlicher Erfahrungen mit Cortison, die meine Abneigung mitbeeinflusst haben.

Meine erste praktische Begegnung mit Cortison hatte ich während meiner Medizinalassistentenzeit. Der Medizinalassistent war früher das, was heute der AiP, der Arzt im Praktikum ist. Unter den ersten Patienten, die ich mitbehandeln durfte, war eine 72jährige Dame. Sie litt unter starken Schmerzen, die praktisch alle Muskeln und die großen Gelenke betrafen. Ihre Blutsenkungsgeschwindigkeit war mit 100 in der ersten Stunde maximal erhöht, was ein sicherer Hinweis darauf war, dass in ihrem Körper ein heftiger Entzündungsprozess tobte. Aber alle übrigen Blutwerte waren normal, und auch die Röntgenuntersuchung der Gelenke ergab keinen pathologischen Befund.

Wir fühlten uns alle hilflos und auch mein sonst sehr erfahrener Oberarzt hatte keine zündende Idee. Das weckte meinen Ehrgeiz als Anfänger. Ich wälzte die Lehrbücher und fand schließlich das Krankheitsbild, das genau zu dem meiner Patientin passte: Es hieß Polymyalgia rheumatica. Das Mittel der Wahl war Cortison. Und tatsächlich, gleich nachdem die Patientin die erste Infusion mit Cortison bekommen hatte, bildeten sich die Schmerzen innerhalb von einer Stunde vollständig zurück. Das war ein großer Triumph für mich als jungen Arzt, und sogar der Chefarzt würdigte meine diagnostische Glanzleistung in der Ärztekonferenz. Kurze Zeit später konnten wir die ältere Dame in gutem Zustand und schmerzfrei entlassen. Aber schon am Tag darauf rief mich ihr Hausarzt wütend an. Wir hätten seine Patientin zwei Wochen lang behandelt, sie mit einer Unmenge Blutentnahmen gequält, und wir hätten uns auch nicht gescheut, sie von oben bis unten durchzuröntgen. Und was sei dabei herausgekommen? Eine aufgeblasene Diagnose. die ja im Klartext nichts anderes bedeute, als „rheumatische Schmerzen vieler Muskeln". Ein Berg habe gekreißt, und ein Mäuschen sei geboren worden, sagte er mit vernichtender Ironie. Und nicht zuletzt· sei es ein Verbrechen, einen Menschen über 70 mit Cortison zu behandeln. Er habe das Medikament sofort wieder abgesetzt. Bevor ich antworten konnte, hatte er den Hörer aufgeknallt.

Ich war tief gekränkt. Eine Woche später wurde Frau T. wieder eingeliefert. Dieses Mal hatte sie heftigste Kopfschmerzen und zwar ausschließlich in der linken Kopfhälfte. Das bestätigte meine Diagnose einer Polymyalgia rheumatica, denn sie ist nicht, wie der Hausarzt unterstellt hatte, ein aufschneiderisches lateinisches Wortungetüm, sondern diese Erkrankung geht, wenn sie nicht mit Cortison behandelt wird, in der Folge in die Arteriitis temporalis HORTON über, die mit stärksten Halbseitenkopfschmerzen beginnt und innerhalb von kurzer Zeit zur Erblindung führen kann. Wir behandelten also erneut mit Cortisoninfusionen. Die Kopfschmerzen verschwanden sofort wie zuvor die Muskelschmerzen, aber am nächsten·Morgen wurde die Patientin von der Nachtschwester tot im Bett aufgefunden. Die Obduktion ergab eine Lungenembolie, wie sie nicht selten unter einer Cortisonbehandlung vorkommt. Meine erste Erfahrung mit Cortison wurde also durch beides geprägt: die überzeugende Wirkung und die tödliche Nebenwirkung.

Wenige Monate später betreute ich einen Alkoholiker mit einer fortgeschrittenen Leberzirrhose. Sein Bauch war von einem riesigen Aszites (Wassersucht) aufgetrieben, und seine Haut und die Bindehäute seiner Augen waren gelb wie eine Zitrone. Es war uns allen klar, er hatte nicht mehr lange zu leben. Nun ergab sich aber, dass er seinen 50. Geburtstag in der Klinik verbringen würde. Drei Tage vorher ordnete mein Oberarzt Cortisoninfusionen an, und es geschah ein Wunder. Der Ikterus (Gelbsucht) bildete sich so rasch zurück, dass er bei der bescheidenen Geburtstagsfeier mit seiner Frau und seinen Kindern eine fast normale Gesichtsfarbe hatte. Wenige Tage später starb er und war so gelb, wie er vorher gewesen war. Ich hatte zum ersten Mal den „Weißmacher-Effekt" von Cortison kennengelernt: Es kann vorübergehend einen schweren Ikterus zum Verschwinden bringen und damit eine Besserung vortäuschen. Einen Einfluss auf den Krankheitsverlauf hat es nicht.

Aber es gibt auch Positives über Cortison zu sagen. Im Laufe meines Lebens bin ich zu vielen Asthma-Anfällen gerufen worden. Wenn sie heftig sind, stellen sie einen dramatischen, lebensbedrohlichen Zustand dar. Wenn die üblichen Asthmamittel versagen und der Patient oder die Patientin zu ersticken droht, wirkt eine Cortisonspritze lebensrettend. dasselbe gilt bei Schwellungen der Schleimhaut des Kehlkopfes, wenn jemand zum Beispiel von einer Wespe gestochen wird, die er aus Versehen in den Mund bekommen hat. Aber es gehört auch zu den häufigen Erfahrungen des Arztes, dass Asthma-Kranke von Cortison abhängig werden und es täglich einnehmen. Die Asthmabeschwerden werden dadurch zwar gelindert, aber der Preis ist hoch. Am gefürchtetsten ist die bereits erwähnte cortisonbedingte Knochenentkalkung (Osteoporose), die unter einer Langzeitbehandlung unvermeidlich auftritt. Die Knochen werden brüchig wie Glas und brechen spontan, manchmal allein schon unter dem Körpergewicht, und die Betroffenen leiden unter stärksten Schmerzen, die selbst durch Morphium nicht gelindert werden können.

Zu den Patienten, die gefährdet sind, zu viel Cortison einzunehmen, gehören natürlich auch die mit dem „echten" Rheuma, also der chronischen Polyarthritis, eine sehr schmerzhafte Entzündung, die vor allem die kleinen Gelenke an der Hand und den Füßen befällt. Auch hier wirkt Cortison verblüffend, aber es ist, als ob man den Beelzebub mit dem Teufel austreibt: Die später auftretenden Beschwerden durch die Knochenentkalkung können die rheumatischen Schmerzen bei weitem übertreffen.

Schließlich möchte ich noch auf die Cortisonbehandlung des Hirntumors zur Sprache bringen. Bösartige Hirntumoren sind ein besonders trauriges Kapitel in der Neurologie. Es ist bisher niemals gelungen, einen bösartigen Hirntumor so vollständig zu operieren und nachzubestrahlen, dass er nicht wieder gewachsen ist. Auch der Tumor wird von unserem Immunsystem als Fremdkörper empfunden, und es kommt um ihn herum zu einer Gewebsschwellung wie beim Hirninfarkt bzw. MS-Herd. Dadurch erscheint der Tumor oft doppelt so groß, wie er in Wirklichkeit ist. Auch hier wirkt Cortison scheinbar Wunder. Innerhalb von wenigen Tagen kommt es zu einer beeindruckenden Besserung des Zustandes des Patienten, weil der Hirndruck nachlässt. Und auch hier hält das Wunder nur für kurze Zeit an, denn das Tumorwachstum selbst wird durch das Cortison nicht gehemmt. Vielleicht lässt sich der Tod durch die Cortisonbehandlung um einige Wochen verschieben, aber es ist immer nur eine Verlängerung des Sterbens, und manchmal ist es schrecklich anzusehen, wenn das Gesicht und der Körper des Todgeweihten durch Cortison anschwellen und durch Akne entstellt werden. Cortison bleibt also ein zwielichtiger Held.

Gibt es eine „sanfte" Alternative zu Cortison?

Früher litt ich sehr darunter, vor den Patienten, die unbedingt behandelt werden wollten, mit leeren Händen dazustehen. Da erzählte mir eine Patientin, dass sie jeden ihrer Schübe mit Phlogenzym® behandele und dabei die besten Erfahrungen gemacht habe. Auf diese Empfehlung hin begann ich, meinen Patienten auch Phlogenzym® zu empfehlen. Ich hielt das Medikament für ein harmloses Placebo, war aber in der Folgezeit überrascht, wie gut es bei vielen Patienten anschlug und sich als guter Ersatz für eine Cortisontherapie bewährte. Aus dieser Erfahrung heraus stehe ich zu der Enzymtherapie, obwohl mich der Wirkungsmechanismus nicht überzeugt, und ich weiß, dass sich die meisten Schübe nicht wegen der verordneten Medikamente, sondern allein durch die Selbstheilungsvorgänge im Körper zurückbilden.

- Phlogenzym® 3mal 6 Tabletten über 3 Tage,
- dann 3mal 4 Tabletten über 3 Tage und schließlich
- 3mal 2 Tablette über 3 Tage.

Phlogenzym® enthält 90mg Bromelain (Ananasenzym) und 48 mg Trypsin (Pankreasenzym). Beide Enzyme habe eine sanfte Wirkung auf entzündliche Schwellungen, wobei das Trypsin besonders bei Fieber wirksam sein soll. Da dies bei der MS kaum eine Rolle spielt, kommt als Alternative eine reine Bromelain-Therapie in Betracht:

- Bromelain 200mg 3mal 3 Tabletten über 3 Tage,
- dann 3mal 2 Tabletten über 3 Tage und schließlich
- 3mal 1 Tablette über 3 Tage.

In der Regel nimmt man es also 9 Tage und, wenn ein Schub länger dauert, 2 bis 3 Wochen ein. Von einer dauertherapie ist jedoch abzuraten.

16 Basistherapie der MS: Beta-Interferone

Wenn dein einziges Werkzeug ein Hammer ist,
dann sehen alle Probleme wie Nägel aus.

Mark Twain

Es war ein großer Moment, als vor nunmehr 15 Jahren das erste Beta-Interferon, das Betaferon® von Schering, zur MS-Therapie zugelassen wurde. Endlich schien der Durchbruch gelungen zu sein! Sogar Neurologen, die gemeinhin nicht gerade zum Überschwang neigen, wurden von der Welle der Begeisterung mitgerissen. Im Laufe der Zeit wich die Euphorie jedoch einer nüchternen Skepsis - und auch ich gehöre zu denen, die man, was die Beta-Interferone anbelangt, als enttäuschten Liebhaber bezeichnen könnte.

Was sind Interferone?

Interferone sind eine Untergruppe der Zytokine. Was aber sind Zytokine? Wenn man das Wort übersetzt, bedeutet es: Substanzen, die Zellen bewegen. Zur Erklärung muss ich etwas weiter ausholen. Wir unterscheiden zwei Arten von Lymphozyten, die B- und die T-Lymphozyten. Beide arbeiten eng zusammen: Wenn ein T-Lymphozyt auf ein Virus stößt, dann sondert er ein Zytokin ab, das B-Lymphozyten und Makrophagen an den Ort des

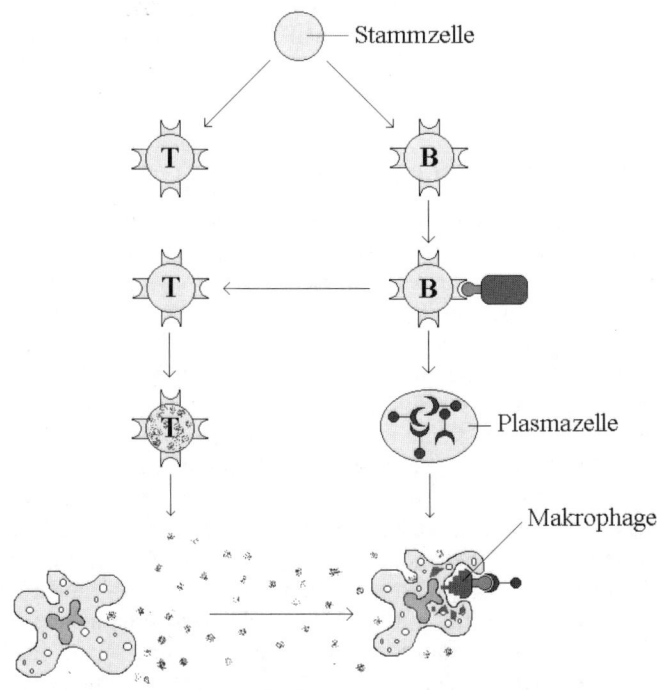

Abbildung 16.1: Abbildung 16.1: B-Lymphozyten identifizieren ein Virus und wandeln sich in Plasmazellen um, die Antikörper produzieren. Gleichzeitig veranlassen sie T-Lymphozyten, Zytokine freizusetzen, die Makrophagen (Fresszellen) anlocken. Diese fressen dann die Antigene auf, die durch Antikörper schmackhaft gemacht worden sind.

Geschehens lockt (Abbildung 16.1). Damit wird der Startschuss für die Abwehrreaktion gesetzt, und die B-Lymphozyten beginnen, Antikörper zu produzieren, die sich auf das Virus setzen und es auf diese Weise den Makrophagen schmackhaft machen.

Zytokine lassen sich in zwei Gruppen einteilen: Die einen sind entzündungsfördernd, die anderen entzündungshemmend. Während die entzündungsfördernden (u.a. Gamma-Interferon) den Entzündungsvorgang in Schwung bringen, passen die entzündungshemmenden, zu denen auch die Beta-Interferone gehören sollen, auf, dass er nicht überhand nimmt. Ist die Balance gestört, kommt es entweder zu einer ungenügenden Bekämpfung des Erregers oder zu einer chronischen Entzündung, also einem Weiterschwelen des Entzündungsprozesses, obwohl die Ursache längst beseitigt ist.

Es gibt drei Interferone.

Inzwischen konnte gezeigt werden, dass es drei Interferonklassen gibt, die jeweils von einem anderen virusinfizierten Zelltyp abgesondert werden: Alpha-Interferon von Makrophagen, Beta-Interferon von Fibroblasten (Zellen, die Bindegewebe bilden) und Gamma-Interferon von Lymphozyten. Alle drei Interferone wurden hinsichtlich ihres Einflusses auf den Verlauf der MS überprüft – leider in der falschen Reihenfolge. Man begann mit Alpha-Interferon, und es zeigte sich, dass es zwar die Schubrate verminderte, aber den Übergang vom rein schubförmigen in den chronisch-progredienten Verlauf beschleunigte. Die Behandlung mit Gamma-Interferon, die als nächstes ausprobiert wurde, nachdem sie bei der EAE günstige Ergebnisse gezeigt hatte, führte zu einem noch größeren Desaster: Nach einem Monat hatten 6 von 19 behandelten Patienten einen frischen Schub erlitten, und die Studie wurde sofort abgebrochen. Kein Therapieversuch hat bisher einen so negativen Einfluss auf die MS gehabt wie Gamma-Interferon. Das Beta-Interferon kam erst zum Schluss an die Reihe, und schien ein Volltreffer zu sein: Die Substanz senkte sowohl die Schub- als auch die Herdrate um ein Drittel.

Auf welche Weise es wirkt, das wissen wir allerdings nicht – wir können es allenfalls vermuten: Wenn Gamma-Interferon die Schubrate steigert und Beta-Interferon die Schubrate senkt, dann ist es naheliegend anzunehmen, dass Beta-Interferon das Gamma-Interferon hemmt. Man nennt das eine Ad-hoc-Erklärung, also eine Erklärung, die in Ermanglung besserer Erklärungen im Nachhinein konstruiert wird.

Es gibt zwei Beta-Interferone...

Es gibt nur *ein* menschliches Beta-Interferon, bei der gentechnischen Produktion werden jedoch zwei Beta-Interferone unterschieden (Abbildung 16.2). Beta-Interferon-1b (Betaferon®) wird mittels genetisch manipulierter E. coli-Bakterien hergestellt. Die Struktur dieser Substanz weicht leicht von derjenigen des menschlichen Beta-Interferons ab, genauer gesagt, es ist nicht glykolisiert, d.h. ihm fehlt ein Zuckerrest. Für die Herstellung von Beta-Interferon-1a (Avonex®, Rebif®) werden Kulturen von Ovarialzellen des chinesischen Hamsters verwendet. Es ist „humanidentisch", d.h. seine Molekülstruktur stimmt völlig mit dem natürlichen, vom Menschen produzierten Beta-Interferon überein.

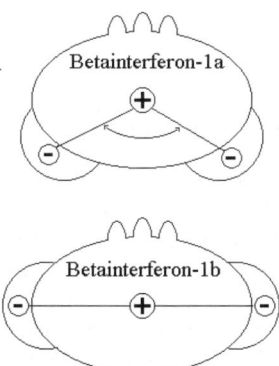

Abbildung 16.2: Beta-Interferon-1b hat im Vergleich mit dem humanidentischen Beta-Interferon-1a eine leicht veränderte Molekülstruktur und soll deshalb schlechter löslich sein und zu „Verklumpungen" neigen.

Präparat	Hersteller	Substanz	Anwendung	Wochendosis
Betaferon®	Schering	Beta-Interferon-1b	jeden 2.Tag s.c.	250 µg
Rebif®	Serono	Beta-Interferon-1a	3mal/Woche s.c.	132 µg
Avonex®	Biogen	Beta-Interferon-1a	1mal/Woche i.m.	30 µg

Tabelle 16.1: Vergleich der Beta-Interferon-Präparate

... aber drei Beta-Interferon-Präparate.

Hinsichtlich der Dosierung fällt ein Widerspruch auf: Obwohl sich in den Studien bei jedem Präparat eine eindeutige Dosisabhängigkeit der Wirkung zeigen lässt, liegen die optimalen Dosierungen für die verschiedenen Präparate weit auseinander und betragen für Avonex® vier- bzw. achtmal weniger als für Rebif®. Während man 132 Mikrogramm Rebif44® pro Woche braucht, um die Schubzahl um ein Drittel zu reduzieren, und gleichzeitig nachgewiesen hat, dass 66 Mikrogramm (Rebif22®) deutlich weniger wirksam sind, reichen bei Avonex®, das die identische Substanz enthält, 30 Mikrogramm aus.

Gibt es ein bestes Beta-Interferon?

Ist nun das eine Beta-Interferon-Präparat besser als das andere? Mit welchem Präparat sollte man beginnen? Könnte je nach Lage des Falls ein anderes Beta-Interferon das Mittel der Wahl sein? Unter den drei Herstellerfirmen besteht natürlich ein heftiger Konkurrenzkampf, der aber in der Öffentlichkeit unter der Decke gehalten wird. Die Firma Schering beansprucht für ihr Beta-Interferon-1b, dass es am längsten auf dem Markt sei und ihre Studien am überzeugendsten seien. Im Gegenzug wird von den Firmen Biogen und Serono darauf hingewiesen, dass Beta-Interferon-1b wegen des fehlenden Zuckerrestes schlechter wasserlöslich sei und zu „Verklumpungen" neige. Dies sei auch der Grund, warum es deutlich höher dosiert werden müsse als Beta-Interferon-1a. Außerdem sei das von ihnen hergestellte Beta-Interferon, das Beta-Interferon-1a, humanidentisch und führe deswegen zu einer geringeren Antikörperbildung. Zur Antikörperbildung meldet sich sofort die Firma Biogen (Avonex®) zu Wort und behauptet, Medikamente mit intramuskulärer Anwendung würden weniger Antikörper erzeugen als Medikamente, die subkutan gespritzt werden. Deshalb sei Avonex® nicht nur komfortabler, weil man es sich nur einmal pro Woche spritzen müsse, sondern auch den Konkurrenzpräparaten Rebif® und Beta-feron® überlegen. Schering und Serono parieren mit dem Argument, Avo-nex® sei mit der „Einmal-pro-Woche"-Dosierung eindeutig unterdosiert.

Trotz der genannten Unterschiede geht die Deutsche MS-Gesellschaft (DMSG) in ihren Therapie-Leitlinien davon aus, dass zwischen den drei Beta-Interferonpräparaten keine wesentlichen Unterschiede bestehen. Rein logisch betrachtet spricht jedoch vieles dafür, einem Präparat, nämlich Rebif®, den Vorzug zu geben und zwar aus zwei Gründen: Es ist zu erwar-ten, dass die Antikörperbildung bei Beta-Interferon-1a geringer ist als bei Beta-Interferon-1b, bleiben also Rebif® und Avonex® in der engeren Wahl. Avonex®, das nur einmal pro Woche gegeben wird, könnte unterdosiert bzw. der Abstand zwischen den Injektionen zu lang sein. Das wird in einer kürzlich abgeschlossenen, allerdings nicht unumstrittenen Vergleichsstudie bestätigt[30]. Darum sollte man, wenn man sich für eine Therapie mit Beta-Interferonen entscheidet, mit Rebif® beginnen. Das erspart auch eine etwaige spätere Therapieumstellung. Denn wenn Rebif® nicht anschlägt, dann ist auch nicht zu erwarten, dass Avonex® oder Betaferon® wirken.[*]

Welche Nebenwirkungen haben die Beta-Interferone?

Die Beta-Interferone werden von den Herstellerfirmen als gut verträglich beschrieben. Die Wirklichkeit sieht etwas anders aus. Schon allein die zwei-täglichen Injektionen unter die Haut (Betaferon®, Rebif®) oder die wöchent-lichen intramuskulären Injektionen (Avonex®) stellen für viele Menschen eine kaum überwindliche Hürde dar. An eigentlichen Nebenwirkungen sind an erster Stelle die grippeähnlichen Symptome mit Fieber, Kopf- und Glie-derschmerzen und Abgeschlagenheit zu nennen, die Stunden und Tage anhalten können und nicht nur die Lebensqualität, sondern auch die Arbeits-fähigkeit einschränken. Die Beschwerden können immerhin so heftig sein, dass von den Herstellern empfohlen wird, je 500 mg Paracetamol 4 Stunden vor, zur und 4 Stunden nach jeder Injektion einzunehmen! Am zweithäu-figsten sind Klagen über Reizungen und Verhärtungen an den Einstichstel-len, so dass eine Reihe von Patienten nach einigen Monaten keine gesunde Stelle mehr finden, an der sie sich spritzen können. Drittens treten unter der

---

[30] Durelli L., Verdun E., Barbero P. et al.: Every-other-day interferon beta-1b versus once-weekly interferon beta 1a for multiple sclerosis: results of a 2-year prospective randomized multicentre study (INCOMIN). Lancet 2002; 359:1453-60.

[*] Ich erkläre, dass ich keinerlei Beziehungen zu den Herstellerfirmen unterhalte, deren Medikamente ich hier bespreche.

Behandlung vermehrt Depressionen auf, vor allem wenn die Stimmung zuvor bereits gedrückt war. Außerdem kann sich die Spastik verstärken.

Bei der Aufklärung oft unerwähnt bleiben die Menstruationsstörungen, ebenso wie es meist unter den Tisch fällt, dass unter der Behandlung mit Beta-Interferonen keine Schwangerschaften auftreten sollten, egal, ob der Mann oder die Frau mit dem Medikament behandelt wird. Das hat eine große Bedeutung für die überwiegend jungen Frauen, die heiraten und Kinder bekommen möchten; ganz abgesehen davon, dass junge Menschen auf ihre Krankheit fixiert werden und ihr Alltagsleben, aber auch ihr Urlaub durch den Spritzenplan beherrscht wird.

Welche Bedeutung hat die Bildung von Antikörpern?

Ein großes Problem bei der Beta-Interferon-Behandlung ist die Bildung von Antikörpern, welche die Wirksamkeit der Präparate zunehmend beeinträchtigen[31]. Bisher gibt es noch kein allgemein anerkanntes Testsystem zum Nachweis von Antikörpern, so dass die individuelle Wirksamkeit oft nur durch den klinischen Verlauf erschlossen werden kann. Viele Neurologen veranlassen im Fall des Verdachts auf einen Wirkungsverlust eine Kontrolle des Kernspintomogramms, die ergänzende Informationen liefern soll. Viel bringt dies allerdings nicht: Sind zusätzliche Herde sichtbar, könnte dies für eine verminderte Wirksamkeit sprechen, aber wer weiß, wie viele Herde bei unveränderter Wirkung hinzugekommen wären? Und wenn keine neuen Herde sichtbar gemacht werden können, könnte dieser Befund auch zum Spontanverlauf gehören, denn es ist, wie bereits an anderer Stelle dargelegt, typisch für die MS, dass die Erkrankung im Laufe der Jahre auch ohne Behandlung immer weniger Herde produziert.

Setzt die Wirkung die Nebenwirkung voraus?

Es gibt Patienten, die heilfroh sind, dass sie kaum oder nur wenige Nebenwirkungen haben. Allerdings könnte das ein nur scheinbar gutes Zeichen sein. Es gibt Nebenwirkungen, die überflüssig und einfach nur lästig sind, andere, die absolut notwendig sind. Ein Beispiel ist die Blutungsneigung von Marcumar®-Patienten. Marcumar® ist ein Blutverdünnungsmittel, das eingesetzt wird, um z.B. die Blutgerinnselbildung an künstlichen Herzklappen zu unterdrücken. Jeder noch so kleine Stoß kann zu Blutungen führen.

---

[31] Sorensen et al. 2003

Das ist gefährlich, aber wenn die Blutungsneigung nicht besteht, muss angenommen werden, dass das Medikament nicht ausreichend wirkt. In gleicher Weise spricht auch bei den Beta-Interferonen einiges dafür, dass die Nebenwirkungen eine Voraussetzung für die Wirkung sind. Sie machen schließlich dieselben Symptome, die Sie haben, wenn Sie sich mit einer beginnenden Grippe auseinandersetzen. Und diese Symptome beruhen nicht etwa darauf, dass Viren oder Bakterien zerfallen und dabei Giftstoffe freisetzen, sondern sie sind Ausdruck der Mobilisierung Ihres Immunsystems. Es ist also gut denkbar, dass eine Abnahme der grippeähnlichen Symptome ein Indiz dafür ist, dass die Wirkung durch Antikörperbildung nachlässt.

Wie wirksam sind die Beta-Interferone wirklich?

Auch wenn in großen klinischen Studien weitgehend übereinstimmend gezeigt werden konnte, dass die Beta-Interferone nicht nur die Schubfrequenz, sondern auch die Zahl neuer Herde um etwa ein Drittel senken, ist der Effekt im Praxisalltag kaum sichtbar. Wenn man die Betroffenen selbst fragt, ergibt sich in etwa folgendes Bild: 1/3 sind überzeugt, dass ihnen die Medikamente helfen, 1/3 haben sie wegen der Nebenwirkungen wieder abgesetzt, und 1/3 sind sich unsicher, ob sie wirken und spritzen sich vorsichtshalber weiter. Ihren behandelnden Ärzten geht es ähnlich.

Warum springt die Wirkung der Beta-Interferone so wenig ins Auge?

Das hat drei Gründe. Der erste ist das sogenannte „framing". Es ist gängige Praxis, dass Pharmafirmen die Ergebnisse von Studien, die sie selbst bezahlt haben und die dem Wirkungsnachweis der eigenen Medikamente dienen, werbewirksam aufputzen.

Der häufigste Trick ist, die Resultate nicht in absoluten, sondern in relativen Werten anzugeben. Sehr gut lässt sich das am Beispiel der 1996 publizierten Avonex®-Studie zeigen[32].

Unter der Behandlung mit Placebo traten innerhalb von zwei Jahren 0,82 Schübe auf, in der mit Avonex® behandelten Gruppe 0,67 Schübe. Die Schubrate wurde also um 0,15 Schübe (das entspricht in etwa 1/7 Schub) pro zwei Jahre reduziert. Das heißt: *Man muss sich 7mal zwei Jahre, also*

---

[32] LD Jacobs e.a. Intramuscular interferon beta-1a for disease pro-gression in relapsing multiple sclerosis. Ann Neurol 1996;39:285-294.

14 Jahre lang Avonex® spritzen, um einen einzigen Schub zu verhindern. In den Werbebroschüren wird diese Zahl aber ganz anders dargestellt: Ohne Avonex® treten 0,82 Schübe pro Jahr auf, das wird als 100% gesetzt. Mit Avonex® sind es nur 0,67 Schübe. 0,67 von 0,82 sind 73%, also reduziert Avonex® die Schubzahl um 27%.

Stellen Sie sich einmal vor, Ihr Arzt würde Ihnen sagen: „Ich empfehle Ihnen ein Medikament, das müssen Sie sich 14 Jahre lang alle zwei Tage unter die Haut spritzen, um einen MS-Schub zu verhindern." Würden Sie sich darauf einlassen? Ganz anders wäre es sicherlich, wenn er sagen würde: „Ich empfehle Ihnen ein Medikament, dass zwar die Schübe nicht ganz unterdrückt, aber immerhin um 27% verringert."

Der zweite Grund für die Ernüchterung vieler Neurologen, die sich von den Beta-Interferonen viel versprochen hatten, besteht darin, dass es sich bei der Schub- bzw. Herdreduktion um sogenannte Surrogatkriterien (Ersatzkriterien) handelt, d.h. sie messen etwas anderes als das, was die MS-Betroffenen in Wirklichkeit interessiert. Sie wollen in erster Linie wissen, ob durch die Beta-Interferone ihr Krankheitsverlauf gebremst und eine Langzeitbehinderung vermieden wird. Um dies jedoch festzustellen zu können, wären Studien von mindestens zehn Jahren Dauer notwendig. Zu lange, um für die Hersteller von neuen Medikamenten akzeptabel zu sein. Denn die Konkurrenz schläft nicht, und selbst Studien, die nur zwei oder drei Jahre dauern, kosten bereits um die 100 Millionen US-$. Man versucht also, die Studiendauer zu verkürzen, indem man nach Kriterien sucht, die gut messbar sind und einen verlässlichen Rückschluss auf den Langzeitverlauf ermöglichen. Dabei bieten sich Schübe und Herde geradezu an.

Allerdings hat diese Vorgehensweise gleich drei Haken: Zum einen ist Schub nicht gleich Schub (d.h. „echte" Schübe und Reaktivierungen dürfen nicht gleichgesetzt werden), zum anderen ist Herd nicht gleich Herd (d.h. „weiße Flecken" werden nicht von „schwarzen Löchern" unterschieden), und drittens und vor allem: Es gibt keinen überzeugenden Zusammenhang zwischen Herden und Schüben und dem Langzeitverlauf der MS!

Zu diesem überraschenden Ergebnis kam eine sorgfältig durchgeführte Studie des französischen MS-Epidemiologen Christian Confavreux, der in Lyon über eine der weltweit größten MS-Datenbanken verfügt, in der seit 1976 MS-Betroffene systematisch erfasst werden. Darunter befanden sich im Jahr 2000, also zum Zeitpunkt der Veröffentlichung der Publikation 1562 MS-Patienten mit primär schubförmigem Beginn. Davon waren 1066 rein schubförmig geblieben, und 496 waren bereits in das sekundär progrediente Stadium eingetreten. Von diesen hatten 299 noch gelegentliche aufgesetzte Schübe, 197 waren schubfrei. Confavreux verglich die Patienten mit Schüben mit denen ohne Schübe. Die Fragestellung war, inwieweit die Schübe einen Einfluss auf die Krankheitsprogression haben. Das Ergebnis: Die Krankheitsprogression von Patienten mit progredienter MS war unabhängig davon, ob sie weitere Schübe hatten oder nicht. Die Autoren kamen zu folgendem Schluss: *Es ist nicht möglich, von einer Reduktion der Schubzahl auf eine Verzögerung der Krankheitsprogression zu schließen*[33].

Es gibt einen dritten Grund für die in der Praxis enttäuschende Wirksamkeit der Beta-Interferone: Aufgrund der bereits genannten und häufig sehr ausgeprägten Nebenwirkungen war keine zuverlässige Verblindung in den Studien möglich. Ein Großteil der Behandelten wusste also, ob sie sich Beta-Interferone oder Kochsalz spritzten. Das könnte das Ergebnis im Sinne eines Riesenplaceboeffekts verfälscht haben.

Was spricht für die Beta-Interferone?

Befürworter der Beta-Interferone halten dagegen, dass sich die Therapie trotz aller Kritik in der Praxis bewährt habe, und allein darauf komme es an. Als Beleg verweisen sie auf die PRISMS-8-Studie[34]. Dabei handelt es sich um eine offene Fortsetzung der PRISMS-Studie, in der Rebif® mit Placebo verglichen wurde und die zur Zulassung des Präparats führte[35]. Nach Abschluss von PRISMS wurde dem Teil der Patienten, die Placebo erhalten hatten, angeboten, sich auf Beta-Interferone (vorwiegend Rebif®) einstellen zu lassen, und nach sechs Jahren Nachbeobachtungszeit wurden die Patienten, die insgesamt 8 Jahre Rebif® bekommen hatten, mit denen verglichen, die mit zwei Jahre Verzögerung mit der Behandlung begonnen hatten. Durch eine statistisch umstrittene Extrapolierung der Daten wurde berechnet, dass es bei einem mit Rebif® behandelten Patienten im Schnitt 5,9 Jahre dauert, bis sich sein EDSS-Score um einen Punkt verschlechtert, während dies bei Placebopatienten bereits nach 2,9 Jahren der Fall ist.

---

[33] Confavreux, Christian e.a. Relapses and progression of disability in multiple sclerosis. New England Journal of Medicine. 2000:343(20):1430-1438.

[34] Kappos L e.a. Prevention of Relapses and Disability by Interferon beta-1a Subcutaneously in Multiple Sclerosis Long-Term Follow-Up). Neurology 2006;67:944-953,930-931.

[35] PRISMS Study Group. Randomized double-blind, placebo-controlled study of interferon-beta-1a in relapsing/remitting multiple sclerosis. Lancet 1998;352:1498-1504.

Man sieht, dass die Argumentation etwas kompliziert ist. Abgesehen davon, dass es sich um eine unkontrollierte Studie handelte, in der nur ein Teil der anfänglichen Studienteilnehmer erfasst wurde, und die Verblindung unvollständig war, ist jedoch ein Vergleich mit der bereits erwähnten Olmstedt-County-Studie aufschlussreich: In dieser Studie, in der sich überwiegend unbehandelte Patienten befanden, betrug der Zeitraum, in dem der EDSS um einen Punkt zunahm, 10.0 Jahre, während dieselbe Progression unter Rebif bereits nach 5,9 (!) Jahren auftrat. Es fällt immer wieder auf, dass die Vergleichspersonen in großen Studien unverhältnismäßig schlecht abschneiden. Das ist einer der Gründe, warum viele Ärzte daran zweifeln, dass Studienergebnisse einfach auf die Patienten in ihrer Praxis zu übertragen sind.

Gibt es Langzeitrisiken?

Über die Langzeitrisiken der Beta-Interferone ist nichts bekannt, aber es gibt ernste Bedenken: Bei 20-40% der Patienten kommt es unter der Behandlung zu einer Antikörperbildung, die nicht nur zu einer Abschwächung der gespritzten, sondern auch der körpereigenen Beta-Interferone führt. Immerhin spielen diese eine wichtige Rolle bei der Krebsabwehr.

Wie werden die Beta-Interferone international eingeschätzt?

Eines der größten Probleme in der medizinischen Forschung ist, dass praktisch alle Medikamentenstudien von den Firmen finanziert, geplant, überwacht und ausgewertet werden, die ein finanzielles Interesse an einem positiven Ergebnis haben. Ein gesundes Misstrauen ist also angebracht. Es gibt viele Tricks, das „Framing" hatte ich bereits erwähnt. Es ist noch relativ harmlos. Einer anderer Dreh besteht darin, Patienten, die unter dem geprüften Medikament besonders schlecht abschneiden, mit fadenscheinigen Gründen im Nachhinein aus der Studie herauszunehmen, und dasselbe mit den Teilnehmern zu tun, die unter Placebo gute Fortschritte machen (Abbildung 16.3). Diese Manipulation ist natürlich dann besonders einfach, wenn eine echte Verblindung wegen deutlicher Nebenwirkungen nicht möglich ist.

Häufigste Methode, um ein Studienergebnis zu schönen

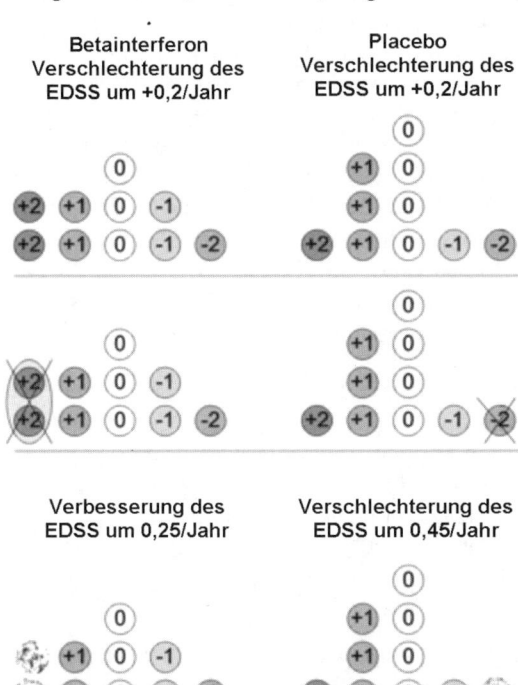

Abbildung 16.3: Nehmen wir an, unter einem Beta-Interferon-Präparat kommt es wie bei der Behandlung mit Placebo zu einer Verschlechterung des EDSS um 0.2 Punkte pro Jahr. Wenn man ahnt, welche Studienteilnehmer das echte Medikament bekommen haben, ist es ein Leichtes, Patienten, die das Ergebnis „verderben", auszusortieren. Nimmt man die beiden Patienten, die sich um 2.0 Punkte verschlechtert haben, aus der Beta-Interferon-Gruppe und streicht den Patienten, der sich in der Placebogruppe um 2.0 Punkte verbessert hat, ergibt sich auf einmal, dass sich der EDSS bei Patienten, die mit dem Beta-Interferon behandelt werden, um 0.25 Punkte pro Jahr verbessern, während sich die Placebo-Patienten im selben Zeitraum um 0.45 Punkte verschlechtern.

Es gibt nun einen Zusammenschluss von Medizinern, Biostatistikern und anderen Forschern, die Cochrane-Collaboration (siehe Kasten), die völlig unabhängig von der Pharmaindustrie ist und sich das Ziel gesteckt hat, sämtliche medizinische Handlungen darauf zu untersuchen, ob es eine wissenschaftliche Evidenz für ihre Zweckmäßigkeit gibt. In regelmäßigen Abständen veröffentlicht sie sogenannte Metaanalysen zu den wichtigsten Therapieformen. Dabei werden alle Studien zu einer bestimmten Medikamentengruppe erfasst, davon die besten Arbeiten ausgewählt, noch einmal kritisch ausgewertet und schließlich in einem Überblick veröffentlicht. Viele Ärzte stützen sich in ihren Therapieempfehlungen auf diese „Reviews", weil sie den üblichen industrienahen Publikationen mit einem gesunden Misstrauen begegnen. Die Cochrane Collaboration kommt 2004 nach einer Metaanalyse aller vorliegenden Beta-Interferon-Studien zu dem Schluss: „Die Wirksamkeit der Beta-Interferone auf Schübe und Krankheitsprogression bei Patienten mit schubförmig verlaufender MS war nach ein und zwei Behandlungsjahren mäßig. Eine längere Beobachtungsdauer und eine einheitlichere Darstellung der klinischen und kernspintomographischen Befunde hätte vielleicht eine überzeugendere Schlussfolgerung erlaubt."[36]

Die Cochrane-Collaboration

Archibald Cochrane fiel als junger Militärarzt 1941 auf Kreta den deutschen Truppen in die Hände. Er wurde zusammen mit rund 5000 seiner Kameraden in ein riesiges Gefangenenlager bei Saloniki gebracht, wo bereits Tausende Soldaten aus verschiedenen Ländern interniert waren. Typhus, Diphtherie, Fleckfieber und Hepatitis machten sich unter den Gefangenen breit, die seit Wochen nur 600 Kalorien täglich bekamen. Die Deutschen stellten keine zusätzlichen Ärzte und keine Medikamente zur Verfügung. Cochrane hatte an der Universität schaurige Berichte über den meist tödlichen Verlauf dieser Infektionskrankheiten gehört und war sicher, dass nun das große Sterben beginnen würde. Trocken zählt er die Verluste auf, die in den folgenden Wochen im Lager tatsächlich zu beklagen waren: „Wir hatten vier Todesfälle." Drei dieser Gefangenen waren dazu noch Opfer nächtlicher Schießereien geworden, hatten also zusätzlich komplizierte Schusswunden. Das Erlebte sollte Cochranes medizinische Welt für immer verändern: „Das zeigte sehr klar die relative Bedeutungslosigkeit der Therapie im Vergleich mit der Kraft des menschlichen Körpers."

Cochrane war der Ansicht, dass die meisten Grundannahmen der Ärzte nicht mehr stimmten und ihre Therapien in vielen Fällen wirkungslos waren. Darum gründete er die Cochrane-Collaboration, um alles, was

---

[36] Rice P PA e.a. Interferon in relapsing-remitting multiple sclerosis (Cochrane Review). In: The Cochrane Library; Issue 3, 2004.

Ärzte für sinnvoll halten, noch einmal mit den strengsten wissenschaftlichen Maßstäben zu überprüfen.

Zu einem ähnlichen Urteil kam der angesehene MS-Experte John Noseworthy im New England Journal of Medicine: „Alle Beta-Interferone sind teuer und haben vielfache Nebenwirkungen. Ihre Langzeitwirkung ist nicht bewiesen und neue Studien beschäftigen sich kritisch mit der Kosten-Nutzen-Relation dieser Substanzen. Daten zur Langzeitwirkung und Sicherheit der Medikamente fehlen."[37]

Gibt es eine „sanfte" Alternative zu den Beta-Interferonen?

Viele Patienten, die etwas gegen ihre MS tun, aber nicht gleich mit Kanonen schießen wollen, nehmen täglich den sogenannten Antioxydantien-Cocktail ein:

- Vit E 200-400 mg/Tag
- Vit C 1 gestrichener Teelöffel/Tag
- Selen 50 Mikrogramm/ Tag
- Zink 5 mg/Tag.

Man sollte jedoch beachten, dass Vitamin C und Selen nicht gleichzeitig eingenommen werden sollten

Seine Wirkung wird so erklärt: Das Gehirn verbraucht 20% des im Blut transportierten Sauerstoffs, obwohl es gewichtsmäßig nur 2% des Körpers ausmacht. Es enthält also unverhältnismäßig viel Sauerstoff und dementsprechend entstehen auch viele Sauerstoffradikale (aggressive Sauerstoffatome, die ein Elektron zu wenig haben). Außerdem ist bei psychologischem Stress die Produktion von freien Radikalen erhöht. Wenn Myelin mit einem Sauerstoffradikal in Berührung kommt, wird eine Kettenreaktion in Gang gesetzt, die von Fettmolekül zu Fettmolekül springt und damit zur Entstehung schwerer Membranschäden beitragen kann. Ursache der Kettenreaktion ist, vereinfacht gesagt, das fehlende Elektron, das von den freien Radikalen gestohlen wird. Dies wird durch Vitamin E ersetzt und der Zerstörungsvorgang damit beendet. Das Elektron, das Vitamin E nunmehr fehlt, wird vom Vitamin C ersetzt. Danach ist es wieder einsatzfähig. Selen und Zink sind als Spurenelemente wichtige Bestandteile der Enzyme, die diese

---

[37] Noseworthy JH e.a. Medical progress - Multiple sclerosis (review article). N Engl J Med 2000;343:938-952

Reaktionen katalysieren. Was ich für die Enzymtherapie des frischen Schubes gesagt habe, gilt auch für den Antioxydantien-Cocktail: Es gibt keine Studie, die die Wirksamkeit des Cocktails beweist.

17 Glatirameracetat (Copaxone®)

Viele Patienten vertragen die Beta-Interferone nicht, sei es wegen der grippeähnlichen Nebenwirkungen, der Verstärkung von Depressionen oder weil sie keine gesunde Stelle mehr auf ihrer Haut finden. Für sie schien die Zulassung von Glatirameracetat (Copaxone®) ein Geschenk des Himmels zu sein. Wegen seiner deutlich geringeren Nebenwirkungen bot es sich auch geradezu an, bei Neuerkrankten als Mittel der I. Wahl eingesetzt zu werden.

Was ist Copaxone®?

Ich habe darüber berichtet, dass man bei Tieren eine „künstliche MS", die sogenannte experimentelle allergische Encephalomyelitis (EAE) auslösen kann, indem man ihnen artfremdes Myelin spritzt. Die Erfolgsrate ist allerdings sehr mager. Darum suchte man nach einer effizienteren Methode und kam schließlich darauf, das Myelin zu analysieren und die häufigsten darin vorkommenden Aminosäuren zu bestimmen. Dabei handelt es sich um **G**lutaminsäure, **L**ysin, **A**lanin und **T**yrosin im Verhältnis 1,9:4,7:6,1:1,0. Nun ließ man sie in genau diesem Verhältnis miteinander reagieren, und es entstand ein Gemisch aus zufällig miteinander verketteten Aminosäuren, das man nach den Anfangsbuchstaben der beteiligten Substanzen GLATirameracetat nannte.

In der Hoffnung, auf diese Weise ein besonders wirksames Antigen entwickelt zu haben, um Lymphozyten gegen die weiße Hirnsubstanz zu „allergisieren", wurde Versuchstieren Glatirameracetat gespritzt – aber das Ergebnis war enttäuschend: Die Tiere blieben gesund. Da Versuchstiere nicht billig sind, wollte man sie später wieder benutzen, um bei ihnen auf konventionelle Weise, also mit dem Freundschen Adjuvans (dem oben beschriebenen Cocktail aus Hirngewebe, Motorenöl und Tuberkelbazillen), eine EAE zu erzeugen, aber jetzt stellte sich heraus, dass sie erstaunlicherweise immun geworden waren. Man hatte also eine Substanz entwickeln wollen, die eine EAE erzeugt, und nun erwies es sich, dass sie davor schützte. Nach Experimenten an Pavianen, die das Ergebnis bestätigten, wurde Glatirameracetat auch an Menschen ausprobiert, und eine große Studie zeigte, dass das Medikament, das den Namen Copaxone® erhielt, wie die Beta-Interferone die Schubrate um ein Drittel senkt und auch auf die kernspintomographischen Veränderungen einen ähnlichen Effekt hat. Der genaue Wirkungsmechanismus ist nicht bekannt. Man kann nur vermuten, dass Glatirameracetat die Lymphozyten davon ablenkt, das Myelin anzugreifen.

Welche Nebenwirkungen hat Copaxone®?

Copaxone® wird einmal täglich unter die Haut gespritzt. Die Nebenwirkungen sind geringer als bei den Beta-Interferonen, vor allem kommt es zu keinen grippeähnlichen Symptomen. An erster Stelle sind lokale Reaktionen an den Einstichstellen in Form von Schwellung, Juckreiz, Entzündung und Verhärtung zu nennen. Erwähnenswert ist weiterhin die sogenannte Postinjektionsreaktion (SPIR = spontaneous post injection reaction): Bei etwa einem Fünftel der Patienten tritt mindestens einmal unmittelbar nach der Injektion eine anfallsartige Gesichtsrötung mit Herzjagen auf, die zwar nur wenige Minuten anhält, aber mit einer so heftigen Todesangst einhergeht, dass sich einige Patienten, die das einmal erlebt haben, nicht mehr trauen, das Medikament weiterzuspritzen. Möglicherweise ist diese Reaktion durch die versehentliche Injektion in eine kleine Hautvene bedingt.

Die Ergebnisse der Metaanalyse der Cochrane-Gruppe

2004 hat die Cochrane-Collaboration auch alle randomisierten und placebo-kontrollierten Studien, die zu Copaxone® existieren, unter die Lupe genommen. Dabei wurden die Daten von 646 Patienten mit klinisch sicherer MS berücksichtigt. Abschließend kamen die Autoren zu einem wenig ermutigenden Urteil, das noch ungünstiger als das über die Beta-Interferone ausfiel: „Es konnte kein günstiger Effekt von Glatirameracetat auf die Krankheitsprogression nachgewiesen werden, und das Medikament verringert das Risiko von Schüben nur unwesentlich. Darum kann der Routineeinsatz in der klinischen Praxis derzeit nicht empfohlen werden."[38]

Wenn die Wirksamkeit der Beta-Interferone schon zweifelhaft ist, ist die von Glatirameracetat noch unsicherer. Darum würde ich in Fällen mit hoher Herdproduktionsrate immer einen Behandlungsversuch mit Beta-Interferonen (und unter den Beta-Interferonen mit Rebif®) beginnen. Auch ein Umstellen auf Copaxone®, wenn Beta-Interferone unwirksam sind oder nicht vertragen werden, halte ich für wenig erfolgversprechend.

---

[38] Munari L, Lovati R, Boiko A. Therapy with glatiramer acetate for multiple sclerosis (Cochrane Review). In: The Cochrane Library, Issue 1, 2004. John Wiley & Sons, Ltd., Chichester, UK.

18 Azathioprin, Immunglobuline und Natalizumab

„Fakten?" wiederholte er.
„Nehmen Sie noch einen Grog, Mr. Franklin,
und Sie werden die Schwäche überwinden, an Fakten zu glauben!
Ein großer Schwindel, Sir!"
Wilkie Collins

Welche Alternativen gibt es zu den Beta-Interferonen und zum Glatiramaracetat? Auf welches neue Medikament dürfen wir hoffen?

Azathioprin (Imurek®)

Azathioprin ist ein Krebsmittel (Zytostatikum) und hemmt die Zellteilung. Seine Wirkung ist leider nicht auf Krebszellen beschränkt, sondern betrifft alle Zellen. Bis in die 80er Jahre hinein existierten nur drei Doppelblindstudien zur MS mit diesem Medikament. Alle wiesen nur eine geringe Patientenzahl auf, und in keiner von ihnen wurde die Behandlung länger als zwei Jahre durchgeführt. Eine statistisch signifikante Wirkung wurde nicht gefunden. Mit Spannung wurde das Ergebnis einer großen neuen Studie erwartet, das 1988 im Lancet veröffentlicht wurde. Das Resultat war enttäuschend: Die Autoren konnten nicht mehr als einen „milden therapeutischen Effekt" nachweisen. Weder das Fortschreiten der Erkrankung noch die Schubrate konnten statistisch signifikant beeinflusst werden[39]. Auch eine 1991 veröffentlichte Metaanalyse von Yudkin (Gesamtauswertung aller kontrollierten Studien zur Wirkung von Azathioprin) zeigte nur eine diskrete Verminderung der Schubhäufigkeit, die erst im 2.-3. Therapiejahr deutlich wurde und nur einen fraglichen Einfluss auf das Fortschreiten der Erkrankung hatte[40].

Die langjährige Anwendung ist vor allem bei jüngeren Patienten problematisch, weil mit der Einnahme des Medikaments eine verstärkte Infektanfälligkeit und ein erhöhtes Tumorrisiko verbunden sind. Beide Risiken sind im Einzelfall nicht kalkulierbar und übersteigen die leichtgradigen klinischen Vorteile.

Intravenöse Immunglobuline

Die Nebenwirkungen der Beta-Interferone und des Glatirameracetats (lokale Reaktionen an den Einstichstellen, grippeähnliche Symptome und die gefürchtete SPIR) können erheblich sein und schrecken viele MS-Betroffene von einem Behandlungsversuch ab. Bei den Immunglobulinen (im Blut vorhandene Antikörper) ist kaum noch mit Nebenwirkungen zu rechnen, seitdem sie in hochgereinigter Form vorliegen. Das ist die gute Nachricht – aber leider sind die Studienergebnisse nicht überzeugend. In der Arbeit von Fazekas, die 1997 im Lancet erschien, führten Immunglobuline, die einmal pro Monat in einer Dosierung von 0.15g bis 0.20g pro Kilo-

---

[39] British and Dutch Multiple Sclerosis Azathioprine Trial Group. Lancet 1988; II: 179-83

[40] Yudkin PL, Ellison GW, Ghezzi A e.a. Overview of azathioprine treatment in multiple sclerosis. Lancet 1991;338:105-15.

gramm Körpergewicht i.v. gegeben wurden, zu einem geringeren Anstieg der EDSS-Werte auf der erweiterten Kurtzke-Skala im Vergleich zu Placebo. Der Unterschied war signifikant, aber so gering, dass er klinisch keine Bedeutung hatte: In der Therapiegruppe nahm der Ausgangswert von 3.3 um 3.1 ab, unter Placebo von 3.4 auf 3.5 zu[41]. Kernspintomographische Untersuchungen wurden nicht durchgeführt. Noch bedenklicher ist, dass der auswertende Arzt wusste, wer Immunglobuline bekam und wer nicht.

Natalizumab (Tysabri®) – ein neues Therapieprinzip weckt Hoffnungen.

Ich komme nun zu Tysabri®. Darüber gibt es zwei Aussagen: Erstens soll es doppelt so wirksam sein wie die anderen Immunmodulatoren (Betainterferone und Copaxone®), und zweitens, sagt man, sind die Nebenwirkungen wesentlich geringer. Allerdings scheinen diese Vorteile mit einem hohen Risiko, nämlich der progressiven multifokalen Encephalomyelitis (PML), erkauft zu sein.

Ein geniales Wirkprinzip

Beginnen wir mit dem Wirkprinzip, das wirklich genial ist. Die gängige MS-Theorie geht ja davon aus, dass die MS eine Erkrankung ist, bei der aggressive Lymphozyten das Gehirn angreifen. Wenn sie das tun wollen, dann müssen sie ja erst einmal ins Gehirn gelangen, und das heißt, sie müssen die Blut-Hirn-Schranke passieren. Man stellt sich vor, dass die Lymphozyten an ihrer Oberfläche einen ‚Enterhaken' ausbilden, mit dem sie sich an der Gefäßinnenhaut von Hirnvenen anheften können, um dann durch die Venenwand hindurch ins Gehirn geschleust zu werden. Wissenschaftlich gesprochen ist der ‚Enterhaken' ein Adhäsionsmolekül (adhaerere = anhaften), das zur Klasse der Integrine gehört. Das Prinzip ist also, dass dieser ‚Enterhaken' durch einen Antikörper, nämlich das Natalizumab (Tysabri®), blockiert wird, so dass die Lymphozyten im Blut bleiben und ihr Angriffsziel im Gehirn nicht erreichen.

Im November 2004 wurden die Einjahresergebnisse der sogenannten AFFIRM-Studie bekannt gegeben. Sie zeigte, dass Natalizumab die Schubrate im Vergleich zu Placebo um 66% senkt. Obwohl die Studie auf zwei Jahre angelegt war, war die amerikanische Zulassungsbehörde Food and

---

[41] F Fazekas e.a.: Lancet 1997; 349: 589-93

Drug Administration (FDA) von den vorläufigen Resultaten so beeindruckt, dass sie das Medikament im Schnelldurchgang für die USA zuließ. Aber dann machten im März 2005 Berichte von drei Patienten Schlagzeilen, die unter einer Therapie mit Tysabri® an der seltenen progressiven multifokalen Leukoencephalopathie (PML) erkrankt waren. Daraufhin wurde das Medikament von den Herstellern Biogen Odec und Elan Pharmaceuticals in den USA freiwillig vom Markt genommen.

Die progressive multifokale Leukoencephalopathie (PML)

Die PML ist eine meist tödlich verlaufende Hirnkrankheit. Ihr liegen zum Teil herdförmige, zum Teil flächenhafte Entmarkungen des Gehirns und des Rückenmarks zugrunde, die sich stürmisch entwickeln und gewisse Ähnlichkeiten mit der akuten disseminierten Enzephalomyelitis (ADEM) aufweisen, aber wie diese nichts mit der MS zu tun haben. Zu den Symptomen gehören eine rasch fortschreitende Demenz, mannigfache Herdsymptome und Para- und Tetraparesen. Die Erkrankung endet meist bereits nach wenigen Monaten im Koma.

Im Gegensatz zur MS finden sich keine Entzündungszeichen im Liquor. Der Erreger ist das JC-Virus. Es hat seinem Namen von den Initialen des ersten Patienten, bei dem es 1972 nachgewiesen werden konnte, und gehört zur Gruppe der eigentlich völlig harmlosen Polyoma-Viren, von denen etwa 80% der Normalbevölkerung befallen sind, ohne dass es jemals zu Krankheitszeichen kommt. Vieles spricht dafür, dass die Polyoma-Viren über Leukozyten ins ZNS gelangen und hier vor allem die Oligodendrozyten befallen, in denen sie sich einnisten, jedoch keine Symptome produzieren. Nur bei einer ausgeprägten Immunschwäche, zum Beispiel bei AIDS oder unter einer massiven immunsuppressiven Behandlung nach Organtransplantation kann es reaktiviert werden und eine PML verursachen.

Nach einer umfangreichen Re-Analyse aller verfügbaren Daten von mehr als 3000 mit Tysabri® behandelten Patienten wurde die Substanz Mitte 2006 wieder zugelassen – jetzt auch in Deutschland, und zwar

a) bei Patienten mit MS mit hoher Krankheitsaktivität, die nicht mehr ausreichend auf eine Behandlung mit Beta-Interferonen ansprechen, oder

b) bei Patienten mit schubförmiger MS, die eine rasche Verschlechterung erleiden.

Zusätzlich gilt: Niemand, der Tysabri® erhält, darf zusätzlich mit Betainterferonen oder anderen Immunmodulatoren bzw. –suppressiva behandelt werden.

Viele MS-Betroffenen haben sich die Zulassung herbeigesehnt. Anstelle der unangenehmen und nebenwirkungsreichen Spritzerei dreimal pro Woche gibt es hier die Möglichkeit, sich mit einer gut verträglichen Infusion einmal pro Monat behandeln zu lassen, und dies mit der Aussicht, dass das Medikament wesentlich wirksamer ist als die Betainterferone. Wie steht es aber mit den Risiken?

Das Problem

Das Problem ist, dass die Lymphozyten ja im Gehirn im Notfall gebraucht werden. Vermutlich gibt es dort Dutzende von Viren, die harmlos sind und keinen Schaden anrichten – es sei denn, man greift in das Gleichgewicht der schützenden und aggressiven Kräfte ein. Es ist also eine sehr grobe und einschneidende Maßnahme zu sein, die Eingangspforte zum Gehirn für die Lymphozyten dicht zu machen. Denn dann könnten auch Erreger wachsen, blühen und gedeihen, die dies nur deshalb nicht tun, weil im Gehirn Lymphozythen ihre schützende Aufgabe erfüllen..

Mittlerweile stellt sich die Situation wie folgt dar (dabei beziehe ich mich auf die Ärzte AG des MS-Netzwerks Hamburg, November 2009): Bis zum Juli 2009 wurden 61.200 Patienten (mit MS und entzündlichen Darmerkrankungen) mit Tysabri® behandelt. Davon erhielten etwa 10.000 das Medikament länger als 2 Jahre. Bis jetzt sind 24 Patienten an PML erkrankt. Es ist aber davon auszugehen Es gibt aber Hinweise darauf, dass die Dunkelziffer höher ist. Damit liegt das Risiko, diese Krankheit zu erleiden, vermutlich höher als 1:500.

Zunächst wurde vermutet, die PML träte nur dann auf, wenn die Patienten gleichzeitig einen anderen Immunmodulator bekamen (Avonex®). Das hat sich jedoch nicht bestätigt. Zumindest 2 Patienten hatten vor Tysabri® keine andere Therapie erhalten. Die anderen waren allerdings mit Mitoxantron, Azathioprin und Methotrexat vorbehandelt worden, aber die PML trat auch auf, wenn die Patienten Betainterferone oder Copaxone® erhalten hatten. Es ist also die Frage, in welchem Abstand zu vorangegangenen Therapien man Tysabri® einsetzen darf. Sollten es 3 oder lieber 6 Monate sein?

Ein anderes Problem ist natürlich, wie es sich auswirkt, wenn Tysabri®-Patienten zusätzlich Cortison bekommen oder vor der Behandlung viel Cortison erhalten haben.

Auch die Behandlungszeit mit Tysabri® scheint eine Rolle zu spielen. Die Anzahl der Tysabri®-Gaben lag bei Patienten, die eine PML entwickelten, zwischen 8 und 35, im Mittel bei 24 Gaben. Ich glaube also, dass ein Zusammenhang zwischen der Dosis und der Nebenwirkung besteht und dass leider mit weiteren PML-Fällen zu rechnen ist.

Unter welchen Umständen soll man also eine MS mit diesem Medikament behandeln? Was rechtfertigt ein Risiko, dass höher als 1:500 ist? Meiner Ansicht nach müsste es eine sehr aggressive Erkrankung sein, und es müsste ein Sicherheitsabstand zu anderen Immunmodulatoren von mehreren Monaten eingehalten werden. Eine zusätzliche Cortisongabe ist nur im Notfall zu rechtfertigen.

Ich fürchte, dass in Deutschland die Tysabrigabe zu großzügig erfolgte und die Kontrollen teilweise nicht gründlich genug durchgeführt wurden.

Ob es etwas ausmacht, wenn man vor der Behandlung immunmodulatorisch mit Betainterferonen behandelt worden ist, ist nicht bekannt. Auch nicht, ob das Risiko durch die Cortisonbehandlung eines frischen Schubes erhöht wird. Was aber meisten schreckt, ist, dass wir nur das Risiko für die ersten zwei Jahre kennen. Niemand weiß, wie hoch das Risiko für eine PML ist, wenn man sich fünf oder zehn Jahre mit Tysabri® behandeln lässt. Insofern bleibt die Behandlung ein Spiel mit dem Feuer.

Rituximab®

Im November 2009 war folgendes im Fernsehen zu sehen:

Der Familienvater ist verzweifelt. Er ist erst Mitte 40. Vor 2 Jahren hat er von heute auf morgen Lähmungen in den Beinen verspürt. Innerhalb von einer Woche sitzt er im Rollstuhl. Die Diagnose: MS. Als keine herkömmliche Behandlung bei ihm wirkt, schlägt ihm seine Ärztin vor als letzten Ausweg ein experimentelles Verfahren auszuprobieren. Das Mittel heißt Rituximab und ist eigentlich für die Behandlung von Lymphknotenkrebs zugelassen und wird auch bei schwersten Formen von Rheuma angewendet Trotz der Gefahr schwerer Nebenwirkungen stimmt der Patient der Behandlung zu. Er bekommt innerhalb einiger Wochen zwei Infusionen mit dem Antikörper, verträgt alles gut und spürt unmittelbar Besserung. „Das war wie

Handauflegen. Ich war so dankbar. Das hat mir sicher das Leben gerettet."
Nach dieser Therapie wird er auf eine gängige Behandlung von Multiple
Sklerose umgestellt.

Man sieht, wie aggressiv die neuen MS-Medikamente beworben werden.

Rituximab wurde zur Krebsbehandlung entwickelt. Die Infusionen werden alle 2 Wochen gegeben. Es ist wie Tysabri® ein monoklonaler Antikörper. Allerdings ist er nicht gegen T-, sondern gegen B-Lymphozyten gerichtet. Warum B-Lymphozyten bei der MS eine Rolle spielen sollen, ist nicht ganz klar. Bisher waren die Theorien davon ausgegangen, dass die MS eine Th1-Zellvermittelte Autoimmunkrankheit sei. Auf jeden Fall ‚beseitigt' Rituximab bestimmte Proteine von der Oberfläche von B-Zellen. Es soll bei bestimmten Patienten mit Krebs hilfreich gewesen sein, aber auch bei Patienten mit rheumatoider Arthritis, die ebenfalls eine Autoimmunkrankheit sein soll. Bei zwei Patienten hat sich als Nebenwirkung die gefürchtete PML entwickelt. Der eine hatte ein Non-Hodgkin-Lymphom, der zweite zusätzlich dazu eine MS.

Steht die ‚MS-Pille' kurz bevor?

Bisher reichte es für Kenner ihrer Krankheit, die drei Betaferone und deren Für und Wider zu kennen. Auch die Fakten zu Tysabri® waren noch gut zu behalten: Es wird als Infusion einmal pro Monat verabreicht, ist doppelt so wirksam wie die Betainterferone, aber die Gefahr einer PML ist hoch... Aber jetzt ist das anders geworden. Sogar die ganz alten ‚Hasen' tun sich schwer, die neuen Medikamente gegen die MS richtig auszusprechen und auseinander zu halten. Wir wollen uns trotzdem bemühen.

Es sieht so aus, dass wir uns daran gewöhnen müssen, uns die Namen von fünf neuen Medikamenten zu merken, die bald gegen die MS auf den Markt kommen und als Tablette eingenommen werden können: Fumarsäure (Furaderm®), Laquinimod, TY720 (Fingolimod®), Cladribin und Fampridin. Die entsprechenden Studien haben geradezu fröhlich stimmende Namen: CONFIRM, FREEDOM, DEFINE und ALLEGRO. Ich möchte darauf im Einzelnen eingehen.

1. Fumarsäure (Furaderm®):

1995 wurde in Deutschland die Fumarsäure unter dem Namen Furaderm® gegen die Schuppenflechte (Psoriasis) zugelassen. Soweit ich weiß, hatte der

Bochumer Haut-Professor Peter Altmeyer bemerkt, dass sich die MS bei einer Patientin besserte, die er wegen einer Schuppenflechte mit diesem Medikament behandelte. Er hat angeregt, die Wirkung der Substanz auf die MS breiter zu untersuchen. Eine so genannte Dosisfindungsphase (Phase II) wurde 2008 abgeschlossen (Kappos L, Gold R, Miller DH, Lancet 2008).

Das Medikament wurde 257 Patienten im Alter zwischen 18 und 55 Jahren placebokontrolliert gegeben und zwar über 24 Wochen. In der höchsten Dosierung (720 mg/Tag) soll es das Auftreten neuer Gadolinium aufnehmender Herde (primärer Endpunkt) um 69% verringert haben. Der Rückgang der jährlichen Rezidivrate um 32% verfehlte allerdings das Signifikanzniveau. Auch waren die Nebenwirkungen dosisabhängig: unter der höchsten Dosierung zeigten sich Hautreaktionen („flushing") bei 40% der Behandelten. 21% klagten über Kopfschmerzen und 16% über Übelkeit. Immerhin haben 13% aller Patienten der Höchstdosisgruppe die Studie vorzeitig beendet.

Der Wirkungsmechanismus ist nicht bekannt. Man vermutet, dass die MS wie die Schuppenflechte eine Autoimmunkrankheit ist und Fumarsäure immunsupressiv wirkt.

An der 2007 begonnenen dritten Testphase des Medikaments nehmen über 2.000 Patienten aus Europa und den Vereinigten Staaten teil. Ihr Alter liegt zwischen 18 und 55 Jahren. Die Studien laufen unter den Kürzeln DEFINE bzw. CONFIRM, sollen zusammen etwa 80 Millionen Euro kosten und werden von der Pharmafirma Biogen Idec durchgeführt. In DEFINE erhält eine Gruppe von Patienten 720 mg Dimethylfumarat, eine zweite Gruppe 480 mg und eine dritte Placebo. Die CONFIRM-Studie vergleicht die Fumarsäure, Glatirameracetat und Placebo. Die Dauer der Studien wird zwei Jahre betragen. Endgültige Ergebnisse werden voraussichtlich 2010 oder 2011 vorliegen.

Ralf Gold (DMSG) und Ludwig Kappos (Schweizer MS-Gesellschaft) sind überzeugt, Fumarsäure sei bei MS sehr wirksam und lasse sich eventuell sogar mit Betainterferonen oder Glatirameracetat kombinieren. Andere bezweifeln das und weisen auf die Nebenwirkungen Flush, Übelkeit, Durchfälle und Kopfschmerzen bei höherer Dosierung hin. Bis 2009 sollen zwei Todesfälle unter Fumarsäure aufgetreten sein. Es handelte sich beim letzten Fall um eine 72-jährige Patienten mit einer Schuppenflechte, die vermutlich an einer ‚seltenen Nervenkrankheit' verstarb. Aber auch Nierenerkrankungen sind denkbar. Bereits im Juli 1990 hatte das arznei-telegramm geschrieben: „Die Wirksamkeit von Fumarsäure … zur Therapie der Schuppenflechte ist nicht belegt. Mit schwerwiegenden Störwirkungen wie akutem Nierenversagen ist auch bei sonst gesunden Personen zu rechnen."

2. Laquinimod

Als zweites sollten wir uns wohl das Laquinimod von der Firma Teva merken. Die Substanz soll entzündungshemmend sein und wohl auch (ähnlich wie Tysabri®) Lymphozyten daran hindern, ins Gehirn einzuwandern. Es gehört zur Gruppe der Chinoline, die früher zur Bekämpfung der Malaria eingesetzt wurden.

In der Zeitschrift LANCET las man 2008: Insgesamt 720 Patienten waren in die 3-armige Studie (ALLEGRO) eingebunden. Getestet wurden über 24 Wochen Laquinimod in einer niedrigen Dosierung (0,3 mg täglich), Laquinimod in einer höheren Dosierung (0,6 mg) oder Placebo. Die angehäufte Zahl der Gadolinum-markierten Läsionen in der Kernspintomografie konnten von 4,2 (im Placebo-Arm) auf 2,6 gesenkt werden, was einer einer Reduktion von 40 % entspricht.

Das deutet nach Ansicht des Deutschen Ärzteblattes (Juni 2008) auf eine Wirkung hin, belegt diese indes nicht. Es stimme zwar, dass die Vermeidung neuer Herde im Kernspintomogramm zu den anerkannten Parametern für Diagnose und Verlauf der Erkrankung zählten. Dass sie aber nicht immer verlässlich sind, zeige sich nach Ansicht der Editorialisten (darunter Brian Weinshenker von der Mayo Clinic in Rochester) darin, dass in der aktuellen Studie unter der niedrigen Dosierung von 0,3 mg/Tag keine Wirkung erzielt wurde – im Gegensatz zu den ersten klinischen Studien, in denen die niedrige Dosis in der Kernspintomografie neue Herde vermindert habe (Lancet 2008; 371: 2059-2060).

3. Fingolimod®

Das dritte Medikament, das FTY720 (Fingolimod®) wurde von Novartis entwickelt, um die Abstoßungsreaktion nach Nierentransplantation zu unterdrücken. Dann wurde aber auch eine Wirksamkeit bei MS vermutet. Während Tysabri® die Blut-Hirn-Schranke dicht macht, soll Fingolimod® noch früher ansetzen und die Lymphozyten daran hindern, aus ihren Lymphknoten herauszukommen.

Die Phase-III-Studie hieß FREEDOM und ergab dies: Fingolimod® (1,25 mg als Tablette täglich) soll die Rückfallquote um weitere 11-14% gegenüber Avonex verringern. Das heißt, einfach ausgedrückt, dass statt 3 Schüben in 10 Jahren nur noch 2 Schübe im gleichen Zeitraum auftreten würden. Aber das Medikament soll schwere Nebenwirkungen haben. Zu den häufigsten zählen Nasen- und Racheninfektionen. Im Juni 2008 verstarb ein MS-Patient an Windpocken während ein zweiter Patient eine lebensbedrohliche Herpes-Enzephalitis entwickelte. Und FOCUS online berichtete im April 2009, dass unter Fingolimod® 7 Fälle von Hautkrebs aufgetreten seien, denen nur 1 Fall unter Avonex® gegenübersteht. Wäre es also denkbar, dass die Lymphozyten eine wichtige Funktion in unserem Körper haben und uns vor Krebs schützen?

4. Cladribin

Das nächste Medikament, das Cladribin (Merck Serono), ist ein Mittel gegen Krebs und zwar gegen Haarzell-Leukämie. Diese macht nur 1-2% aller chronischen Leukämien aus. Warum man auf die Idee kam, dieses Krebsmittel auch bei der MS einzusetzen, bleibt offen.

Zum Wirkungsmechanismus ist Folgendes bekannt: Die Chromosomen bestehen aus sogenannten Tripletts und jedes Triplett aus drei der vier Nukleosiden Adenosin, Thymidin, Guanosin und Cytidin. Anders gesagt: Gene bestehen aus aneinandergereihten Nukleosiden. Durch bestimmte Krebsmittel können diese durch Nukleosidanaloga (also durch Substanzen, die den Nukleosiden ähnlich sind), ersetzt' werden und funktionieren dann natürlich nicht mehr richtig.

Studien sind schlecht miteinander vergleichbar. Das zeigt sich auch an der CLARITY-Studie. Die Studienteilnehmer wurden 3 Behandlungsgruppen zugeteilt. Die erste Gruppe erhielt im ersten Jahr zwei Behandlungszyklen, die zweite vier. Beide Gruppen erhielten dann im zweiten Jahr jeweils zwei Zyklen. Die dritte Gruppe bekam Placebo.

In jedem Zyklus musste das Präparat (10 mg täglich) an vier bis fünf aufeinander folgenden Tagen eingenommen werden. Das heißt, dass die an der Studie beteiligten Patienten an 8 bis maximal 20 Tagen im Jahr Cladribin-Tabletten einnehmen mussten. Im zweiten Jahr erhielten alle Patientengruppen zwei Behandlungszyklen, was bedeutet, dass die Patienten an 8 bis 10 Tagen im Jahr Cladribin-Tabletten einnehmen mussten.

Das orale Zytostatikum soll 80% der Patienten über 2 Jahre hinweg schubfrei gehalten haben gegenüber 61% in der Placebogruppe. Einige Tumorfälle unter den Probanden erfordern jedoch weitere Studien.

Vorangegangene Studien mit parenteralem Cladribin (Cladribin, das man sich spritzen muss) haben einen positiven Effekt auf die Anzahl der entzündlichen Herde im MRT gezeigt. Das arznei-telegramm berichtete 2001: In zwei Studien mit insgesamt 210 Patienten wird Cladribin in Dosierungen, die etwa denen zur Leukämiebehandlung entsprechen, bei progredienter MS im fortgeschrittenen Krankheitsstadium (EDSS 4,6 bzw. 5,6) erprobt. Nur die kleinere Studie zeigt einen Effekt, in der größeren schneidet die Placebogruppe sogar besser ab. Die Datenlage für Patienten mit schubförmigem Verlauf ist unzureichend.

5. Fampridin

Ich komme abschließend zu Fampridin oder 4-Aminopyridin, das kein neues Medikament ist. Es wurde bereits vor etwa 20 Jahren getestet, aber damals wurden die Studien wegen mangelnder Wirksamkeit und starken Nebenwirkungen (epileptische Anfälle, Schlaflosigkeit, Müdigkeit, Übelkeit und Gleichgewichtsstörungen) eingestellt.

Man stellt sich vor, dass Kaliumionen durch das Medikament in lädierten Nervenfasern verzögert freigesetzt werden. Dadurch soll sich z.B. die Gehfähigkeit verbessern.

Die Cochrane Collaboration kam 2002 zu dem Schluss, dass eine günstige Wirkung auf die Lähmungserscheinungen nicht belegt ist. Aber jetzt soll die Verträglichkeit durch eine Retardform verbessert worden sein. Dennoch kam es in neuen Studien (zweimal täglich 10 mg Fampridin) zu einem fokalen Krampfanfall und zu einer schweren Angstattacke. Beide sind jedoch nicht mit Sicherheit auf das Medikament zurückzuführen.

Was meine ich nun? Ich muss gestehen, dass ich dies alles für verwirrend halte. Es ist denkbar, dass die Unterschiede in den einzelnen Studien so kompliziert sein müssen. Dennoch tragen sie zur Verwirrung bei, die nicht nur unter MS-Betroffenen, sondern sogar unter Ärzten und Neurologen groß ist.

Die Befürchtung, letztendlich könnten sich nur noch ‚Experten' auskennen, nimmt zu. Damit wächst die Abhängigkeit von Instanzen, die der Patient selbst nicht kontrollieren kann, und damit nehmen auch die Möglichkeiten seitens der Pharmaindustrie zu, steuernd und vertuschend in den Informationsfluss einzugreifen.

19 Muss ich mich spritzen?

Der Kranke traut nur widerwillig
Dem Arzt, der´s schmerzlos macht und billig.
Laßt nie den alten Grundsatz rosten:
Es muss a) wehtun, b) was kosten.
Eugen Roth

Nach den vielen verwirrenden Informationen ist es an der Zeit, ein Resümee zu ziehen. Ob man sich behandeln lässt oder nicht, hängt im Wesentlichen davon ab, an welchen Neurologen man gerät und wie die eigene Einstellung der Medizin gegenüber ist. Zwei extreme Haltungen stehen sich gegenüber: Auf der einen Seite Neurologen, die sagen, jede schubförmige MS müsse so frühzeitig wie möglich behandelt werden, um Spätschäden vorzubeugen, auf der anderen Seite Ärzte, die nicht an die Wirksamkeit der Medikamente glauben und eine Behandlung wegen der Nebenwirkungen und nicht zuletzt auch wegen der hohen Behandlungskosten rundweg ablehnen.

Wer sollte behandelt werden?

Hängt die Art der Behandlung wirklich entscheidend vom Neurologen ab, den man als ersten konsultiert? Das ist nicht ganz von der Hand zu weisen. Schauen wir uns einen weiteren Fall an.

Die 23jährige Karin M. leidet seit längerem unter Schwindel und Müdigkeit. Vor zwei Wochen hatte sie beim Joggen bemerkt, dass sie das linke Bein nachzog. Als es am nächsten Tag taub und schwer wie Blei wurde, suchte sie einen Neurologen auf, der sofort ein Kernspintomogramm des Gehirns veranlasste. Dort fanden sich fünf weiße Flecken am Rand der Hirnkammern. Im Liquor wurden oligoklonale Banden nachgewiesen. Die visuell evozierten Potentiale sind rechtsseitig verlängert, und auf Befragen erinnert sie sich, dass sie vor etwa fünf Jahren eine vorübergehende Sehstörung auf dem rechten Auge hatte.

Der Neurologe nimmt sich Zeit und erklärt ihr, dass an der Diagnose einer MS aus seiner Sicht kein Zweifel bestehe und sie jetzt den zweiten Schub erlitten habe. Der Verlauf der MS sei nicht vorhersehbar, aber man müsse leider davon ausgehen, dass die Erkrankung oft bereits nach fünf, zehn, spätestens fünfzehn Jahren zu einer schweren Behinderung führe. Darum schlage er ihr vor, jetzt gleich mit einer Behandlung zu beginnen, welche die Krankheitsaktivität bremse. Große Studien hätten gezeigt, dass dadurch die Schubzahl um ein Drittel reduziert werde.

Die junge Frau ist erschreckt, als sie erfährt, dass sie sich das Medikament, das er empfiehlt, dreimal in der Woche selbst unter die Haut spritzen soll, und dass sie unter der Behandlung nicht schwanger werden darf. Sie möchte gern Kinder haben und hat furchtbare Angst vor Spritzen, und sie fragt, ob man nicht erst einmal abwarten könne, vielleicht komme die Krankheit auch ohne Medikamente zum Stillstand. Auch wenn zunächst kein weiterer Schub aufträte, sagt der Arzt, handele es sich um eine trügerische Ruhe, denn unterhalb der Oberfläche würde der Entzündungsprozess unbemerkt weiter schwelen und eine Menge Nervenfasern zerstören, die auf immer verloren wären. Darum müsse die Krankheit bereits im Anfangsstadium früh und konsequent bekämpft werden.

Frau M. bittet um Bedenkzeit. Sie wendet sich an ihren Hausarzt, der ihr die Adresse einer Neurologin gibt, von der sie eine zweite Meinung einholen kann. Wenige Tage später sitzt sie dieser gegenüber. Sie teilt die Ansicht ihres Kollegen, dass an der Diagnose einer MS kein Zweifel sei, ist aber -

was die sofortige Einleitung einer Therapie anbelangt – wesentlich zurückhaltender eingestellt. Sie sieht sich die Kernspinbilder genau an und sagt, es
handele sich ausschließlich um ältere Herde, die weitgehend ausgeheilt
seien. Sogenannte „schwarze Löcher", also aggressivere Herde, seien nicht
nachweisbar. Wenn man bedenke, dass die Krankheit mindestens schon
fünf Jahre bestehe und nicht mehr als fünf Herde produziert habe, also nicht
mehr als einen Herd pro Jahr, dann könne man mit guten Gründen von einer
niedrigen Krankheitsaktivität ausgehen. Außerdem besage eine gute, wenn
auch nicht immer zutreffende Regel, die MS-Aktivität lasse im Laufe der
Jahre immer mehr nach.

„Und was bedeutet das für mich?", fragt Frau M.. „Ich weiß nicht, ob ich
Ihnen wirklich eine Basistherapie empfehlen sollte", sagt die Neurologin.
„Die Nebenwirkungen sind erheblich und die Wirksamkeit fraglich, vor
allem konnte bisher nicht überzeugend nachgewiesen werden, dass die
Basistherapie den Langzeitverlauf der MS günstig beeinflusst. Man schließt
das nur indirekt, weil sie die Bildung neuer Herde unterdrückt. Weniger
neue Herde gleich weniger Behinderung im weiteren Verlauf, so hofft man.
Falls diese Überlegung stimmt, dann ist eine frühzeitige Behandlung vor
allem dann zu empfehlen, wenn zu erwarten ist, dass die Krankheit weiterhin sehr aktiv sein wird, dass also z.B. fünf oder zehn neue Herde im nächsten Jahr dazukommen. Aber diese Situation liegt in Ihrem Fall nicht vor."

Sie überlegt. Schließlich sagt sie: „Vielleicht erzählen Sie mir einmal, was
in den letzten Wochen alles so los war. Gab es irgendetwas, dass Sie aus
dem Gleichgewicht gebracht oder Ihre Widerstandskraft geschwächt hat?"
Die junge Frau bricht in Tränen aus. In letzter Zeit sei vieles zusammenge-
kommen. Vor drei Monaten habe sie herausbekommen, dass ihr Freund sie
mit ihrer besten Freundin betrogen habe. Außerdem habe sie große Probleme an ihrer Arbeitsstelle, sie müsse ständig Überstunden machen und
komme mit ihrem Vorgesetzten nicht aus. Aber jetzt sei ihrem Versetzungs-
gesuch stattgegeben worden, so dass sie ab nächsten Monat den Arbeitsplatz bekomme, den sie sich seit langem gewünscht habe.

„Theoretisch", sagt die Neurologin nachdenklich, „müssten Sie sich drei
Jahre lang behandeln lassen, um eventuell einen neuen Herd zu verhindern.
Das scheint mir bei den doch nicht unerheblichen Nebenwirkungen, die sich
auch auf ihre Leistungsfähigkeit am neuen Arbeitsplatz auswirken werden,
unverhältnismäßig zu sein. Ganz abgesehen davon, dass Sie durch die häufigen Spritzen kein normales Leben mehr führen können und ständig daran
erinnert werden, krank zu sein. Aus meiner Sicht spricht viel dafür, dass

Ihre beruflichen Probleme zusammen mit der enttäuschten Liebesbeziehung dazu beigetragen haben, dass sich Ihre MS jetzt so deutlich zurückgemeldet hat. Ich sehe in Ihrem Fall keine Gefahr im Verzug, und ich denke, wir sollten erst einmal abwarten, wie sich Ihre Krankheit ohne Medikamente weiterentwickelt."

Frau M. ist hin- und hergerissen. Beide Ärzte haben sich viel Zeit genommen und sie einfühlsam aufgeklärt. Aber ihre Empfehlungen sind widersprüchlich. Was soll sie tun? Geht sie wirklich ein hohes Risiko ein, wenn sie noch ein paar Monate - und wenn alles ruhig bleibt, auch ein paar Jahre - abwartet? Es ist und bleibt ein Dilemma, junge MS-Betroffene, von denen wir wissen, dass sie zu einem großen Teil niemals schwerwiegende Behinderungen durch die Erkrankung erleiden werden, aufs Geratewohl den Nebenwirkungen und Risiken einer Langzeittherapie mit Immunmodulatoren auszusetzen, um den Verlauf bei einem kleineren Anteil mit einer aggressiveren MS abzumildern.

Wie geht man praktisch vor?

Ob ich eine Basistherapie empfehle, hängt von der Beantwortung von fünf Fragen ab:

1. Wie lange besteht die MS?
2. Wie viele Herde hat sie in diesem Zeitraum produziert?
3. Wie häufig sind die Schübe? Handelt es sich in der Mehrzahl um Reaktivierungen?
4. Finden sich auf den Kernspinbildern „schwarze Löcher"?
5. Treten die Schübe aus heiterem Himmel oder in besonderen Belastungssituationen auf?

Als Faustregel gilt: Produziert die MS weniger als fünf neue Herde pro Jahr, sind kernspintomographisch keine aggressiven Herde auffindbar, handelt es sich bei den „Schüben" überwiegend um das Wiederaufflackern der Entzündung in einem älteren Rückenmarksherd und werden die Schübe von körperlichen oder seelischen Belastungen provoziert, dann rate ich von einer medikamentösen Prophylaxe ab. Beträgt die jährliche Herdproduktionsrate 5 oder mehr, finden sich „schwarze Löcher" im Kernspintomogramm, handelt es sich um „echte" Schübe mit neuen Symptomen und treten diese ohne besonderen Anlass auf, dann ist eine Beta-Interferontherapie ernsthaft zu erwägen.

Drei Beispiele

Eine 37jährige Lehrerin hat seit fünf Jahren eine MS. Sie berichtet, dass sie im letzten Jahr sechs und in diesem Jahr bereits fünf Schübe erlitten habe. Auf die Frage, wie genau sich die letzten Schübe bemerkbar gemacht hätten, berichtet sie, eigentlich sei es immer dasselbe: Es beginne damit, dass sie Gefühlsstörungen im rechten Bein bekomme. Gleichzeitig werde es schwer wie Blei und außerdem verspüre sie ein Druckgefühl unterhalb des rechten Rippenbogens. Es stellt sich heraus, dass ihre MS auch mit derselben Symptomatik begonnen hat. Die Kernspintomographie zeigt nur einen Herd im Rückenmark und etwa ein halbes Dutzend winzige Herde im Gehirn. Ihre Neurologin drängt sie, eine Behandlung mit Beta-Interferonen zu beginnen.

Man könnte meinen, die Häufigkeit der Schübe sei ein eindeutiges Kriterium für die Aufnahme einer Beta-Interferon-Therapie. Aber es fällt auf, dass die Patientin immer wieder über dieselben Symptome klagt. Auch zeigt eine Kontrolle des Kernspintomogramms keine neuen Herde. Trotz der scheinbar hohen Schubrate wird also im vorliegenden Fall eine Beta-Interferon-Behandlung nicht empfohlen, weil die Krankheitsaktivität sehr gering ist.

Bei einer 28jährigen Bankangestellten ist seit zwei Jahren eine MS bekannt. Jetzt hat sie nach einem Indienaufenthalt einen zweiten Schub erlitten, nachdem sie an einer anstrengenden Bergwanderung in Katmandu teilgenommen hatte. Vorher hatte sie sich gegen Hepatitis B impfen lassen. Sie wollte sich und ihrem Freund zeigen, dass ihr die MS nichts anhaben könne. Im Krankenhaus habe ihr der Chefarzt im Beisein von ihrem Freund gesagt, wenn sie sich nicht mit Beta-Interferonen behandeln lasse, müsse sie damit rechnen, dass die Krankheit weiter fortschreite.

Man kann auch eine andere Ansicht vertreten. Die Patientin hat sich unvernünftig verhalten. Sie hat den zweiten Schub geradezu provoziert, indem sie nicht nur in ein Land mit hohen Temperaturen gereist ist, sondern sich auch noch zusätzlich einer immensen körperlichen Strapaze unterzogen hat. Außerdem meine ich, dass man als MS-Betroffener auf Auslandsreisen, die eines Impfschutzes bedürfen, lieber verzichten soll. Hier steht also eine Vermeidung auslösender Faktoren vor einer medikamentösen Behandlung.

Eine 17jährige Schülerin ist vor wenigen Wochen akut mit Doppelbildern, Drehschwindel und einer Ataxie erkrankt. Im Gehirn finden sich viele, zum Teil sehr ausgedehnte Marklagerherde, von denen sich einige auf den T1-

*betonten Bildern hypointens, d.h. dunkel darstellen. Kleinhirn und Hirn-
stamm sind mitbetroffen.*

Eine Beta-Interferon-Therapie muss dringend diskutiert werden. Eventuell
sollte sogar gleich eine Stufe weiter gegangen und eine Mitoxantron-
Behandlung eingeleitet werden. Davon wird im nächsten Kapitel die Rede
sein.

Wie ist es bei chronischer Progredienz?

Beta-Interferone und Copaxone® sind bei der primär progredienten MS
unwirksam und zur Behandlung nicht zugelassen. Es gibt insgesamt drei
Studien, in denen keine signifikante Verzögerung des Krankheitsverlaufs
nachgewiesen werden konnte.

Zur sekundär progredienten MS gibt es vier Studien. Nur in der europäi-
schen Betaferon®-Studie fand sich eine leichte, aber signifikante Reduktion
der Progression. Dieses Ergebnis konnte allerdings in der nordamerikani-
schen Betaferon®-Studie nicht bestätigt werden. Auch für Rebif® und Avo-
nex® gelang es nicht, eine Verzögerung der Krankheitsprogression nachzuweisen.

Information ist oft schlecht von Werbung zu unterscheiden.

Typisch scheint mir die folgende Veröffentlichung der amerikanischen MS-
Gesellschaft zu sein. Es wird von 2.570 MS-Betroffenen berichtet, bei
denen es unter einer frühzeitigen Behandlung mit Betainterferonen zu einer
signifikanten Verminderung des Fortschreitens der MS kam (Annals of
Neurology 2009). Maria Trojano hat Patienten mit schubförmiger MS in 15
italienischen MS-Zentren untersucht. Der EDSS wurde alle 6 Monate für
jeden MS-Patienten dokumentiert. Als ‚frühzeitig' wurde eine Therapie
bezeichnet, wenn sie innerhalb eines Jahres nach der Diagnose der MS
begann.

„Diese große Studie unterstützt die Überlegung, eine MS-Therapie so früh
wie möglich nach der Diagnosestellung zu beginnen", kommentierte John
R. Richert, der eine leitende Position in der amerikanischen MS-Gesellschaft innehat.

Tatsächlich ist die Studie ziemlich groß, allerdings wurden die Patienten
nicht besonders lange behandelt. Das ist in der Zusammenfassung verloren

gegangen. In der Originalarbeit sind es ‚bis zu 7 Jahre', also im Schnitt nicht sehr lange. Noch schwerwiegender ist aber etwas anderes. Man hätte erwartet, dass Patienten, die sich spritzen, mit Patienten verglichen werden, die sich nicht spritzen. In der Studie geht es aber um Patienten, die sich ‚frühzeitig', also innerhalb eines Jahre nach der Diagnosestellung, behandeln ließen, und diese werden mit Patienten verglichen, die ebenfalls mit Betainterferonen behandelt wurden, aber deren Therapie erst nach einem Jahr begann. Oder anders gesagt: Es werden zwei Gruppen miteinander verglichen, die sich beide haben behandeln lassen – und das ist für viele nicht besonders spannend. Auch ist nichts darüber zu lesen, wie viele abgesprungen sind, denn die Abbrecherrate beeinflusst das Ergebnis oft erheblich.

Es gibt Nachrichten, die man zwar gern hören will, aber die wenig aussagen und nicht sicher von einer Werbung zu unterscheiden sind. Dass sich Betroffene, die sich nicht gleich zu Beginn, sondern erst später mit Betainterferonen behandeln lassen, möglicherweise schlechter abschneiden, ist unmittelbar einleuchtend. Es handelt sich um Patienten, die erst einmal abgewartet haben, ob sie nicht eventuell ohne Betainterferone auskommen. Wenn sie sich dann nach einem oder mehreren Jahren verschlechtert haben, haben auch sie zur Spritze gegriffen. Damit sind aber gerade die Patienten unter den Tisch gefallen, um die es beim ‚watchful waiting' geht: die, die abwarten, feststellen, dass die MS auch ohne Spritzerei günstig verläuft und gar nicht erst damit anfangen.

Kann man die Basistherapie probeweise absetzen?

Es gibt eine Reihe von Gründen, warum man mit dem Gedanken spielen kann, die Beta-Interferone bzw. das Glatirameracetat probeweise abzusetzen. Die häufigsten sind:

1. Es besteht ein Kinderwunsch.
2. Man ist „spritzenmüde".
3. Man findet keine gesunde Stelle mehr auf seiner Haut.
4. Die Nebenwirkungen beeinträchtigen die Arbeitsfähigkeit oder die Lebensqualität.
5. Es treten Depressionen auf, die möglicherweise durch die Medikamente verstärkt werden.
6. Man hat das Gefühl, das Präparat wirkt nicht mehr.
7. Die MS ist in das progrediente Stadium eingetreten.

Es gibt eine magische Vorstellung, die sich auf die Lebensweisheit „Never change a winning strategy." zurückführen lässt: Wenn man sich erst einmal dazu durchgerungen hat, sich mit einem Medikament behandeln zu lassen, und es einem gut geht, dann sollte man froh und dankbar sein und alles lassen, wie es ist. Irgendwie hat man das Gefühl, man werde bestraft, wenn man probehalber auf die Therapie verzichtet. Sicher ist es vernünftig, bewährte Handlungsweisen beizubehalten. Für eine medikamentöse Therapie ist aber das Gegenteil empfehlenswert. Man sollte immer nach einer gewissen Zeit probieren, ob man das Medikament wirklich noch braucht. Das gilt für Antidepressiva ebenso wie für Antiepileptika. Wenn jemand z.B. wegen zwei oder drei Anfällen auf z.B. Tegretal® dreimal 200 mg eingestellt worden ist und drei Jahre anfallsfrei ist, dann ist natürlich zu erwägen, ob er das Medikament wirklich noch braucht. Falls das EEG nicht eine massiv erhöhte Krampfbereitschaft zeigt, wird er das Tegretal® unter Aufsicht seines Arztes langsam ausschleichen, meistens in Stufen von 200 mg pro Halbjahr.* dasselbe gilt für Medikamente, die den Blutdruck anheben oder die Konzentrationsfähigkeit steigern sollen. Wenn man merkt, dass man sich nach dem Absetzen wieder schlechter fühlt, kann man es ja wieder ansetzen, und nichts spricht dafür, dass es dann schlechter oder gar nicht mehr wirkt. Natürlich gibt es auch Fälle, bei denen ein Absetzversuch gefährlich werden kann, z.B. wenn jemand eine künstliche Herzklappe hat und auf ein Blutgerinnungsmittel (Marcumar®) eingestellt ist.

In den meisten Fällen gibt es einen verlässlichen Wert, an dem man sich orientieren kann, wie sich das Absetzen auswirkt: den Blutdruck, das Cholesterin im Blut oder den Quick-Wert (Wert, der die Blutgerinnung misst). Bei den Beta-Interferonen oder dem Copaxone® ist das anders. Man merkt nicht wirklich, ob sie anschlagen oder nicht - und man kann es auch nicht messen. Selbst wenn man unter dem Medikament jahrelang schubfrei ist, ist das kein verlässlicher Hinweis; schließlich gehört es zum natürlichen Verlauf der MS, dass die Schübe im Laufe der Zeit immer seltener werden, und es kann auch sein, dass die Schubfreiheit ein Zeichen dafür ist, dass der Übergang in das progrediente Stadium erfolgt.

Wie ich von meinen Patienten höre, reagieren manche Neurologen mit großer Besorgnis und von den Pharmafirmen geschulte so genannte MS-Krankenschwestern geradezu hysterisch, wenn Sie den Wunsch äußern, ver-

---

* Mit Antiepileptika ist es ähnlich wie mit Azathioprin (Imurek®): Ein zu rasches Absetzen kann Anfälle provozieren - wie ein gedehntes Gummiband, das sich, wenn man das eine Ende loslässt, über seine normale Länge hinaus verkürzt.

suchsweise einmal eine Zeitlang auf die Spritzerei verzichten zu wollen. Warnend erheben sie ihre Stimme, ob Sie sich das wirklich gut überlegt hätten?! Ob Sie das Schicksal herausfordern wollten, jetzt wo es Ihnen gerade so gut gehe und die MS Ruhe gäbe. Sie würden viele kennen, die einen solchen Schritt schon bitter bereut hätten usw. usw.

Vor allem die letzte Drohung ist schlichtweg falsch. Es gibt in der Literatur keine Berichte darüber, dass sich eine MS nach dem Absetzen von Beta-Interferonen dramatisch verschlechtert hätte. Und auch aus eigener Erfahrung kann ich nur sagen, dass dies bei meinen Patienten bisher niemals vorgekommen ist. Jetzt müsste ich eigentlich auf Holz klopfen... Denn selbst wenn die Beta-Interferone tatsächlich wirkungslos wären, müsste es nach den Gesetzen der Wahrscheinlichkeit irgendwann einmal während der ersten Wochen und Monate nach dem Absetzen rein zufällig zu einem Schub kommen. Aber wie gesagt – meinen Patienten, die abgesetzt haben, ist das bisher nicht passiert. Und vergessen Sie nicht: Auch die netteste MS-Krankenschwester wird genau von der Firma bezahlt, die Interesse daran hat, dass Sie bei der Stange bleiben.

Wie geht man am besten vor?

Ich spreche sehr ausführlich mit meinen Patienten, nicht zuletzt auch, um herauszubekommen, ob ihr Entschluss sicher ist, oder ob sie noch schwanken. Wenn ich die geringste Vermutung habe, dass sie doch noch etwas Angst vor dem Absetzen haben, rate ich ihnen immer, noch ein wenig zu warten, bis ihnen ihre innere Stimme eindeutig sagt, dass sie nicht mehr spritzen möchten. Ob ich standardmäßig eine Kontrolle des Kernspintomogramms vor dem Absetzen veranlasse? Das könnte man tun, aber es bringt nicht viel: Sind neue Herde dazu gekommen, könnte es ein zusätzlicher Hinweis sein, dass das Präparat nicht wirkt; sind keine neuen Herde nachweisbar, könnte es den Beta-Interferonen zuzuschreiben sein – oder auf das Konto des natürlichen Verlaufs gehen.

Ob jemand von Jetzt auf Gleich absetzt, oder die Intervalle zwischen den Injektionen dehnt, sich also z.B. Rebif® nur noch zweimal pro Woche und dann nur noch einmal pro Woche spritzt, dafür gibt es keine Regeln. Es ist eher eine Temperamentsache. Sogenannte Rebound-Phänomene wie beim abrupten Absetzen von Imurek® sind jedenfalls nicht bekannt. Ich würde sofort absetzen – vor allem um die Zitterpartie, durch die man zwangsläufig in den ersten Wochen muss, abzukürzen. Was ich Ihnen jedoch dringend empfehle: Setzen Sie nicht allein ab! Lassen Sie sich nicht nur von Ihrem Arzt beraten, sondern bitten Sie ihn auch, dass Sie ihn jederzeit anrufen können, wenn Sie eine Verschlechterung spüren, damit er Sie beruhigen kann, denn Sie werden auf die geringsten Schwankungen Ihres Befindens in der ersten Zeit übersensibel reagieren – das ist völlig normal.

Wie bereits gesagt: Bei Azathioprin (Imurek®) müssen Sie aufpassen: Obwohl es aller Wahrscheinlichkeit nach nicht wirkt, ist dennoch eines sicher: Wenn man es zu abrupt absetzt, provoziert es Schübe. Es muss also langsam ausgeschlichen werden und zwar etwa um 25 mg pro Vierteljahr, wenn man ganz auf Nummer Sicher gehen will.

Fazit

1. Auch wenn es als gesichert gelten kann, dass die Beta-Interferone die Schub- bzw. Herdrate um ein Drittel senken, ist der klinische Effekt gering.

2. Die Studienergebnisse sind durch das sogenannte „framing" (publikumswirksame Darstellung) geschönt.

3. Es besteht nur ein vager Zusammenhang zwischen Schub- bzw. Herdzahl und dem weiteren Krankheitsverlauf.

4. Bisher ist es in keiner Studie gelungen, überzeugend nachzuweisen, dass die Immunmodulatoren einen Einfluss auf die Langzeitprognose der MS nehmen.

5. Beta-Interferone sind aller Wahrscheinlichkeit nach wirkungslos, wenn die MS erst einmal in das progrediente Stadium eingetreten ist.

Je mehr Zeit sich ein Arzt für Beratung und Aufklärung nimmt, je genauer er die Schübe analysiert, je mehr Mühe er sich gibt, die Krankengeschichte der MS aus der Lebensgeschichte zu interpretieren, und je besser seine Kenntnisse in der Kernspintomographie sind, desto weniger Medikamente wird er verordnen.

20 Die immunmodulatorische Stufentherapie der MS

Alles zu retten, muss alles gewagt werden. Ein
verzweifeltes Übel will eine verwegene Arznei!
Friedrich Schiller

*1999 hat sich der Ärztliche Beirat der Deutschen MS-Gesellschaft
(DMSG) mit der Österreichischen und Schweizerischen MS-Gesellschaft zur Multiple-Sklerose-Therapie-Konsensus-Gruppe (MSTKG)
zusammengeschlossen und gemeinsame Therapieempfehlungen für
die MS erarbeitet. Das zugrundeliegende Prinzip lässt sich vereinfacht so zusammenfassen: Bei schubförmiger MS soll möglichst frühzeitig eine Dauertherapie mit Beta-Interferonen (Avonex®, Beta-
feron® und Rebif®) oder alternativ mit Glatirameracetat (Copa-
xone®) begonnen werden. Wenn sich die Krankheit dennoch verschlechtert, werden als zweite Stufe Mitoxantron und als letzter ver-
zweifelter Versuch das Cyclophosphamid (Endoxan®) empfohlen[42].*

---

[42] DMSG "Immunmodulatorische Stufentherapie" (Stand Oktober 2004)

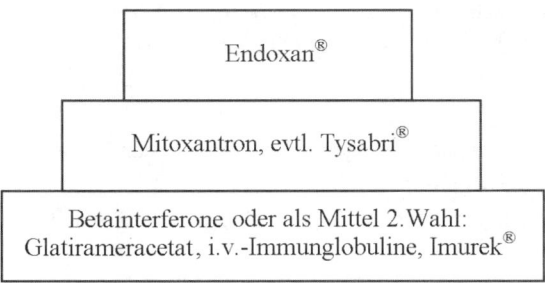

Abbildung 20.1: Die immunmodulatorische Stufentherapie der MS

Mitoxantron (Ralenova®)

Mitoxantron (Ralenova®) ist wie Azathioprin und Cyclophosphamid (Endoxan®) ein Krebsmittel. Es verhindert die Zellteilung, indem es die DNS-Stränge miteinander verklebt. Auf diese Weise schädigt es alle sich rasch teilenden Zellen, also auch die Lymphozyten. Deshalb hat es neben der zytostatischen auch eine immunsuppressive Wirkung. Mitoxantron ist in Deutschland seit 2002 für die sekundär progrediente MS zugelassen und zwar für Patienten, die

- nicht rollstuhlabhängig sind, und

- eine progressiv-schubförmige (progredienter Verlauf mit aufgesetzten Schüben) oder eine sekundär progrediente Form der Erkrankung haben.

Entscheidend für die Zulassung war die MIMS-Studie. Daran nahmen 194 Patienten mit schubförmig-progredienter oder sekundär progredienter Verlaufsform mit einem EDSS zwischen 3 und 6 teil, bei denen in den 18 Monaten vor Studienbeginn eine Verschlechterung des EDSS von mindestens 1.0 Punkten aufgetreten war. Das Mitoxantron wurde in dreimonatigen Abständen per Infusion gegeben. 66 Patienten erhielten 5mg Mitoxantron/m² Körperoberfläche, 63 Patienten 12mg Mitoxantron/m² Körperoberfläche und 65 Patienten Placebo (Methylenblau). Die Studiendauer betrug zwei Jahre. Als wichtigstes Ergebnis wurde gefunden, dass die Behinderung in der 12mg-Mitoxantron-Gruppe nach zwei Jahren um 0.13 Punkte abgenommen und in der Placebo-Gruppe um 0.23 Punkte zugenommen hatte[43].

---

[43] Lancet 2002;360:2018-25

2001 kam das unabhängige arznei-telegramm zu dem Fazit: „Das Antrazy-klin-Zytostatikum Mitoxantron kann unseres Erachtens auf der Basis der

---

Indikation

schubförmig-progrediente oder rasch progrediente Verlaufsform

Vor Behandlungsbeginn

Blutbild, Differential-Blutbild, Leber- und Nierenwerte, Ekg und Echokardiogramm. Kein Mitoxantron, wenn Leukozyten unter 4.000.

- Aufklärung des Patienten über Blaufärbung des Urins, Nebenwirkungen (Übelkeit, Erbrechen, Haarausfall, Magen-Darm-Geschwüre, Blasenentzündungen usw.) und Risiken (Herzmuskelschädigung, erhöhtes Krebsrisiko).

- Die Körperoberfläche wird mittels Tabelle bestimmt: niedrige Dosierung: 9 mg/m^2, hohe Dosierung 12 mg/m^2, meistens ca. 20 mg pro Infusion

Durchführung der Infusionstherapie

Eine Infusion pro drei Monate (maximale Gesamtdosis 160 mg)

Auf sicheren Zugang achten (Braunüle): Gefahr von Nekrosen

Vorlauf mit 250 ml NaCl + 1 A Vomex®, dann die Mitoxantron-Infusion (sehr langsam laufen lassen), schließlich noch einmal 250 ml NaCl + 1 A Vomex®

Falls Vomex® nicht ausreichend wirkt, kommt als Alternative das (teure) Zofran® in Frage: ½ h vor Infusion (8 mg) und 4 und 8 Stunden danach (jeweils 8 mg).

Überwachung nach der Infusionstherapie

Blutbild-Veränderungen treten in der Regel zwischen dem 5. und 11. Tag auf. Ab dem 5. Tag täglich Blutbild-Kontrollen, um den sogenannten Nadir (tiefster Punkt) zu bestimmen. Diesen soll sich der Patient merken. Er ist aus zwei Gründen wichtig: 1. tritt er sehr zuverlässig immer im selben zeitlichen Abstand nach der Infusion ein; 2. erlaubt er eine Korrektur der Infusionsmenge. Wenn Mitoxantron wirken soll, müssen die Leukozyten auf Werte zwischen 2.000 und 2.500 fallen. Wenn die Leukozyten z.B. auf 1.500 absinken, dann sollte wegen der Infektionsgefahr in der nächsten Infusion 25% weniger Mitoxantron gegeben werden. Wenn die Leukozyten unter 1.500 absinken, müssen die Patienten wegen der hohen Infektionsgefahr isoliert werden. Die Leukozyten bleiben ein paar Tage erniedrigt und steigen dann wieder an. Ab einer Gesamtdosis von 100 mg vor jeder weiteren Infusion wieder Ekg und Echo.

Tabelle 20.1: Praktisches Vorgehen bei der Mitoxantron-Behandlung

bisher veröffentlichten Daten bei Multipler Sklerose nicht empfohlen wer-den. Dem fraglichen Nutzen stehen lebensbedrohliche kardiotoxische

Effekte entgegen. Einer unserer klinischen Berater hält jedoch die Verwendung bei schwerer Verlaufsform mit rascher Progredienz unter engmaschiger Kontrolle von Echokardiographie und Laborparametern in Einzelfällen für vertretbar."[44]

Meiner Erfahrung nach ist Mitoxantron dann am wirksamsten, wenn sich die MS innerhalb weniger Monate dramatisch verschlechtert, indem sich praktisch ein Schub auf den anderen aufsetzt. Weniger gut wirkt es, wenn die Verschlechterung ebenso rasch, aber ohne überlagernde Schübe erfolgt. Eine gute Regel lautet: Je schleichender die Verschlechterung eintritt und je deutlicher der Behinderungsgrad unter 6.5 liegt, desto weniger ist von diesem Medikament zu erwarten. Ob Mitoxantron anschlägt, das merkt man spätestens nach der 3. Infusion. Wenn es bis dahin nicht gewirkt hat, ist ein späterer Einsatz der Wirkung sehr unwahrscheinlich, während das Risiko von Nebenwirkungen steigt.

Zytostatika bei MS?

Auch wenn sich das Erscheinungsbild der MS seit der Einführung der Kernspintomographie in die klinische Diagnostik so sehr zum Positiven gewandelt hat, gibt es Verläufe, die erschütternd sind. Jeder Arzt kennt das Gefühl der quälenden Hilflosigkeit diesen Verläufen gegenüber. Was soll er tun? Stellen wir uns vor, zwei Ärzte unterhalten sich, nachdem sie gemeinsam eine schwerkranke Patientin mit MS in ihrem Zimmer aufgesucht haben. Sie ist gerade einmal 17 Jahre alt und noch vor 6 Wochen eine fröhliche Gymnasiastin gewesen. Jetzt ist sie ein Wrack, zittert am ganzen Körper, kann ihr Bett nicht mehr verlassen und muss gefüttert werden. Der eine Arzt drängt darauf, alles auf eine Karte zu setzen. Er hält Endoxan® für die letzte Chance. „Wir können doch nicht einfach nur zusehen", sagt er. „Auch wenn die Therapie aggressiv ist; schließlich handelt es sich ja auch um eine aggressive Krankheit. Und so, wie die Sache steht, können wir ja nichts verlieren."

Der andere weist darauf hin, dass es keine wissenschaftlichen Studien gibt, welche die Wirksamkeit von Endoxan® bei MS beweisen. Außerdem will er die Kranke nicht zusätzlich mit den Nebenwirkungen quälen. Und nach langem Zögern kommt er zu dem entgegengesetzten Entschluss: „Wenn wir

---

[44] Arznei-Telegramm 31 (2000) 98: Mitoxantron (Novantron u.a.) – ein Zytostatikum bei multipler Sklerose?

nicht wissen, ob es besser ist, etwas zu tun, was eine zusätzlich Gefährdung bedeuten kann, oder es zu lassen, dann sollten wir es lassen."

Beide Ärzte unterscheiden sich nicht hinsichtlich ihres Wissens; sie unterscheiden sich durch das Bild, das sie von der Krankheit, vom Arztberuf und von sich selbst haben. Und nicht selten ist es auch eine Frage des Alters. Ein junger Arzt neigt eher dazu, die Krankheit zu bekämpfen wie Siegfried den Drachen, während der ältere im Laufe seines Lebens zurückhaltender (und bescheidener) geworden ist.

Cyclophosphamid

Cyclophosphamid (Endoxan®) ist wie Mitoxantron ein Zytostatikum. Es leitet sich von Stickstoff-Lost, also von chemischen Kampfstoffen ab und hat so erhebliche Nebenwirkungen (u.a. Übelkeit, Erbrechen, Haarausfall, Blasenblutungen, Unfruchtbarkeit durch Azoospermie, erhöhtes Krebsrisiko), dass sein Einsatz nur bei den aggressivsten Verlaufsformen, die durch andere Immunsuppressiva nicht zu beinflussen sind, erwogen wird. Bei der intermittierenden Pulstherapie gibt man bis zu 12mal alle 2 Monate 700mg/m² Körperoberfläche intravenös.

21 Natürliche MS-Therapien

Wunder geschehen nicht im Gegensatz zur Natur,
sondern im Gegensatz zu dem, was wir von der Natur wissen.
Augustinus

Auf eine geheimnisvolle Weise scheint den Ärzten die Kraft zu heilen abhanden gekommen zu sein. Das betrifft vor allem die chronischen Krankheiten. Viele Menschen wenden sich enttäuscht von der Schulmedizin ab und suchen Rat und Hilfe bei alternativen Heilmethoden. Man schätzt, dass mehr als zwei Drittel aller MS-Betroffenen mindestens einmal Rat bei einem Homöopathen oder Heilpraktiker suchen.

Das Gespräch am Bodensee

Ich stamme aus einer berühmten homöopathischen Familie, war aber immer mit Leib und Seele Schulmediziner. Als „Schulmediziner" wird ein Arzt bezeichnet, der seine Kunst auf der Hohen Schule, d.h. der Universität, gelernt hat und die akademische Denkweise, unter anderem einen naturwissenschaftlichen Ansatz und eine Absicherung des Wissens durch klinische Studien, vertritt. Seitdem ich vor vielen Jahren während eines Kongresses in Lindau am Bodensee zufällig in einen Vortrag geraten bin, der mit der Homöopathie abrechnen wollte, sitze ich zwischen zwei Stühlen.

Ich erinnere mich, als ob es heute gewesen wäre. Die Veranstaltung fand in einem dunklen, eiskalten Hörsaal in einem alten Gebäude am Ende einer Seitengasse statt. Der Vortragende glich schon in seiner äußeren Erscheinung, der kräftigen gedrungenen Gestalt, den scharfgeschnittenen Zügen und der schneidenden Stimme mehr einem Wanderprediger als einem Arzt und Gelehrten. Er wandte sich mit Pathos gegen Scharlatanerie, romantische Naturverklärung und therapeutischen Nihilismus, machte sich über die Homöopathie und über die Signaturenlehre lustig und höhnte über Diät, Phantasiereisen und die Technikfeindlichkeit. Es sei eine ungeheuerliche ideologische Verblendung, mit der Natur blühende Wiesen, Bauern auf dem Felde und den Geruch wilder Kräuter zu verbinden und diese den Reagenzgläsern, Fabrikschloten und Abwässern der Chemie gegenüberzustellen. In unfairer Weise werde eine Verbindung geknüpft zwischen der Zerstörung der Umwelt und dem Einsatz der Chemie gegen Krankheiten. Die Natur sei nur in Rousseauschen Phantasien „gut", ihr anderes Gesicht seien aber Sturmfluten, Erdbeben, Vulkanausbrüche und Seuchen. Und was die Psychosomatik anbelange, so möge sie gut sein für Menschen mit Neurosen oder eingebildeten Krankheiten. Nur habe sie dort nichts verloren, wo ernsthafte Krankheiten wie chronische Entzündungen oder Tumoren vorlägen. Wer einem unheilbar kranken Menschen zu seiner Verzweiflung auch noch den Vorwurf aufbürde, selbst daran schuld zu sein, handele unmenschlich.

Das war der Tenor seiner Philippika, die mit großem Beifall bedacht wurde. Da bat ein älterer Mann ums Wort. Er sprach langsam und bedächtig. Es möge wohl sein, dass sich die Homöopathie wissenschaftlich nicht begründen lasse, viele Ärzte Akupunktur betrieben, nicht weil sie davon etwas verstünden, sondern weil sich viel Geld damit verdienen lasse, und es werde sicher auch viel Leid erzeugt durch das Ungeschick von einigen psychotherapeutisch orientierten Kollegen. Nur stehe es auf der anderen Seite nicht viel besser. Auch die etablierte Medizin sei nicht frei von Schwächen. Zunächst sei da einmal die Medikamentenflut. Allein in Deutschland seien mehr als 50.000 Arzneimittel auf dem Markt. Nach nüchterner Einschätzung seien weniger als 5.000 hilfreich, und auch diese bestünden nur aus Kombinationen von etwa 500 Wirkstoffen. Trotzdem kämen jährlich Tausende hinzu. Seien wirklich alle notwendig, oder hätten sich die Interessen eines großen Industriezweiges verselbständigt? Besonders gefährlich sei unsere Unbedenklichkeit im Umgang mit Antibiotika. Müssten wir uns nicht den Vorwurf machen, dass wir die Abwehrkraft der Menschen immer mehr schwächten, während wir gleichzeitig die Aggressivität der Erreger ständig erhöhten, indem wir bei jedem Fieber, jedem Blaseninfekt Penicillin verordneten? Ein zweiter Kritikpunkt richte sich gegen die Chirurgie. Werde nicht zuviel operiert und durchaus nicht immer, weil es dem Patienten nutze, sondern doch wohl auch, weil noch Platz auf Operationsplänen sei oder Lücken im Operationskatalogen von jungen Kollegen, die den Facharzt anstrebten? Und ein Letztes. Welcher Arzt hätte denn noch Zeit für seine Patienten, könnte sich in Ruhe seine Beschwerden anhören, wisse um seine Sorgen im Beruf und seine Probleme in der Ehe Bescheid? Könne man da nicht die Menschen verstehen, die nach einer persönlicheren Medizin Ausschau hielten?

Als er sich gesetzt hatte, war es für einige Sekunden ganz still. Dann klatschte jemand in einer der hinteren Reihen, andere schlossen sich an und schließlich kam es zu einem anhaltenden, anerkennenden Applaus für die Worte des alten Mannes. Der Professor am Rednerpult lächelte herablassend. Natürlich sei die moderne Medizin nicht vollkommen, und es gäbe auch schwarze Schafe unter den Ärzten. Deshalb sei es aber doch nicht gerechtfertigt, das Kind mit dem Bad auszuschütten. Wem hätten wir es schließlich zu verdanken, dass die Infektionskrankheiten unter Kontrolle gebracht worden seien, die Polio besiegt sei, der Herzinfarkt durch die Behandlung der Risikofaktoren und der Krebs durch Vorsorgeuntersuchungen verhindert oder rechtzeitig erkannt werden könnte? Ganz zu schweigen von der Notfallmedizin, der Vervollkommnung chirurgischer Techniken, dem Herzschrittmacher und den bildgebenden Verfahren wie z.B. der Kernspintomographie. Auch wenn die Erfolge bei der Krebsbekämpfung noch nicht befriedigend seien und noch viele Probleme auf eine Lösung warteten, so müsse einfach noch mehr geforscht werden. Aber man solle nicht aufgrund einzelner Missstände, die er nicht weniger beklage als sein verehrter Vorredner, zu spekulativen Methoden zurückkehren. Wer die Erfolge der modernen Medizin verunglimpfe, rede naiven Weltverbesserern und Beutelschneidern das Wort.

Gleiches soll mit Gleichem geheilt werden

Nach der Veranstaltung traf ich den alten Kollegen vor dem Hörsaalgebäude. Wir gingen am Ufer des Sees entlang. Er erzählte mir von seinem Alltag als Landarzt, weit entfernt von jeder Universität, von Menschen, die abergläubisch sind, ein gutes Wort der Aufmunterung und des Trostes brauchen und eine große Abneigung haben vor der erdrückenden Technik und der Verlorenheit in den modernen Kliniken. Es sei nicht viel nötig, um sie zu behandeln. Oft komme man mit den alten Hausrezepten aus. Ich hörte ihm gern zu.

„Ich will der modernen Medizin ihre Erfolge nicht streitig machen," sagte er, „aber es gibt zwei verderbliche Einstellungen, die den meisten wahrscheinlich gar nicht bewusst sind. Zum einen: Die Natur sei etwas Niedriges, Feindliches. Sie irre häufig und müsse vom Arzt gezähmt, korrigiert und bevormundet werden. Und zum anderen: Der Körper des Menschen sei wie ein Uhrwerk. Man könne ihn am besten verstehen, indem man ihn auseinander nimmt und analysiert."

„Ich verstehe Ihre Kritik", wandte ich ein, „aber was setzen die Kritiker der Anmaßung und der Vereinfachung der Universitätsmedizin entgegen? Abstruse Theorien wie das Similia-similibus-Prinzip, die Potenzierungsregel oder die Signaturenlehre. Ist es ein Wunder, dass sie von wissenschaftlich denkenden Menschen nicht ernst genommen werden?"

Mein Gesprächspartner sah mich etwas amüsiert an. „Tatsächlich handelt es sich um eine ganz andere Auffassung von der Medizin, die wesentlich von der romantischen Naturphilosophie bestimmt wird. Aber so ganz abwegig ist das nicht. Die Similia-similibus-Regel ist eine uralte Weisheit. Es kommt nicht nur in der griechischen Mythologie, sondern auch im Parsival-Epos vor: Klingsor hat Amfortas mit dem Speer eine niemals heilende Wunde geschlagen. Parsival erwirbt den Speer, berührt damit die Wunde und erlöst ihn hierdurch von seinem Leiden."

„Aber das ist doch nicht mehr als eine hübsche Geschichte!", warf ich ein.

„Glauben Sie mir", sagte er, „nichts, was sich über die Zeit bewahrt hat, ist ohne Bedeutung. Die Homöopathie hat sich aus einer einfachen Überlegung entwickelt. Die Symptome sind nicht das Wesen der Krankheit, sondern bereits ein Gegensteuern des Körpers. Da der Körper selbst schon gegen die Krankheit kämpft, muss er in seinem Kampf unterstützt werden. Das Fieber und die Entzündung sind also schon Selbstheilungsversuche. Und wenn man es so sieht, dann ist es klar: man muss ihnen zu Hilfe kommen und darf ihnen nicht entgegenwirken. Und überlegen Sie einmal: Heilt man eine Übelkeit bei einer Magenverstimmung nicht dadurch, dass man Erbrechen provoziert? Und wie ist es mit der Impfung? Wird da nicht auch eine Krankheit genau durch das verhütet, das sie hervorruft? Oder denken Sie an die Desensibilisierungsbehandlung von Allergien."

Ich war verblüfft. So hatte ich das noch nicht gesehen.

Die Potenzierungsregel

Nachdenklicher geworden sagte ich: „Vielleicht ist das Ähnlichkeitsprinzip doch nicht ganz so abwegig, wie ich eben noch dachte. Aber diese abenteuerlichen Verdünnungen..."

„Die Vorstellung ist, man könne durch eine äußerst geringe Dosierung die Speerspitzen der körpereigenen Abwehr gegen die schädigende Substanz schärfen. Auch hier muss man den historischen Hintergrund bedenken. Samuel Hahnemann, der Begründer der Homöopathie, lebte im 18. Jahrhundert. Man kann die Medizin seiner Zeit gar nicht anders als brutal nennen: Neben Aderlässen, Blutegeln, Schröpfköpfen, Klistieren bestand sie im unmäßigen Gebrauch giftiger Chemikalien wie Arsen, Blei und Quecksilber. Die Nebenwirkungen übertrafen die Erfolge. Die naturwissenschaftlich schwer nachvollziehbare Lehre, dass eine Substanz desto intensiver wirkt, je verdünnter sie ist (Potenzierungsregel), ist im Wesentlichen auch eine Kritik an den Verirrungen der zeitgenössischen Medizin."[*]

Gibt es den Heilgarten der Natur?

„Und wie steht es mit der romantischen Vorstellung, im Garten der Natur wachse gegen jede Krankheit eine Heilpflanze, und es sei sozusagen daran geschrieben, wogegen sie nütze. Rote Beete sind gut bei Blutarmut, und Disteln helfen bei Seitenstechen." Das ist die so genannte Signaturenlehre.

---

[*] Die Homöopathen selbst argumentieren: Je mehr die Moleküle verdünnt sind, desto mehr Kontakt haben sie mit dem Lösungsmittel (Wasser bzw. Alkohol) und können deshalb die in ihnen wohnende Heilkraft (Potenz) besser an dieses abgeben.

„Sicher, darüber kann man sich lustig machen. Das sind übrigens Vorstellungen, die nicht aus der Homöopathie kommen, sondern z.b. von Paracelsus gelehrt worden sind. Die meisten Homöopathen lehnen die Signaturenlehre ab. Ich persönlich benutze sie. Vielleicht nicht so sehr deshalb, weil ich Beweise für ihre Richtigkeit hätte, sondern weil sie eine Einstellung zur Krankheit und zur Natur zum Ausdruck bringt, die mir gefällt. Übrigens gibt es diesen Heilgarten wirklich: Zitronen gegen Skorbut, Lebertran gegen perniziöse Anämie, Fingerhut zur Stärkung der Herzkraft, Opium gegen Schmerzen, Chinarinde gegen Malaria, Penicillin gegen Bakterien, Alkohol zur Desinfektion, das Gift der Tollkirsche gegen Koliken, Lithium gegen Depressionen, Rosskastanienextrakt gegen Krampfadern, Kürbiskerne gegen Prostataleiden, Baldrian zur Beruhigung, schwarzen Tee als Diuretikum und nicht zuletzt Rettichsaft gegen Husten. Wussten Sie, dass jede siebente Pflanze eine Heilpflanze ist und dass neben Digitalis und Penicillin auch Aspirin und das Hochdruckmittel Reserpin natürliche Heilmittel sind? Acetylsalicylsäure (Aspirin) ist in der Weidenrinde enthalten und Reserpin in den Wurzeln der Rauwolfia-Pflanze." Er sah mich ein wenig spöttisch an. „Kaum bekannt ist auch, dass in Kartoffeln geringe Mengen von Diazepam (Valium®) nachweisbar sind; vielleicht um unser Mittagsschläfchen zu vertiefen."

Während ich im zuhörte, hatte ich das Gefühl, als ob eine längst versunkene Welt wieder lebendig würde. „Aber möchten Sie wirklich im 18. oder 19. Jahrhundert leben?"

Er lachte. „Ich fände es schrecklich. Aber auch Goethe würde es schrecklich finden, wenn man ihn zwingen würde, in unserer Zeit zu leben - trotz unserer Schmerzmittel und Narkosen."

Gibt es eine „Heilentzündung"?

Das Gespräch hat mir viel zu denken gegeben. Seitdem sehe ich die Naturheilkunde mit anderen Augen. Vielleicht ist es wirklich ein erstrebenswertes Ziel, Schulmedizin, Homöopathie und Naturheilverfahren wieder zu vereinigen. An Versuchen hat es nicht gefehlt, zum Beispiel August Bier, der als Vorgänger von Sauerbruch in der berühmten Berliner Charité tätig war und durch die Einführung der Lumbalanaesthesie (örtliche Betäubung ins Rückenmark) mit Kokain bekannt geworden ist. Obwohl er ein anerkannter Chirurg war, trat er für die Naturheilkunde ein. Sein Artikel „Wie sollen wir uns zur Homöopathie stellen?" (1925), in dem er für Samuel Hahnemann

Partei ergriff, wurde von der Schulmedizin als Skandal empfunden. Und so blieb es bei der unguten Trennung zwischen der Schulmedizin auf der einen und der Naturheilkunde auf der anderen Seite.

Bier hatte sich früh am Hochmut der reinen Naturwissenschaft gestoßen. Er berichtet einmal, wie er als Student im ersten Semester den Hörsaal der Kieler Anatomie betrat und an der Wand den Spruch las: „Suchet die Erkenntnis und fraget nicht, was sie nützt." Bier sagte dazu: „Ich fand diesen Spruch an diesem Ort sehr seltsam, denn ich war mit dem arglosen und unschuldigen Kinderglauben in diesen Hörsaal getreten, dass hier gelehrt würde, was die Kranken gesund macht." Nach seiner Ansicht passt die Medizin nicht in das enge Prokrustesbett der Naturwissenschaft. Er sah in der Entzündung keinen sinnlosen Prozess, der das Leben gefährdet, sondern einen zweckmäßigen Vorgang, der dem Versuch der Selbstheilung dient. So sprach er auch gern von der „Heilentzündung", so wie er auch den Ausdruck „Heilfieber" gebrauchte. Dies mag auf den ersten Blick merkwürdig klingen. Aber ich hatte bereits im Cortison-Kapitel darauf hingewiesen, dass es schädlich sein könnte, einen Entzündungsprozess vorzeitig zu beenden..

Meine Zeit bei Max-Otto Bruker

Kurze Zeit nach dem Gespräch am Bodensee brach ich aus der „Schulmedizin" aus, und ich ging für ein knappes Jahr zu dem vor dreißig Jahren hochangesehenen Max-Otto Bruker, der in der Nähe von Koblenz eine Klinik für Ganzheitsmedizin leitete. Er war der letzte Arzt vom alten Schrot und Korn, den ich kennengelernt habe. Seine Lehre war von großartiger Einfachheit. Für ihn gab es nur zwei Arten von Erkrankungen, die lebensbedingten (Stress, Ehekrisen usw.) und die ernährungsbedingten (Fehlernährung, Übergewicht). Obwohl er homöopathische Medikamente verordnete, weiß ich nicht genau, wie er dazu stand. Als ich ihn einmal fragte, antwortete er mir auf seine typische Art: „Wenn ich noch einmal geboren würde und der liebe Gott gäbe mir die Möglichkeit zwischen der Kunst der Arzneimittelkunde und der Kunst des Wortes zu wählen, ich würde mich für die letztere entscheiden." Und so war er auch. Bruker heilte durch seine Ausstrahlung und seine besondere Fähigkeit, Dinge ebenso eindrücklich wie drastisch auszudrücken. Ich habe noch die Szene vor Augen, wie wir einmal bei einer jungen Frau Visite machten, die unter nervösen Herzbeschwerden litt, und er sie nahezu zum Fenster zerrte, nach unten auf den Platz vor der Klinik zeigte und sagte: „Stell dir vor, da unten fährt ein Auto im Zickzack. Was meinst du? Ist der Motor kaputt? Nein, der Fahrer ist besoffen! Und genau so ist es mit deinem Herzen!"

Die ganzheitliche MS-Therapie

Neulich sprach mich eine Patientin nach einem Vortrag an und erzählte mir über ihre Erfahrung mit der Homöopathie. Der Homöopath hatte sie lange befragt und so waren sie auch auf ihren Vater zu sprechen gekommen, der kurz nach der Flucht aus Pommern gestorben war. Sie hatte unter anderem erzählt, dass sie sich damals als junges Mädchen nicht überwinden konnte, von dem toten Vater, der in der Friedhofskapelle aufgebahrt lag, Abschied zu nehmen. Der Arzt verordnete Natrium muriaticum in einer hohen Potenz. Das ist nichts anderes als Kochsalz und zwar so verdünnt, dass kaum mehr ein Molekül in dem Fläschchen vorhanden sein konnte. Sie nahm davon drei Tropfen zur Nacht. In der dritten Nacht träumte sie, ihr Vater sitze draußen im Garten auf der Bank, wo er immer gesessen habe. Sie ging zu ihm, sie sprachen miteinander, und sie nahm Abschied von ihm. Seitdem sei ihre MS zum Stillstand gekommen.

Ich bin überzeugt, dass es keine wissenschaftliche Methode gibt, um die Frage zu beantworten, ob die homöopathische Behandlung zum günstigen Krankheitsverlauf beigetragen hat. Aber ich halte es für einen Fehlschluss, wenn man daraus ableiten wollte, dass sie unwirksam wäre. Es reicht mir aus festzustellen: In diesem Fall hat sich der Erkrankungsverlauf zum Guten gewendet, egal ob aus pharmakologischen oder psychologischen Gründen - oder weil es zum natürlichen Verlauf gehörte.

Ich neige zu einem ganzheitlichen Ansatz. Er beruht auf den folgenden fünf Grundprinzipien: Das erste ist die *Ganzheitlichkeit*, von der diese Therapierichtung ihren Namen hat. Damit ist gemeint, dass Körper und Seele nicht zu trennen sind und zwischen ihnen ein kompliziertes Netz von Wechselbeziehungen existiert; zweitens wird vom Patienten erwartet, dass er *Mitverantwortung* für seine Gesundung übernimmt; drittens wird der *Einzigartigkeit* jedes Menschen eine hohe Bedeutung zugemessen; viertens wird eine *Selbstheilungskraft* des Organismus angenommen, die mit Hilfe natürlicher Verfahren gefördert werden soll. Und fünftens wird alles gemieden, was in irgendeiner Weise zu einer zusätzlichen Schädigung führen könnte, weshalb man auch von einer *sanften* Therapie spricht.

Vieles davon habe ich in diesem Buch bereits angesprochen: Die *Mitverantwortung*, der jungen MS-Betroffenen, welche die Bergwanderung in Katmandu unternahm, die *Selbstheilungskraft* des Körpers, die möglicherweise durch Cortison geschwächt wird, und die Entscheidung für eine *sanfte* Vorgehensweise am Beispiel des bedrückenden Falls der Gymnasiastin. Bleiben die *Ganzheitlichkeit*, also der Zusammenhang zwischen Körper und Seele, und die *Einzigartigkeit*.

Ein entscheidender Wesenszug der MS ist, dass sie sich in einem labilen Gleichgewicht, also in einer Pattsituation zwischen der Aggressivität des Erregers und den Verteidigungskräften des Körpers befindet. Schließlich zeigen ja sowohl die Rückbildung der Symptome als auch die langen Ruhephasen zwischen den Schüben, dass es dem Immunsystem möglich ist, die Krankheit in Schach zu halten. In den vielen Fällen mit einer leichten Form der MS, kann es nur dann zu einem Schub kommen, wenn die Abwehrkräfte darniederliegen. Darum kann es wichtiger sein, körperliche und seelische Überlastungen zu vermeiden, als den Erreger zu bekämpfen.

Hippokrates, der Vater der Medizin, kannte keine Erreger und keine Irrtümer im Immunsystem als Ursache von Krankheiten. Für ihn war Krankheit ein Ungleichgewicht der Körpersäfte; krank war der Mensch als Ganzer. Nach seiner Meinung beschreibt die Diagnose nur etwas Oberflächliches, das einigen Betroffenen gemeinsam ist, aber das Wesentliche nicht trifft. In der Tiefe habe jeder seine eigene Krankheit, die geprägt wird von seiner Konstitution, seinem Temperament, seiner Erziehung und seiner Lebensweise.

Erst im Mittelalter hat man versucht, Krankheiten zu personifizieren so wie man das Böse mit dem Teufel gleichsetzte. Seit jener Zeit hält sich hartnäckig die Vorstellung, Krankheit sei so etwas wie ein haariges, wildes Monster, das den Menschen anfalle. Das hatte entscheidende Auswirkungen auf die Therapie. Während man früher davon ausgegangen war, man könne das in Unordnung geratene Gleichgewicht durch eine Rückkehr zu einer vernünftigen Lebensweise wiederherstellen, versucht man jetzt, die Krankheit auszurotten wie Unkraut in einem Garten.

Die MS ist als die „Krankheit mit den 1000 Gesichtern" bezeichnet worden. Daraus folgt zunächst: Es gibt kein allgemein verbindliches Therapieschema für die MS, denn wenn die Krankheit selbst individuell ist, so muss auch die Therapie individuell sein. Aber noch etwas anderes ist wichtig: Eine der Besonderheiten der MS ist, dass der Patient jahrelange Erfahrung mit seiner Erkrankung hat, jede Nuance spürt, wie die MS auf seelische Belastungen, körperliche Anstrengungen, das Wetter, Medikamente, bestimmte krankengymnastische Übungen, Hitze, Massagen usw. reagiert, und sich deshalb in vielerlei Hinsicht besser auskennt als ein noch so guter Arzt.

Was würde ich tun, wenn ich selbst eine MS hätte?

Trotzdem werden Sie wissen wollen, wie eine MS aus ganzheitlicher Sicht konkret behandelt werden kann. Die Frage lässt sich am besten beantworten, wenn ich mir vorstelle, ich wäre selbst an einer MS erkrankt.

1. wäre es für mich wichtig, einen Arzt oder eine Ärztin zu finden, dem oder der ich vertraue, jemanden, der mich zu Wort kommen lässt, mir zuhört und das, was ich gesagt habe, sorgfältig in seinem/ihrem Rat mitberücksichtigt.

2. würde ich zunächst einmal auf eine vernünftige Lebensweise und pflanzliche Heilmittel setzen. Das beste Heilmittel beim Schub ist Ruhe und nicht Cortison. Wer das entzündliche Ödem auf eine sanfte Weise zum Abschwellen bringen will, dem sei Bromelain empfohlen:

   • Bromelain 200mg 3mal 3 Tabletten über 3 Tage,

   • dann 3mal 2 Tabletten über 3 Tage und schließlich

   • 3mal 1 Tablette über 3 Tage.

   Wenn die Ausfälle allerdings von Anfang an gravierend sein sollten, oder wenn leichtere Symptome über länger als eine Woche fortschreiten, dann würde ich eine Cortison-Stoßtherapie in Betracht ziehen.

3. Oberstes Prinzip bei der Behandlung wäre für mich das Prinzip, keinen zusätzlichen Schaden zuzufügen. Beta-Interferone, Glatirameracetat und Azathioprin kämen für mich erst dann in Frage, wenn es handfeste Gründe dafür gäbe, dass ich zu dem kleinen Prozentsatz mit einem aggressiveren Verlauf gehörte.

4. Zwischen den Schüben würde ich den bereits erwähnten Antioxydantien-Cocktail einnehmen:

   • Vit E 200-400 mg/Tag

   • Vit C 1 gestrichener Teelöffel/Tag

   • Selen 50 Mikrogramm/ Tag

   • Zink 5 mg/Tag.

5. Das Müdigkeitssyndrom würde ich als vernünftige Stimme des Körpers sehr ernst nehmen: Es warnt mich vor Überlastung und schützt mich davor, einen neuen Schub zu provozieren.

6. Ich würde mich ganz sicherlich gesund ernähren. Wie man das macht, davon wird im nächsten Kapitel die Rede sein.

7. Ob ich auch den Rat eines Psychotherapeuten einholen würde? Ja, wenn ich den Eindruck hätte, dass sich meine MS unter seelischen Belastungen verstärkt. Denn wenn eine Krankheit auf die Lebensumstände reagiert, dann ist es auch wahrscheinlich, dass sie durch eine Änderung der Lebensumstände beeinflusst werden kann.

Eine kleine Auswahl aus der Hausapotheke

Die alten, erprobten Hausmittel kommen in MS-Büchern, die sich für seriös halten, immer zu kurz. Im Folgenden scheue ich mich nicht, Ihnen einige davon zu verraten.

Müdigkeit

Als Therapie des Müdigkeitssyndroms ist an erster Stelle Ginseng zu nennen. Weil meine Frau aus Korea stammt, bekommen wir die Wurzeln für unseren eigenen Bedarf von ihrer Schwester zugeschickt. Meine Frau bevorzugt roten Ginseng und 6 bis 7 Jahre alte Wurzeln. Etwa 30 g davon werden in Scheiben geschnitten, in 1½ Liter Wasser gegeben und zum Kochen gebracht. Man sollte einen Kochtopf aus Keramik, Ton oder Jenaer Glas nehmen, auf keinen Fall einen Metalltopf. Die Ginsengwurzel wird etwa 2 Stunden bei schwacher Hitze gekocht, bis das Wasser bis auf 1 Liter (8 Tassen) verdampft ist. Man trinkt den Ginseng-Tee lauwarm dreimal täglich vor den Mahlzeiten. Er schmeckt angenehm erdig und je nach Geschmack kann man ihn mit etwas Honig süßen. Nach drei Tagen wird der Vorgang mit den bereits gekochten Wurzelscheiben wiederholt. Jede Portion kann insgesamt dreimal aufgekocht werden, dann kommt das nächste Stück Wurzel dran. Eine Kur dauert in der Regel vier Wochen und wird am besten zu Frühjahrsbeginn und Anfang Herbst durchgeführt. Während dieser Zeit sollte man auf schwarzen Tee oder Kaffee verzichten.

Ginseng

In Asien unterscheidet man 237 heilkräftige Pflanzen, die man in drei Klassen einteilt. Die unterste Klasse sind die „Diener-Kräuter", zu denen z.B. der Fingerhut (Digitalis) gehört. Unter den Kräutern der mittleren Klasse , den „Minister-Kräutern", findet man unter anderen den Sonnenhut (Echinacea). An der Spitze der höchsten Klasse, den „königlichen Kräutern", steht die geheimnisumwitterte Ginsengwurzel, die einst so selten war, das sie mit Gold aufgewogen wurde. Ihr wird eine heilsame Wirkung bei allen chronischen Krankheiten zugeschrieben, vor allem, wenn diese mit einer Entkräftung einhergehen. Obwohl sie jetzt auf großen Plantagen angebaut wird, ist es in Deutschland nicht ganz einfach, an sie heranzukommen. Ganze Ginsengwurzeln können wohl über Firmen bezogen werden, die sich auf die Einfuhr von Heilpflanzen spezialisiert haben, möglicherweise auch über Apotheken.

Neben Ginseng gibt es ein Geheimrezept: Arnica D3 10 ml, Cactus D1 10 ml und Crataegus D1 10 ml. Man muss ausprobieren, welche Mischung am wirksamsten ist. Die Dosierung ist sehr individuell. Die einen nehmen aus jedem Fläschchen dreimal täglich 3 Tropfen, andere z.b. dreimal täglich 1 Tr. Arnica, 2 Tr. Cactus und 5 Tr. Crataegus. Man muss ausprobieren, mit welcher Kombination man am besten hinkommt.

Konzentrations- und Gedächtnisstörungen

Seit dem Altertum wird der Ginkgobaum in den Tempelgärten Chinas verehrt und gepflegt. Ginkgo gehört zu den Antioxydantien und soll auf das Immunsystem einen dämpfenden Einfluss haben. Einige meiner Patienten nehmen Rökan® 3mal 20 Tr. täglich, andere Tebonin® spezial 80 mg 1 bis 2 Filmtabletten pro Tag.

Schwindel

Cocculus D12 5 Globuli bei Bedarf, kann bis zu dreimal in einer halben Stunde wiederholt werden. Oder (wenn ein niedriger Blutdruck bekannt ist): Korodin® (Campher + Weißdorn) 3mal täglich 10 Tropfen auf einem Stück Zucker oder unverdünnt, bzw. bei akutem Schwindel alle 10 Minuten 5-10 Tropfen.

Schlafstörungen

Baldriparan® N stark 1-2 Drg. vor dem Schlafengehen. Oder: Röwo-Seda-phin (Ignatia D4, Valeriana, Lupulinum, Sumbulus moschatus usw.) 20-40 Tr. zur Nacht

Depressionen

Johanniskraut, z.B. Jarsin® 2-3mal täglich 1 Dragée à 300mg.

Schutz vor Erkältungen

Bei drohenden Erkältungen empfehle ich Meditonsin®-Lösung (Aconitum D5, Atropinum sulfuricum D5, Mercurius cyanatus D8) stündlich 5-10 Tropfen. Oder: Sinupret (Eisenkraut, Sauerampfer, Holunderblüten, Schlüs-selblumen und Enzianwurzel) 3mal 2 Dragées.

Bei Infektionen der oberen Luftwege: Japanisches Heilpflanzenöl (Menth. Jap.). Zur Inhalation 2-3mal täglich 3-4 Tropfen in heißes Wasser geben und die Dämpfe einatmen.

Bei fieberhaften Erkältungen: KNEIPP® Erkältungs-Tee (Lindenblüten, Holunderblüten und Thymian). 1 Beutel mit siedendem Wasser übergießen und abgedeckt ca. 10 Minuten ziehen lassen. Mehrmals täglich eine Tasse frisch zubereiteten Tee trinken.

Blasenstörungen

Bei imperativem Harndrang wird von Naturheilkundlern Goldrutenkraut (Inconturina SR®) dreimal 10-25 Tropfen oder bei Bedarf empfohlen. Bei Blasenschwäche oder Harnverhaltung ist ein Versuch mit Granu Fink® Kür-biskernen angezeigt: 1-2 Esslöffel morgens und abends zerkaut oder gemah-len mit Flüssigkeit.

Bei einer Neigung zu Harnwegsinfekten kann eine Kombination von Cran-berry-Saft mit Bärentraubenblättertee helfen: Eine Woche lang je ein klei-nes Glas Cranberry-Saft morgens und abends, dann eine Woche lang mor-gens und abends eine Tasse Bärentraubenbättertee. Cranberry ist mit der Preißelbeere verwandt und findet seit Jahrhunderten als entzündungshem-mendes Mittel besonders bei Blasen- und Niereninfektionen Anwendung. Es soll die Anheftung von Coli-Bakterien an die Blasenschleimhaut verhin-dern. Für den, der den Tee nicht mag: Arctuvan® 3mal 1 bis 3mal 2 Filmta-bletten. Eine alternative Möglichkeit ist Cystinol®-Lösung (Fol. Betulae,

Herba Equiseti, Herba Solidaginis virgaureae; Fol. Uvae ursi) dreimal täglich 1 Messkappe. Zur Beachtung: Bei Blasenstörungen immer einen Urologen hinzuziehen. Die Bestimmung des Restharns ist wichtig. Dieser sollte nicht mehr als 50 bis 100 ml betragen.

Verstopfung

3-5 Backpflaumen über Nacht in Wasser einweichen und morgens zum Frühstück essen. In hartnäckigeren Fällen: ½ bis 1 Glas Sauerkrautsaft morgens zum Frühstück. Oder Agiolax® Granulat (Plantago-ovata-Samen, Tinnevilly-Sennesfrüchte) abends nach dem Essen und je nach Bedarf auch morgens vor dem Frühstück 1 Teelöffel Granulat unzerkaut mit reichlich Flüssigkeit hinunterschlucken.

Spastik

Bei der Spastik hilft in leichten Fällen Magnesium, z.B. 1-2mal täglich ein Briefchen Magnesium Diasporal® 300 in etwas Flüssigkeit lösen und trinken. Nicht wenige Patienten berichten Gutes über Cefaplenat®-Tropfen. Das ist ein homöopathisches Heilmittel, und es enthält u.a. Agaricus muscarius D4 (Fliegenpilz), Viscum album D1 (Mistel), Selenium D6 und Camphora D1. Je nach Wirkung nimmt man 3mal täglich 10-30 Tropfen ein.

An dieser Stelle sollte auch Cannabis nicht unerwähnt bleiben. Bei nächtlichen spastischen Krämpfen empfehlen Insider das folgende Rezept: 1 Teelöffel Honig über einer Kerzenflamme erhitzen und etwas Cannabisharz (kleiner als ein Stecknadelkopf) darin auflösen. Das Ganze in ein Glas grünen Tee mischen und vor dem Schlafengehen trinken. Cannabis kann man in Holland ganz legal in Cafés, den so genannten Coffee-Shops kaufen (5g kosten etwa 10 €). Es ist aber nicht legal, es über die Grenze mit nach Deutschland zu nehmen![*]

Sexuelle Probleme

Bei sexuellen Problemen soll vor allem bei Frauen Damiana-Urtinktur wirken: 30 Tropfen in ein halbes Glas Wasser und in kleinen Schlucken trinken. Da es über die Mundschleimhaut wirkt, sollte man es möglichst lange

---

[*] Ich muss gestehen, dass ich, obwohl ich zur 68er Generation gehöre, nie Haschisch geraucht habe, und dass ich den Verdacht habe, dass viele, die auf Cannabis schwören, dies weniger wegen seiner Wirkung auf die Spastik sondern wegen der angenehmen Nebenwirkungen auf die Psyche tun.

im Mund behalten. Die Wirkung setzt etwa ¼ bis ½ Stunde nach der Einnahme ein. Gegen Impotenz und Frigidität gibt es auch ein Rezept von dem berühmten französischen Kräuterdoktor Mességué: Aufguss mit 1 Prise Bohnenkraut, 1 Prise Basilikum, 1 Prise Rosmarin, 1 Prise Anis und 1 Prise Salbei pro Tasse. Davon trinkt man jeden Abend eine Tasse vor dem Zubettgehen. (Eine Prise ist die Menge, die man zwischen Daumen und Zeigefinger halten kann, entspricht etwa 2-3 g getrocknete Blüten oder Blätter; und für einen Aufguss werden Blüten, Blätter, Wurzeln usw. mit kochendem Wasser übergossen, dann lässt man das Ganze einige Minuten lang ziehen.)

Was ist ein Placebo?

Über Placebos existieren drei Vorurteile:

- Sie wirken nur bei eingebildeten Leiden.
- Die Wirkung ist am größten bei naiven, gutgläubigen Menschen.
- Im Grunde genommen haben sie überhaupt keine eigentliche Wirkung.

Alle drei Aussagen sind grundfalsch. Richtig ist: Placebos wirken bei allen Leiden, schlagen besonders gut bei hochintelligenten Menschen an, und sie haben eine tatsächliche chemische Wirkung. Für besonders überzeugend halte ich die folgende Untersuchung von John Levine an der University of California in San Francisco: Versuchspersonen erhielten vor einer zahnärztlichen Behandlung eines von zwei zur Verfügung stehenden Medikamenten. Das eine war ein echtes Schmerzmittel, das andere ein Placebo. In beiden Gruppen war die Schmerzempfindung deutlich reduziert, ein Ergebnis, das schon oft und vielfach gefunden wurde. Aber Levines Experiment unterschied sich von den bisherigen: Nachdem er einigen Patienten das Placebo verabreicht hatte, machte er etwas völlig Neues: Er gab der Hälfte der Patienten, die ein Placebo erhalten hatten, Naloxon, ein Präparat, das die Wirkung der Endorphine (körpereigene Morphine) aufhebt.

Wenn das Placebo reine Täuschung wäre, d.h. keine nachweisbaren biochemischen Prozesse im Körper auslösen würde, sollte das Naloxon wirkungslos bleiben. Das war aber nicht der Fall: Patienten, die Naloxon erhalten hatten, empfanden keinen Placeboeffekt. Sie empfanden die zahnärztliche Behandlung als schmerzhaft. Es muss also durch das Placebo zu einer

Endorphinausschüttung gekommen sein, sonst könnte das Naxolon keine Wirkung zeigen.

Ich bin überzeugt, dass das Placebo eines unserer wirksamsten Medikamente ist, indem es Substanzen aus unserer „inneren Apotheke" aktiviert. Es scheint besonders dann gut zu wirken, wenn es dank seines Namens, Aussehens oder seiner Anwendungsart eine Symbolkraft besitzt. Aber nun hat jeder Mensch andere Symbole, auf die er positiv oder negativ reagiert. Das kann ein Weihnachtslied, ein Sonnenuntergang, ein Kreuz, eine rote Flüssigkeit, eine würzig riechende Salbe, ein exotisch klingender Name und vieles anderes sein. Darum besteht die Kunst des Arztes oft darin, mit feinem Gespür herauszufinden, worauf ein Mensch besonders intensiv anspricht. Das hat nichts damit zu tun, dass ein Mensch an seiner Leichtgläubigkeit gepackt und irregeführt wird. Wir müssen uns eher vorstellen, dass in jedem Menschen verborgene Heilkräfte schlummern, die geweckt werden können.

Wie erkennt man Scharlatane?

Natürlich gibt es sowohl in der Ganzheitsmedizin als auch in der Naturheilkunde fließende Übergänge von seriöser Heilkunde zur Bereicherung und Scharlatanerie. Wie kann man sie erkennen? Wir sollten uns getrost auf unseren gesunden Menschenverstand verlassen. Er trügt selten.

Die weiter oben gegebene Erklärung für den Antioxydantien-Cocktail ist vielleicht nicht wissenschaftlich erhärtet, aber sie ist rational verständlich. Für mich nicht nachvollziehbar ist die folgende Erklärung, die von Hulda Clark in ihrem Buch „Heilung ist möglich" für eine revolutionäre Technik zur Behandlung chronischer Erkrankungen angegeben wird. Sie glaubt, dass die meisten Krankheiten durch Parasiten wie Leberegel und Bandwürmer verursacht werden, die aber von der Schulmedizin nicht erkannt werden. Jeder Parasit sendet eine „Biostrahlung" aus, die dem asiatischen Chi verwandt sein soll. Unter Anleitung von Frau Clark kann man sich nun aus einem Schuhkarton und einem Dutzend elektronischer Bauteile ein Gerät basteln, den sogenannten Zapper, mit dem man die Parasiten abtöten kann.

Verlässliche Faustregeln, das Wertvolle vom Betrug und barem Unsinn zu scheiden, gibt es nicht. Ich persönlich halte mich im Zweifel an die folgenden Kriterien:

- Zunächst ist mir jeder Heilkundige verdächtig, der eine Sprache spricht, die ich nicht verstehe, und der bevorzugt Erkrankungen behandelt, die in Schüben, Attacken oder mit episodischen Verschlimmerungen auftreten, bei denen also die Rückbildung der Symptome zum natürlichen Krankheitsverlauf gehört. Größte Vorsicht ist geboten, wenn er neben seiner eigenen Meinung keine andere gelten lässt.

- Misstrauisch macht es mich, wenn der Name und die Herkunft der verordneten Heilmittel exotisch sind (das Fleisch einer seltenen Muschel oder das Blut des Zitterrochens) oder die Einnahme ein kompliziertes Ritual erfordert, das genau eingehalten werden muss, um die optimale Wirkung zu erzielen, z.b. ein Tee, der nur bei Vollmond getrunken werden darf.

- Je mehr ein Mittel den Anspruch erhebt, ein Allheilmittel zu sein, also nicht nur gegen MS, sondern gleichzeitig gegen Rheuma und Alzheimer zu wirken, desto fragwürdiger ist es.

- Und ein nahezu sicheres Zeichen von Scharlatanerie ist es, wenn das Medikament nicht in Apotheken erhältlich ist, sondern von dem Heilkundigen, der es empfiehlt, selbst hergestellt und für teures Geld verkauft wird.

Ich denke, dass es mit diesen Faustregeln in den meisten Fällen gelingt, den Weizen von der Spreu zu trennen.

Es ist unvermeidbar, dass ein kleiner Prozentsatz von Therapien übrigbleibt, die, obwohl sie gut sind, erst einmal mit Schimpf und Schande abgelehnt werden. Aber ich bin überzeugt, dass alles, was gut ist, sich letztendlich doch durchsetzt. Mein Rat ist: Wenn ein Medikament neu ist, sollte man erst einmal abwarten, ob es sich bewährt. Über die meisten Wundermittel spricht man nach einem halben Jahr nicht mehr. Und wenn es angeblich die Wiederentdeckung eines uralten Rezeptes der Maya oder der Hopi-Indianer ist, dann frage dich, ob es nicht vielleicht zu Recht in Vergessenheit geraten ist.

Das Haus der Medizin

In meiner Lieblingskomödie von Curt Goetz gibt es eine Stelle, wo sich Dr. med. Hiob Prätorius vor einem medizinischen Ehrenrat verantworten muss, weil er sich einmal als Heilpraktiker betätigt hatte. Zu seiner Verteidigung sagt er: „Früher heilten die Priester, indem sie das Böse und damit die Krankheit austrieben. Dann kamen die Kräuterweiber und machten ihnen

Konkurrenz. Was half mehr? Die Kräuter oder der Hokuspokus. Beides half. Und zwar am besten vereint. Aus dieser Erkenntnis entstanden die Medizinmänner. Sie nahmen Kräuter, machten Hokuspokus dazu, und ihre Erfolge waren enorm. Ich wundere mich, warum es die einen jetzt wieder nur mit der Suggestion, die anderen nur mit der Arznei und die Chirurgen es nur mit dem Messer schaffen wollen. Es liegt doch auf der Hand, dass eine Verquickung aller drei Methoden die alten Wunder in verstärktem Maße erneuern müsste."

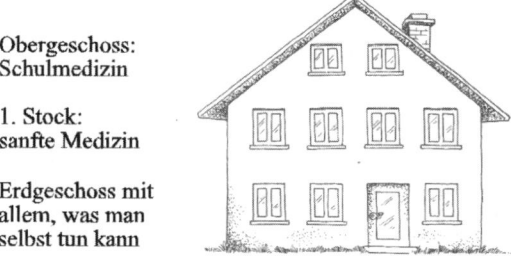

Obergeschoss:
Schulmedizin

1. Stock:
sanfte Medizin

Erdgeschoss mit
allem, was man
selbst tun kann

Abbildung 21.1: Das Haus der Medizin

Im Gegensatz zur „immunmodulatorischen Stufentherapie" gefällt mir das schlichte Bild vom Haus der Medizin: Unten, im Erdgeschoss, ist alles untergebracht, was man selbst tun kann, also gesunde Ernährung und eine Änderung des Lebensstils (Stressabbau, Lösung von Ehekonflikten, evtl. Psychotherapie). Falls das nicht ausreicht, geht man ein Stockwerk höher zu den naturheilkundlichen Maßnahmen. Und wenn das nicht nützt, sollte man sich nicht scheuen, die Hilfe der Schulmedizin in Anspruch zu nehmen, die im obersten Stockwerk wohnt.

22 Was kann ich selbst tun?

Wenn der Arzt erkennt, dass ein Patient erkrankt ist, weil seine
Lebensweise falsch ist, und er sagt dies dem Patienten,
und der Patient ist nicht bereit, seine Lebensweise zu
ändern und der Arzt behandelt ihn trotzdem – so ist
der Arzt entweder ein Scharlatan oder ein Idiot.

Sokrates

*Ich höre immer wieder MS-Betroffene sagen: „Man kann doch nicht
einfach nur nichts tun." Es juckt ihnen in den Fingern, und sie
möchten nichts unversucht lassen, um ihre MS in den Griff zu
bekommen. Wer könnte das nicht verstehen? Aber das Nächstliegende und Wirksamste lassen sie oft links liegen, weil es ihnen nicht
spektakulär genug erscheint.*

Gibt es eine MS-Diät?

Es gibt keine MS-Diät, aber mindestens drei rationale Erwägungen, die zu berücksichtigen sind:

1. Es spricht vieles dafür, dass es sich bei der MS um eine Krankheit handelt, die erstmalig zu Beginn des 19. Jahrhunderts aufgetreten ist. Es könnte sich also wie bei der Arteriosklerose um eine Zivilisationskrankheit handeln, die mit unserer modernen Lebensweise zusammenhängt.

2. In Norwegen erkranken arme Fischer fünfmal seltener an MS als reiche Bauern.

3. Japan und Korea liegen etwa auf demselben Breitengrad wie Deutschland, sollten also dieselbe MS-Häufigkeit haben. Tatsächlich beträgt sie jedoch nur 1/10 der unsrigen.

Die Richtlinien für eine vernünftige Ernährung bei der MS ergeben sich somit aus der Beantwortung der folgenden drei Fragen:

*   Wie unterscheidet sich hinsichtlich der Ernährung unser Jahrhundert, in dem die MS häufig ist, von der Zeit, in der es keine MS gab? Antwort: z.B. durch Konserven, Auszugsmehle und hohen Zuckerkonsum.

*   Was unterscheidet die Ernährung der armen Fischer in Norwegen von der der reichen Bauern? Antwort: Sie ist fischreich und fettarm.

*   Wie unterscheidet sich die Ernährung der Japaner und Koreaner, die selten an MS erkranken, von der unsrigen. Antwort: Sie essen wenig Fett, wenig Fleisch, viel Fisch, viel frisches Gemüse und Reis anstelle von Kartoffeln.

Daran würde ich mich halten. Aber niemals darf eine Diät dazu führen, dass sie jemanden zum Sklaven macht oder ihm die Lebensfreude nimmt.

Max-Otto Bruker meinte immer, es gäbe nur zwei Arten von Krankheiten: die lebensbedingten und die ernährungsbedingten. Mit einem verschmitzten Lächeln pflegte er hinzuzufügen, dass Patienten, die lebensbedingt krank sind, also unter beruflicher Überlastung oder familiären Problemen leiden, dazu neigen, sich einer strengen Diät zu unterziehen, während die Übergewichtigen am eifrigsten zur Psychotherapie gingen, aber kein Gramm abnähmen. Es ist immer am leichtesten, die Probleme zu bekämpfen, die man nicht hat.

Die Swank-Studie

1952 wurde eine Studie von Roy L. Swank im New England Journal of Medicine veröffentlicht. Er verglich das Vorkommen von MS in Küstenregionen von Norwegen mit der MS-Häufigkeit im Inland. Swank ging davon aus, dass sich beide Bevölkerungsgruppen grundlegend in ihren Essgewohnheiten unterscheiden.

In den Küstendörfern leben die Menschen hauptsächlich vom Fischfang. Zwar haben viele Fischer auch ein kleines Stück Land, aber darauf pflanzen sie nur Kartoffeln, etwas Gemüse und Küchenkräuter. Die Küstenregion ist gleichzeitig auch eine der ärmsten Landstriche in Norwegen. Im Inland ist der Lebensstandard höher. Hier leben die Menschen von der Landwirtschaft und Milchwirtschaft. Im Vergleich zur Küste ist die MS-Häufigkeit um das Dreifache erhöht.

Deshalb empfahl Swank eine fettarme Diät, modifizierte seine Auffassung aber später immer mehr. In seinem Multiple Sclerosis Diet Book (1987) rät er zu einer vegetarisch orientierten Kost, die wenig tierische Fette enthält. Er verbietet Butter, und empfiehlt 14 ml flüssige Pflanzenöle und 5 ml Fischöl täglich.

Swanks Auffassung wird im Wesentlichen durch eine Studie bestätigt, die 1974 in den Archives of Neurology erschien. M. Alter hat darin die Häufigkeit der MS mit den Verzehrgewohnheiten in 22 Ländern verglichen. Er stellte fest, dass die MS um so häufiger auftrat, je mehr „Kalorien tierischen Ursprungs" und „Fette und Öle" verzehrt wurden. Zu einem ähnlichen Ergebnis kam K. Lauer 1994, der fand, dass das Auftreten der MS mit der Zufuhr tierischer Produkte korrelierte.

Soll ich gegen meine Krankheit ankämpfen?

Zu den größten und schönsten Bibliotheken, die ich kenne, zählt die Central Library in Los Angeles. Für sich allein betrachtet, ist sie ein eindrucksvolles Gebäude aus den Goldenen Zwanzigern, aber zwischen den Wolkenkratzern der City wirkt sie wie ein Zwerg. Dort fand ich ein Buch über die MS, das den Titel „One particular harbor" trug[*]. Es stammt von Janet Lee James, einer bekannten Radiomoderatorin in den USA. Mit 23 Jahren erkrankte sie an MS. Jetzt erst recht, denkt sie, und beschließt, sich einen Jugendtraum zu

---

[*]   Die deutsche Übersetzung ist 2000 unter dem Titel „Der Hafen meines Lebens" im Ullstein-Verlag erschienen.

erfüllen. Sie zieht nach Alaska, arbeitet als Köchin in einer Kneipe für Trucker, besteigt Gletscher, geht auf Walfang, nimmt an einem Hundeschlittenrennen teil, zieht am Abend durch die Bars, ist ständig auf Männerjagd und lebt in einer Hütte ohne Elektrizität und fließendes Wasser. Als sie als Smutje auf einem Frachtschiff arbeitet und das Schiff in einem Sturm in Seenot gerät, kommt es zu einem Schub, der den Übergang in das chronisch progrediente Stadium ihrer Erkrankung markiert. Trotzdem unternimmt sie mit ihrer Mutter noch eine Wildwasserfahrt, bei der sie kentert und beinahe ertrinkt, und besteigt mit ihren letzten Kräften einen Gletscher. Schon im Rollstuhl fliegt sie auf die Philippinen, um sich dort von Wunderheilern behandeln zu lassen. Nach der ersten „Operation" kann sie tatsächlich wieder gehen. Aber der Erfolg hält nicht an. Jetzt lebt sie schwerkrank bei ihren Eltern.

Janet Lee James ist ein typisches Beispiel für einen Menschen, der versucht, gegen seine Krankheit anzukämpfen, koste es, was es wolle, Natürlich gibt es auch das andere Extrem: ängstliche MS-Betroffene, die sich in ihre Wohnung einschließen, sich nichts mehr trauen, oder andere, die im Augenblick der Diagnoseeröffnung alle Lebensfreude und allen Schwung verlieren. Trotzdem, das Bild, das ich von dem typischen MS-Patienten habe, entspricht dem von Janet Lee James.

Über das angebliche „Nichts-tun" bei der MS

Ich habe hohen Respekt vor Menschen, die sich nicht unterkriegen lassen wollen und der MS ihren ganzen Trotz entgegensetzen. Nach meiner Erfahrung ist die MS jedoch eine Krankheit, mit der man sich eher arrangieren, als gegen sie ankämpfen sollte. Viele Betroffene lassen sich zu Unrecht einreden, sie täten nichts gegen ihre Krankheit, nur weil keine Medikamente einnehmen. In Wirklichkeit kann es viel wichtiger sein, seinen Lebensstil zu ändern, was oft mit „Nichts-tun" verwechselt wird.

Heike L. ist Assistentin der Geschäftsleitung einer Privatbank. Ihr Job ist stressreich, aber sie macht ihn gern, und sie ist sehr ehrgeizig. Sie ist jeden Morgen zwei Stunden mit Auto, Bahn und S-Bahn unterwegs, um an ihren Arbeitsplatz zu kommen, und nachmittags in der rush hour dauert es manchmal sogar noch länger. Im letzten Jahr war nach der Schilderung ihres Ehemannes, eines ruhigen Juristen, abends nichts mehr mit ihr anzufangen. Sie war völlig erschöpft und leicht reizbar. Es störte sie die Fliege an der Wand. Dann trat vor einem Monat eine Taubheit beider Hände auf,

immer wenn sie den Kopf nach vorn beugte. Als sich die Störung nicht
zurückbildete, suchte sie einen Orthopäden auf, der sie zu einem Neurolo-
gen schickte. Dieser diagnostizierte eine MS und empfahl ihr eine Basisthe-
rapie.

Frau L. entschied sich anders. Ihr Chef, der ihre Arbeit sehr schätzte, war
einverstanden, dass sie nur noch vier Tage in der Woche arbeitete. Ein halbes Jahr später wurde sie schwanger. Die Schwangerschaft verlief problem-
los, und sie brachte einen gesunden Sohn zur Welt. Es ist jetzt drei Jahre
her, dass sie ihren ersten Schub erlitt, ein neuer ist bisher nicht aufgetreten,
und es ist durchaus möglich, dass sie auch keinen weiteren erleiden wird –
aber das zu beurteilen, ist noch etwas zu früh.

Ich lernte das Ehepaar kurz nach der Diagnosestellung kennen. Sie wollten
wissen, ob die Reduktion der Arbeitszeit ein sinnvoller Schritt sei, und sie
zunächst einmal auf weitere Maßnahmen verzichten könnten. Aus meiner
Sicht haben sie genau das Richtige getan. Obwohl der Stress, unter dem sie
litt, ein „guter" Stress war, war er wegen der zermürbenden Hin- und Rückfahrt eindeutig zu viel für sie, wie die abendliche Erschöpfung und die
Gereiztheit belegten. Viele Menschen denken, es sei vielleicht zu wenig,
mit „nichts anderem" als einer Reduktion der Arbeit auf die Erkrankung zu
reagieren. Im Fall von Frau L. ist es jedoch der entscheidende Punkt.

Manchmal drängt sich der Eindruck auf, dass die Fähigkeit von Menschen,
seelisch mit einer Krankheit fertig zu werden, sie zu akzeptieren und mit ihr
zu leben, durch die ständig wachsenden Möglichkeiten der modernen Medizin, Krankheit zu bekämpfen, gelähmt wird. Man verlässt sich auf den Arzt,
der wird es schon richten. Der eigene Körper und die Verantwortung dafür
wird abgegeben wie das Auto zur Inspektion und zur Reparatur.

„Ich habe drei Monate gebraucht, um zu begreifen, dass ich eine MS habe.
Ich habe alles über die Krankheit gelesen, was mir in die Finger kam. Und
dann habe ich mein Leben umgekrempelt, so dass kein Stein mehr auf dem
anderen geblieben ist. Alles hat sich verändert. Ich bin ein neuer Mensch
geworden und fühle mich rundherum wohl." Das sagte mir jemand, viele
Jahre nachdem er seinen ersten Schub erlitten hatte.

Vor seiner Erkrankung hatte er schon längere Zeit eine tiefe Unzufrieden-
heit in sich verspürt, fühlte sich in seinem Beruf als Arzneimittelreferent
nicht wohl, verachtete die Ärzte, die ihn manchmal stundenlang vor der Tür
ihres Sprechzimmers warten ließen und die er trotz seiner Wut höflich
behandeln musste. Obwohl er sehr erfolgreich war, hielt er die innere

Spannung kaum noch aus. Für sich und seine Familie hatte er eine schöne Villa gebaut, die eigentlich seine finanziellen Möglichkeiten überstieg und nur durch einen zusätzlichen Einsatz von Zeit und Demütigung abzuzahlen war.

Als er mit 45 Jahren seinen ersten Schub bekam, gab er alles auf. Seine beiden Kinder hatten gerade die Schule beendet. Seine Frau verstand ihn nicht, als er von heute auf morgen das Rauchen aufgab, kein Fleisch mehr aß und auf Kaffee und schwarzen Tee verzichtete, aber sie legte ihm auch keine Steine in den Weg, als er kündigte - zu sehr hatten sich beide während der langen Jahre beruflicher Überforderung voneinander entfremdet. Die Trennung vollzog sich undramatisch, die Villa wurde zu einem günstigen Preis verkauft. Mit einem Schulfreund zusammen, der Arzt geworden war, eröffnete er eine Klinik für Naturheilkunde im Allgäu. „Die ersten Jahre waren nicht leicht", erzählte er mir, „aber ich bekam keinen neuen Schub. Ich glaube, es liegt daran, dass mich meine Arbeit erfüllte und mir Spaß machte."

Herr L.-H. war übrigens durchaus nicht der Ansicht, dass sein Beruf allein die Ursache seiner MS war, dafür dachte er viel zu nüchtern. Aber er ging davon aus, dass er mit seiner Krankheit besser fertig werden könne, wenn er nicht ständig erschöpft und ohne Lebensfreude war. So nahm er sie zum Anlass, das zu tun, was er schon längst hatte tun wollen.

Nicht jeder kann so entschlussfreudig sein, und oft erlauben die Verhältnisse keinen scharfen Schnitt, der den Beginn eines neuen Lebens ermöglicht. Ich erwähne diesen Fall auch nur, um meine Auffassung zu unterstreichen, dass ein Medikament, selbst wenn es aus der Apotheke der Natur stammt, nicht eine notwendige Änderung des Lebensstils ersetzen kann.

Ich möchte mit einem Bild schließen: Stellen wir uns ein Schiff vor, das früher bessere Zeiten gesehen hat. Die Mannschaft ist bunt zusammengewürfelt, der Kapitän unerfahren. Vor dem Kap der guten Hoffnung gerät es in einen Sturm. Ob das Schiff untergeht oder nicht, liegt nicht allein am Kapitän und nicht allein an der Mannschaft, vieles andere spielt eine Rolle: der schlechte Zustand des Schiffes, der Druck, die Ladung bis zu einem festgesetzten Termin zu ihrem Bestimmungshafen bringen zu müssen. Vieles haben wir in der Hand, aber wir müssen in aller Bescheidenheit auch zugestehen, dass es Stürme gibt, die stärker sind als das beste Schiff, die beste Mannschaft und der beste Kapitän.

23 MS und Psyche

Zweimal zwei gleich vier ist Wahrheit,
Schade, dass sie leicht und leer ist.
Denn ich wollte lieber Klarheit
Über das, was voll und schwer ist.
Wilhelm Busch

Eine der spannendsten Fragen auf dem Gebiet der MS ist: Können Schübe durch Stress ausgelöst werden? Wäre das der Fall, dann wäre eine Änderung des Lebensstils bzw. eine psychologische Behandlung eine echte Alternative zu einer medikamentösen Therapie.

Vom Saulus zum Paulus

Als junger Arzt wäre ich nicht auf die Idee gekommen, einen Zusammenhang zwischen einer seelischen Belastung und dem Ausbruch einer MS zu sehen – das änderte sich schlagartig, als ich Herrn M. kennenlernte.

Herr M. hatte den großen Bauernhof seines Vaters übernommen. Wegen einer Kleinigkeit kam es zu einem dramatischen Streit. Der Vater hatte dem Sohn ein holzgeschnitztes Schild mit der Aufschrift „Tritt ein, bring Glück herein" geschenkt, das dieser über seiner Tür anbringen sollte. Als er sich weigerte, weil es ihm zu kitschig war, bekam der Vater, der schon immer zum Jähzorn geneigt hatte, einen Wutanfall und bedrohte den Sohn und dessen Familie mit einer geladenen Schrotflinte. Schließlich musste er mit Polizeigewalt in das nahegelegene psychiatrische Krankenhaus eingeliefert werden. Nachdem er sich dort beruhigt hatte, wurde er wenige Tage später entlassen. Aber in seinem Zorn ruhte er nicht, bis er einen Journalisten fand, der in einem Revolverblatt einen Artikel gegen den Sohn schrieb, der auf heimtückische Art versucht habe, den eigenen Vater für geisteskrank zu erklären. Aber das war noch nicht alles. Sieben Tage, nachdem der Artikel erschienen war, fuhr dem jungen Mann ein guter Bekannter von hinten in den Trecker und war sofort tot. Der Staatsanwalt erhob Anklage wegen fahrlässiger Tötung. Drei Wochen später erlitt Herr M. den ersten Schub einer MS.

Es ist schon lange her, dass mir Herr M. seine Geschichte erzählte. Damals war ich noch überzeugt, dass körperliche Krankheiten körperliche Ursachen und seelische Krankheiten seelische Ursachen haben. Aber diese Geschichte hatte mich nachdenklich gemacht. Der kerngesunde, kräftige junge Mann war bestimmt kein typischer MS-Patient. Warum war gerade er erkrankt? Gab es einen Zusammenhang zwischen der Serie von hochgradig belastenden Ereignissen und dem Ausbruch der MS? Aber die MS ist doch sicher keine psychogene Erkrankung, ging es mir durch den Kopf. Schließlich fragte ich eine meiner Patientinnen, Frau Th., die seit mehr als 15 Jahren an einer MS erkrankt ist. Für sie war das nichts Neues. „Wussten Sie das wirklich noch nicht, Doktor?", sagte sie. „Ich will Ihnen mal erzählen, wie es bei mir war:

Meine Kinder waren damals sieben und neun Jahre alt und hatten mir zwanzig Mark aus dem Portemonnaie gestohlen. Zur Strafe, habe ich gesagt, dürft ihr am Sonntag nicht zur Großmutter. Als wir dann am Sonn-

*tagnachmittag spazierengegangen sind, läuft der Neunjährige über eine
Straße, der Siebenjährige dreht sich noch einmal zu uns um, winkt uns zu,
geht rückwärts auf den Fahrdamm, wird von einem Auto erfasst, durch die
Luft geschleudert und ist sofort tot. Mein Mann fängt an zu trinken, meine
Mutter macht mir Vorwürfe: Das wäre alles nicht passiert, wenn du den
Kindern nicht verboten hättest, zu mir zu kommen. Und einen Monat später
habe ich den ersten Schub gekriegt. "*

Für Frau Th. war der Zusammenhang schon immer klar gewesen. Aber sie
hatte nie mit Ärzten darüber gesprochen, weil sie sich nicht dafür interes-
sierten. Zum ersten Mal in meinem Leben fragte ich mich, inwieweit die
extreme Belastung an ihrer Widerstandskraft gezehrt haben könnte. Vielleicht ruht der Keim der MS in vielen Menschen, aber er macht sich nie
bemerkbar, weil die Abwehrkräfte des Körpers ihn im Zaum halten. Wenn
es nun aber in außergewöhnlichen Situationen zu einer Schwächung der
Abwehr kommt, dann kann auch eine harmlose Form der Krankheit „wild"
werden. Das hieße, wäre das Leben von Herrn M. oder Frau Th. in normalen Bahnen weitergelaufen, wären sie möglicherweise nie erkrankt. Diese
Überlegung hat für mich eine große Bedeutung erlangt.

Ist die MS eine „psychosomatische" Krankheit?

Seit der Romantik stehen sich in der Medizin „Psychiker" und „Somatiker"
feindselig gegenüber. Die Somatiker (so behaupten die Psychiker) sehen
den menschlichen Körper als eine Maschine an und halten dementsprechend
Krankheiten für einen Schaden, den man naturwissenschaftlich erkennen
und naturwissenschaftlich reparieren kann. Die Psychiker (sagen die Somatiker) haben die schwärmerische Auffassung, es gäbe so etwas wie eine kör-
perlose Seele, die auf geheimnisvolle Weise auf den Organismus einwirke,
ihn krank mache, wenn sie selbst leide, und verborgene Heilungskräfte för-
dere, wenn sie sich wohl fühle. Die Somatiker empfinden sich als rational
denkende Menschen, dasselbe tun die Psychiker – wenn sie auch überzeugt
sind, dass die Somatiker ihren Verstand weit überschätzen.

Wie unter den Ärzten ist es unter den Patienten. Die „Psychiker" sind
sicher, dass ihre MS durch seelische Belastungen beeinflusst wird, indem
sich ihre Symptome unter Stress verstärken und ihre Schübe, ja sogar der
Ausbruch der Erkrankung im Zusammenhang mit schweren seelischen Kri-
sen stehen. Die „Somatiker" lehnen jede Beziehung zwischen MS und Psyche rigoros ab. Sie empfinden es als „Psycho-Mythologie", wenn behauptet

wird, die Aktivität einer Krankheit könne durch seelisches Wohlbefinden positiv und durch finanzielle Sorgen, Ehekonflikte oder eine berufliche Überlastung negativ beeinflusst werden. Sie möchten nicht für etwas verantwortlich gemacht werden, was sie der Willkür eines blinden und unbarmherzigen Schicksals zuschreiben, während die „Psychiker" gerade darin eine Chance sehen, den Verlauf der Erkrankung durch eine Veränderung ihrer Lebensverhältnisse steuern zu können.

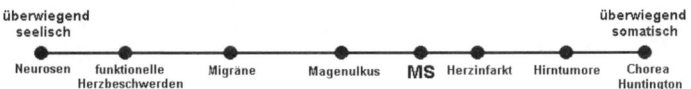

Abbildung 23.1: Das Spektrum von überwiegend seelisch bis hin zu überwiegend körperlich bedingten Krankheiten, wobei die meisten Krankheiten beide Anteile in unterschiedlicher Mischung haben.

Die Wahrheit liegt, wie so oft, in der Mitte. Es gibt wenige Krankheiten, die rein organisch, und wenige Krankheiten, die rein psychisch verursacht werden. Zu den ersteren gehören Erbkrankheiten wie die Chorea Huntington, und meiner Ansicht nach auch Hirntumore, am anderen Ende stehen natürlich die Neurosen, aber auch ganz nah dabei die Migräne, der Tinnitus und andere psychovegetative Beschwerden. Die meisten Krankheiten stellen jedoch eine Mischung aus körperlichen und seelischen Anteilen dar.

Kann Stress Schübe auslösen?

Wie ist die Studienlage? Man kann sie nur als widersprüchlich bezeichnen. Das hat zum einen etwas damit zu tun, dass die MS eine sehr individuelle Krankheit ist, und es zum Wesen des Individuellen gehört, dass es sich einer statistischen Erfassung entzieht. Es ist also schwer vorherzusagen, wie sehr sich ein Mensch Stress am Arbeitsplatz, Schikanen durch einen unangenehmen Vorgesetzten oder den Tod von nahen Familienangehörigen zu Herzen nimmt. Das heißt, der von außen wahrgenommene Schweregrad einer Belastung steht oft in keinem Verhältnis dazu, wie diese subjektiv wahrgenommen wird, und es stellt sich die Frage, ob es überhaupt sinnvoll ist, von einem „objektiven" Grad einer Belastung zu sprechen? Sogar der Tod eines Elternteils wird ganz unterschiedlich erlebt, abhängig davon, wie man zu Mutter oder Vater gestanden hat, und ob er plötzlich und unerwartet oder nach langem Leiden auftritt. Weiterhin spielt die religiöse Einstellung eine große Rolle.

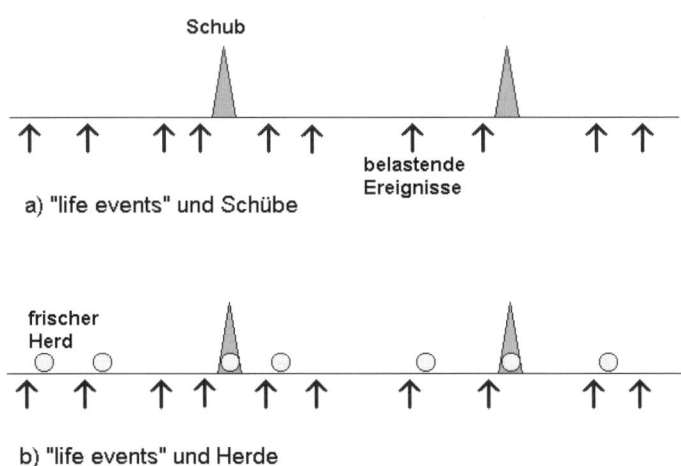

Abbildung 23.2: Nur 2 von 10 belastenden Lebensereignissen („life events") führen zu einem Schub, aber 7 von 10 „life events" zu einem frischen Herd.

Es gibt aber noch einen wesentlich überzeugenderen Grund, der erklärt, warum in der Vergangenheit alle Versuche scheitern mussten, einen Zusammenhang zwischen MS und Stress nachzuweisen. Erst in den letzten Jahren ist es richtig ins Bewusstsein gedrungen, dass Schübe und Entzündungsherde im Gehirn nicht gleichgesetzt werden können: Nur etwa jeder 10. frische Herd führt zu wahrnehmbaren Symptomen im Sinne eines Schubes. Grob vereinfacht heißt das: Wenn zehn MS-Betroffene einer schweren seelischen oder körperlichen Belastung ausgesetzt sind, wird vielleicht in jedem Fall ein frischer Herd auftreten, aber nur einer davon mit klinisch nachweisbaren Symptomen reagieren – und dieser eine fällt statistisch natürlich unter den Tisch.

Dass es sich hierbei keineswegs um eine theoretische Erwägung handelt, zeigt die Arbeit von D. C. Mohr, die 2000 in Neurology erschien: 36 Patienten mit einer schubförmigen MS wurden einmal pro Monat über 28 bis zu

100 Wochen folgenden Untersuchungen unterzogen: einem Kernspintomogramm mit Gadolinium und einer Reihe von psychologischen Tests und Fragebögen mit dem Schwerpunkt auf belastenden familiären oder beruflichen Ereignissen. Das überraschende Ergebnis war: Die Wahrscheinlichkeit, dass 4 bis 8 Wochen nach einer seelisch belastenden Situation frische Herde auftraten, war hochsignifikant erhöht, während die Schubrate anscheinend keinen Zusammenhang mit den seelischen Belastungen zeigte[45].

„Guter" und „schlechter" Stress

Stress ist ein weites Feld. Man kann großen Stress haben wie nach dem Kriegsende die Trümmerfrauen und jeden Abend todmüde ins Bett fallen - aber die Anstrengung erhält einen fit. Auf der anderen Seite kann der Stress unauffällig und geradezu „normal" sein, wenn jemand im Alltagstrott jeden Tag pünktlich um 8 Uhr in sein Büro geht, immer dieselben Akten wälzt, aber von Jahr zu Jahr einen zunehmenden Widerwillen entwickelt und unter der Sinnlosigkeit seines Tuns und den Launen seines Chefs leidet. Nichts Spektakuläres, aber die Fehlzeiten wegen Kopfschmerzen, Magenbeschwerden oder banalen Infekten häufen sich. Eine Frau kann ihren Mann und kurz darauf das eigene Kind verlieren und gesund bleiben. Eine andere wird krank, wenn die Tochter in der Schule sitzenbleibt. Versuchen wir nicht immer Gründe zu finden, auch wenn es keine gibt? Gleicht das nicht dem Wahrnehmen von bärtigen Gesichtern oder einem springenden Pferd in den Wolken?

Was ist das Wesen des „schlechten", krankmachenden Stresses? Ich denke, es ist die Hilflosigkeit. Es gibt ein eindrucksvolles Experiment. Einem Rhesusaffen wird eine nicht allzu schwere Entscheidung angesichts von nur zwei Möglichkeiten abverlangt: Der Affe muss einen Knopf drücken, wenn ein bestimmtes Bild erscheint, und er muss einen zweiten Knopf drücken, wenn ein anderes Bild erscheint. Wenn er etwas falsch macht, bekommt er einen leichten elektrischen Schlag. Ein anderer Affe sitzt daneben und schaut einfach nur zu, erhält aber dieselben Schläge. Der zweite Affe, welcher der Situation hilflos ausgeliefert ist, erkrankt in kurzer Zeit an Hochdruck, Magengeschwüren und Infarkten. Der erste Affe bleibt gesund!

---

[45] Mohr DC e.a. Psychological stress and the subsequent appearance of new brain MRI lesons in MS. Neurology 2000; 55: 55-61.

Psychoimmunologie

Bleibt die Frage, wie sich Stress oder Traurigkeit auf unser Immunsystem auswirken können. Bis vor kurzem hatte man Lymphozyten für relativ engstirnige Kugeln gehalten, deren Oberfläche mit Rezeptoren bestückt ist, die nichts anderes als körperfremdes von körpereigenem Gewebe unterscheiden können. Aber dann fiel auf, dass die Milz, die eine herausrragende Rolle in der Immunabwehr spielt, reich mit sympathischen Nervenfasern versorgt ist. Besonders interessant war auch, dass die Nervenendigungen von Lymphozyten umlagert waren wie ein Bahnhof von Taxis. Warum eigentlich, denn bisher war man immer davon ausgegangen, dass keine Kommunikation zwischen dem Immunsystem und dem Nervensystem stattfindet. Als man genauer nachschaute, entdeckte man, dass die Lymphozytenoberfläche neben den Rezeptoren zusätzlich mit Antennen übersät ist, die auf Stresshormone, aber auch auf Endorphine ansprechen. Lymphozyten sind also wesentlich intelligenter, vor allem aber sensibler als man bisher angenommen hatte, und stellen ein wichtiges Zwischenglied zwischen Seele und Körper dar.

Bin ich an meiner Krankheit selber schuld?

Heißt das, jeder MS-Betroffene sei im Grunde genommen selbst an seiner Krankheit schuld? Auf den ersten Blick könnte es so erscheinen, als werde mit dieser Sichtweise einem Menschen, der sowieso schon unter der Zentnerlast einer bedrohlichen Krankheit leidet, nur noch eine zusätzliche Bürde aufgeladen. Ende der 70er Jahre erschien ein einflussreicher Essay mit dem Titel „Krankheit als Metapher". Er stammte von Susan Sontag, der kürzlich verstorbenen amerikanischen Schriftstellerin und Journalistin, die an Brustkrebs erkrankte und sich auf Anraten ihrer Freunde auch an einen Psychotherapeuten wandte. Was sie dort am meisten erbitterte, war das Gefühl, der Therapeut unterstelle, es sei kein Zufall, dass gerade sie zu genau diesem Zeitpunkt von genau dieser Krankheit befallen worden sei.

Sie fühlte sich auf einmal nicht nur wegen der düsteren Prognose ihrer Krankheit verzweifelt, sondern zusätzlich schuldig und sie schämte sich, krank zu sein. Sie beschreibt, wie man versucht habe, ihr einzureden, dass Krebs eine Krankheit sei, zu der vor allem seelisch Angeschlagene neigen. All das kam ihr ungerecht und einseitig vor. Sie sehnte sich nach einem Arzt, der ihre Krankheit als eine Krankheit betrachtete, als eine ernste

Krankheit zwar, aber als eine Krankheit, weder als Fluch noch Strafe noch Peinlichkeit. Eine Krankheit ohne tiefere „Bedeutung".

Der Erreger ist (möglicherweise) nicht die Ursache.

Ich denke, dass Susan Sontag mit ihrer bewegenden Darstellung zum Teil Recht hat, und ich kann ihre Ablehnung einer übertriebenen Form der Psychologisierung gut verstehen. Sie meint, dass eine große Neigung bestehe, zufällige Begleitumstände überzuinterpretieren, wenn man die wirklichen Ursachen nicht kenne, wie das z.B. beim Magengeschwür passiert sei. Jahrzehntelang habe man Stress und hinuntergeschluckten Ärger als Ursache angenommen und erst jetzt habe sich herausgestellt, dass es ein Bakterium, der Helicobacter, sei. Und genau so (sagen Hardliner) wird es bei der MS sein: Irgendwann einmal im 21. Jahrhundert wird man den Erreger entdecken und alles Gerede von Psychosomatik und gesunder Lebensweise wird sich als falsch und unangemessen erweisen.

Ich bin nicht sicher, ob es so sein wird. Es wäre denkbar, dass der gesuchte MS-Erreger nur eine notwendige, aber keineswegs hinreichende Voraussetzung dafür ist, ob jemand erkrankt. Vielleicht ist der Erreger der MS an sich völlig harmlos, kommt überall vor und befällt nahezu jeden von uns. Schaden kann er nur dann stiften, wenn mehrere unglückliche Umstände zusammentreffen.

Ein Beispiel ist die Endocarditis lenta, die gefürchtete Entzündung der Herzinnenwand. Der Erreger ist der vergrünende Streptococcus, der bei jedem Menschen ein harmloser Bewohner der Mundhöhle ist. Immer wieder gelangen einige Bakterien ins Blut, werden aber dort sofort vom Immunsystem angegriffen und vernichtet. Nur unter ganz ungünstigen Bedingungen, wenn die Abwehrkräfte daniederliegen, kann es passieren, dass sich ein Bakterium auf einer Herzklappe ansiedelt, sich dort vermehrt und diese zerstört. Zwar ist der Erreger der vergrünende Streptococcus, aber der eigentliche Grund für die Erkrankung ist die Abwehrschwäche.

Psychotherapie bei MS?

Peter G. ist ein sportlicher, durchtrainierter junger Mann von ruhigem Wesen und sicherem Auftreten. Seine bildhübsche Frau leitet ein Bodybuilding-Center. Er hat eine klinisch sichere MS: Das Kernspintomogramm zeigt drei verdächtige periventrikuläre Herde, und die oligoklonalen Ban-

den sind positiv. Jetzt stellt er eine Ungeschicklichkeit in der linken Hand fest, die ihn als Vorarbeiter in einem Sägewerk nicht nur beeinträchtigt, sondern auch gefährdet. Er ist glücklich verheiratet, das sieht man, und hat einen Beruf, der ihm nicht nur Anerkennung bringt, sondern ihm auch Freude macht. Es musste irgend etwas geben, dass an seiner Widerstandskraft zehrte, aber ich kam nicht darauf.

Wenn ich nach auslösenden Faktoren fahnde, pflege ich systematisch vorzugehen. In der Regel beginne ich damit, die sechs häufigsten „Risikofaktoren" abzufragen: 1. Hausbau; 2. eine Schwiegermutter im Haus, die überall ihre Nase hineinsteckt; 3. Kinder in der Pubertät; 4. ein pflegebedürftiges Familienmitglied (z.b. Alzheimer des Vaters); 5. schlechtes Klima am Arbeitsplatz und 6. (drohende) Arbeitslosigkeit.

Ich halte nicht viel von einer Psychologisiererei, die Erklärungen an den Haaren herbeizieht, aber manchmal sieht man das Nächstliegende nicht. Deshalb erzähle ich, wenn ich so nicht weiterkomme, gern die Geschichte von dem Bundeswehroffizier, der unter heftigen Migräneattacken litt, die zwei- bis dreimal pro Woche auftraten. Man hatte alles, aber auch wirklich alles ausprobiert, aber nichts hatte geholfen. So blieb zum Schluss nur noch eins übrig: das Leben des Mannes detektivisch zu durchforsten, um zu schauen, ob nicht doch irgendwelche Ursachen vorhanden waren, die er vielleicht vergessen hatte. Und so kam er jeden Mittwoch, pünktlich um 14 Uhr und erzählte mir aus seinem normalen, völlig durchschnittlichen Leben. Es war todlangweilig, und nach der dritten Sitzung wollte ich das Unternehmen abbrechen. Doch dann erzählte er mir ganz nebenbei, dass, als er geboren wurde, sein Vater an der Front war und es sich rein rechnerisch ergab, dass sein Vater nicht sein Vater sein konnte. Als dieser zurückkam, verstieß er seine Frau, zog seine beiden Söhne allein auf und verbot ihnen jeden Kontakt mit ihrer Mutter. Obwohl dieser Mann seit 37 Jahren in demselben kleinen Dorf wie seine leibliche Mutter wohnte, ihr auf der Dorfstraße begegnete, im Edeka-Laden hinter ihr stand, hatte er sie in seinem ganzen Leben noch nicht einmal gegrüßt! Das ist doch wirklich merkwürdig. Da suchte ich also seit Wochen nach einer psychologischen Erklärung, aber diese ungewöhnliche Geschichte hatte er mir bis jetzt verschwiegen.

Ich erzählte sie auch Herrn G.

„Können Sie sich denken, warum er mir das verschwiegen hat?", frage ich Herrn G..

„Vielleicht, weil es ihm peinlich war."

„Nein, das war es nicht. Der wahre Grund ist ein anderer. Das schwer gestörte Verhältnis zu seiner Mutter war für ihn das Selbstverständlichste von der Welt. Er kannte es ja seit seiner frühesten Kindheit nicht anders. Und so war er gar nicht darauf gekommen, dass es eine Bedeutung haben könnte."

„Und Sie meinen, bei mir könnte auch so etwas versteckt sein."

„Zumindest sollte man daran denken. Oft findet man es selbst nicht, und man braucht jemanden, der einen auf etwas ganz Verrücktes aufmerksam macht. Zum Beispiel meine Tante Alma. Sie hatte noch in gereifterem Alter den Führerschein gemacht und sich ein flottes rotes Kabriolett gekauft. Nach einem Monat war der Motor kaputt, und es wurde ein Austauschmotor eingebaut. Zwei Monate später hatte auch der Austauschmotor seinen Geist aufgegeben, und der dritte Motor hielt ebenfalls nicht lange. Um der Sache auf den Grund zu gehen, schlug der Mechaniker eine Probefahrt mit ihr vor. Als sie eingestiegen war, zog sie den Choke, hängte ihre Handtasche daran und fuhr los. Sie hatte die ganze Zeit den Choke für eine Art Haken gehalten und war nie auf die Idee gekommen, ihn wieder hineinzudrücken, wenn der Motor warm war."

Ich glaube, so ganz habe ich Herrn G. nicht überzeugen können. Aber am nächsten Nachmittag rief seine Frau an.

„Mein Mann weiß nicht, dass ich Sie anrufe", sagte sie. „Aber nach dem gestrigen Gespräch muss ich Ihnen doch etwas sagen. Wir hatten tatsächlich eine ganze Menge Ärger, als er vor drei Jahren den ersten Schub bekam. Er hat es Ihnen nur nicht gesagt, weil er mir nicht weh tun wollte."

„Was ist denn damals passiert?"

„Wir hatten zusammen in einer ehemaligen Tankstelle eine Imbissbude aufgemacht. Das Geschäft lief gut, und es bot sich an, meinen Vater als Aushilfe zu beschäftigen, da mein Mann seinen Beruf noch nicht ganz aufgeben wollte. Als wir ein Jahr später Konkurs anmelden mussten, stellte sich heraus, dass mein Vater uns um mehr als sechzigtausend Mark betrogen hatte."

„Ihr eigener Vater?"

„Ja. Bis zum heutigen Tag kommen immer noch offenstehende Rechnungen zu uns nach Hause."

Ich denke, es ist häufig so: Die wirklichen Tragödien werden nicht erzählt, weil man sie vergessen hat, weil man niemanden belasten möchte, oder weil es einfach zu weh tut. „Da ist endlich Gras über die Sache gewachsen", sagte einmal eine Patientin zu mir, „und dann kommt so ein Kamel und frisst es ab." Mit dem Kamel meinte sie mich. Trotzdem, manchmal können alte Wunden erst zur Ruhe kommen und heilen, wenn sie noch einmal gründlich gesäubert worden sind. Eugen Drewermann hat das einmal sehr schön so beschrieben: „Ganz hinten im Keller, wo man nie hinkommt, geht es noch einmal fünf Stufen hinab und du stehst vor einer Tür, die du noch nie geöffnet hast und hinter der es spukt. Du weißt, dass es an der Zeit ist, die Tür zu öffnen, aber du brauchst jemanden, der dir zur Seite steht. Ich helfe dir. Wir schauen es uns gemeinsam an, es gehört ja zu dir. Natürlich, du hast es verdrängt, und du wirst auch deine Gründe dafür gehabt haben. Aber vielleicht ist es wie im Märchen und in dieser Kammer ist ein Schatz verborgen, bewacht von einem bösen Dämon, der aber nicht unbesiegbar ist."

Einzel- oder Gruppentherapie?

Es ist immer dasselbe. Wenn ich ganz vorsichtig mit meinen Patienten über die möglichen Vorteile einer Psychotherapie spreche (und ich gehe wirklich auf die behutsamste Weise vor), dann kommt als erstes: „Aber ich bilde mir meine Krankheit doch nicht ein!" und dann: „Meinen Sie etwa, ich wäre selbst schuld daran, dass ich eine MS bekommen habe?" und schließlich: „Sie glauben wohl nicht, dass ich es allein schaffe?" Natürlich bilden sich die Betroffenen ihre Krankheit nicht ein, und natürlich haben sie keine Schuld daran, dass sie krank geworden sind, aber in Bezug auf den dritten Punkt kann es tatsächlich schwierig sein, sein Leben ohne Hilfe von außen zu ändern, sich auf die Krankheit einzustellen und mit den oft verständnislosen Reaktionen der Umwelt fertigzuwerden. „Manchmal drehen sich die Gedanken in meinem Kopf wie in einer Windmühle", klagte eine meiner Patientinnen. „Schaffe ich meine Arbeit noch? Soll ich mich berenten lassen? Wie mache ich es meinen Kindern klar, dass ich mittags zwei Stunden Ruhe brauche? Wie gehe ich mit meiner Schwiegermutter um, die es gut mit mir meint, aber mich mit ihren Ratschlägen nervt? Wer hilft mir bei meinen Ängsten, dass man Mann mich verlassen könnte? Sind meine sexuellen Probleme Folge der seelischen Belastung oder kommen sie von der MS?"

Insofern bricht einem keine Zacke aus der Krone, wenn man vorübergehend die Hilfe von Spezialisten in Anspruch nimmt. Ob eine Einzeltherapie oder eine Selbsterfahrungsgruppe geeigneter ist, müssen Sie zusammen mit Ihrem Therapeuten entscheiden. Eine Einzeltherapie kann am Anfang sinnvoll sein. Sie kann Schutz, Trost und Verständnis geben, läuft aber Gefahr, über kurz oder lang in eine Sackgasse zu geraten, in der immer wieder dieselben Probleme besprochen werden. Manche klagen auch darüber, dass sie sich den persönlichen Einstellungen des Therapeuten ausgeliefert fühlen. Die Einzeltherapie hat etwas Inselhaftes und kann realitätsfern sein.

Ganz anders die Gruppenpsychotherapie. Sie besteht in der Regel aus sechs bis acht Patienten und einem Therapeuten bzw. einer Therapeutin. Die Gruppe kann ein vielköpfiges Ungeheuer sein und ist sehr anstrengend, dafür aber auch besonders wirksam. Viele werden vielleicht sagen: „Ich habe schon Probleme genug. Da will ich mich nicht noch mit denen von anderen Menschen belasten." Das ist sicher richtig, aber Sie werden rasch erkennen, dass die Probleme, die andere Menschen haben, den Ihren sehr ähnlich sind, und dass Sie viel dadurch lernen können, wie andere damit umgehen, wie sie diese lösen oder welche Fehler sie machen. Außerdem haben Sie die einzigartige Möglichkeit, eine Vielzahl von Meinungen zu Ihren Problemen zu hören, was üblicherweise auch mit Ihren Freunden und Freundinnen nicht möglich ist, weil man aus Höflichkeit nicht ganz offen ist oder aus Scham über bestimmte Dinge nicht spricht.

24 Spezielle Probleme

Die MS wird als die Krankheit mit den 1000 Gesichtern bezeichnet. Sie kann viele Probleme machen. Ich greife nur die wichtigsten heraus.

Die Trigeminusneuralgie

Gudrun F. hat seit sieben Jahren eine gutartig verlaufende MS. Bei der heutigen Vorstellung legt sie den Finger auf den Mund als Zeichen, dass sie nicht sprechen kann, und gibt mir einen Zettel, auf dem steht: „Ich habe seit drei Tagen entsetzliche Schmerzen, die vom Mund zum linken Ohr ausstrahlen. Besonders schlimm ist es, wenn ich spreche."

Man sagt, die MS mache keine Schmerzen. Eine Ausnahme ist neben dem oben beschriebenen Korsettgefühl die Trigeminusneuralgie. In schlimmen Fällen kann es bis zu mehreren hundert Malen pro Tag zu kurzen, blitzartig einschießenden Schmerzen in die mittlere oder untere Gesichtshälfte kommen. Die Schmerzen werden durch Berührungen bestimmter Triggerzonen in der Mundschleimhaut oder in der Lippen- oder Nasengegend ausgelöst, manche Patienten wagen deswegen kaum mehr zu essen oder zu sprechen.

Eine der plausibelsten Hypothesen besagt, die häufigste Ursache sei in einer Arterie zu suchen, die praktisch parallel zu dem Trigeminusnerven verläuft. Im Lauf des Lebens kommt es zu einer zunehmenden Schlängelung des Gefäßes, so dass es an einigen Stellen dem Nerven direkt aufliegt. Die Pulswellen, die vom Herzen kommend die Gefässwandung häufiger als einmal pro Sekunde aufbauchen, üben einen ständigen hammerschlagartigen Reiz aus, unter dem die Isolationsschicht des Nervs schmilzt, was schon bei geringsten Berührungen im Gesichtsbereich zu Kurzschlüssen, den elektrisierenden Schmerzen, führt. So einleuchtend diese Hypothese ist, für die MS kann sie nicht zutreffen, da sie ja keine Erkrankung des peripheren Nervs ist. Die Ursache muss im langgestreckten Kerngebiet des Trigeminusnervs liegen, das sich vom Mittelhirn bis in das obere Halsmark erstreckt.

Therapeutisch wird meist an erster Stelle das Antiepilepticum Gabapentin (Neurontin®) empfohlen, das jedoch viele Nebenwirkungen haben kann. Die meisten Patienten probieren der Reihe nach eine Liste von Medikamenten aus: Nach dem Gabapentin das Antidepressivum Amitryptilin (Saroten®) und schließlich einen Betablocker. Wenn es gut geht, verschwinden die Schmerzen nach Tagen oder Wochen, manchmal aber auch erst nach Monaten. Scheinbar ist es immer das letzte Medikament, das geholfen hat. Tatsächlich aber ist es einfach die Zeit, die fast alle Wunden heilt. In therapieresistenten Fällen können nach meiner Erfahrung Akupunktur und die Homöopathie sehr hilfreich sein.

Der imperative Harndrang

Erika L. hat seit zehn Jahren eine MS, die etwa seit einem Jahr ins chronische Stadium eingetreten ist. Heute stellt sie sich wegen ihrer Blasenprobleme vor. „Wenn ich das Gefühl habe, dass ich zur Toilette muss," sagt sie, „muss ich auch schon rennen, weil ich sonst das Wasser nicht halten kann."

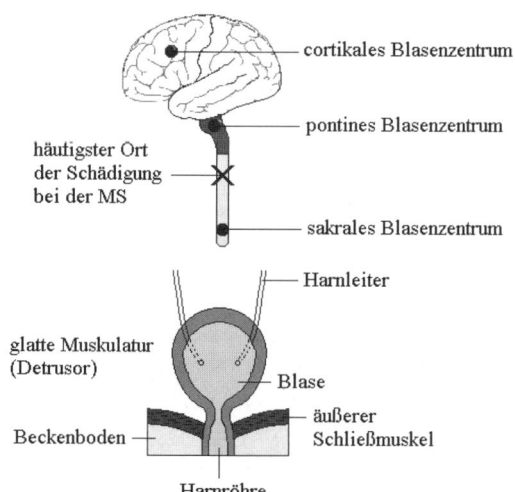

Abbildung 24.1: Die supranukleäre Blasenstörung bei der MS. Ursache ist meist ein Herd zwischen dem pontinen und dem sakralen Blasenzentrum. Die typische Folge ist die Detrusor-Sphinkter-Dyssynergie mit dem imperativen Harndrang.

Mit der Entleerung der Blase ist es so bestellt: Wir können die Blase mit einem Luftballon vergleichen, den wir an seinem Ende mit den Fingern zuhalten. Die gespannte Gummihaut des Ballons entspricht der glatten Muskulatur der Blasenwand, unsere Finger der quergestreiften willkürlichen Muskulatur. Wenn sich die Blase mit Urin füllt, entsteht ein zunehmender Druck, der über Rezeptoren dem Sakralmark mitgeteilt wird und der über einen spinalen Reflex dazu führen würde, dass sich die glatte Blasenwandmuskulatur zusammenzieht und gleichzeitig der quergestreifte Blasensphinkter (ringförmiger Schließmuskel) erschlafft.

Die täglich ausgeschiedene Urinmenge beträgt 1 bis 1,5 Liter - bei Hitze, körperlicher Anstrengung oder Fieber natürlich weniger. Die Blase fasst etwa einen halben Liter und meldet sich spätestens, wenn sie zu 2/3 gefüllt ist, mit Harndrang. dass die Blasenleerung nicht automatisch zu jeder passenden oder unpassenden Gelegenheit erfolgt, dafür sorgt ein zweites Blasenzentrum im Hirnstamm (pontines Blasenzentrum). Dieses hemmt das sakrale Blasenzentrum und gibt es erst frei, wenn die Umstände für eine Urinentleerung günstig sind.

Die häufigste Blasenstörung bei der MS ist der sogenannte „imperative" (befehlende) Harndrang. Ursache ist eine Schädigung der Fasern, die beide Blasenzentren miteinander verbinden. Dadurch fällt die Hemmung des sakralen Zentrums in einem mehr oder weniger großen Ausmaß fort. Die glatte unwillkürliche Blasenwandmuskulatur (Detrusor) und der quergestreifte äußere Schließmuskel (M. sphincter externus) arbeiten nicht mehr feinabgestimmt zusammen. Der Urologe spricht von einer Detrusor-Sphincter-Dyssynergie, eine Störung des Zusammenspiels (Dyssynergie) zwischen Sphinkter (Schließmuskel) und Detrusor (Blasenwandmuskulatur). Schon bei geringem Füllungsdruck entsteht das Gefühl des Harndrangs, und wenn man ihm nicht sofort Folge leistet, ist es zu spät. Übrigens „leidet" auch ein Säugling unter einem „imperativen" Harndrang, da die Bahnen zwischen sakralem und pontinem Zentrum erst im zweiten Lebensjahr myelinisiert werden.

Was kann man gegen diese unangenehme Störung tun? Es gibt eine Möglichkeit, das enthemmte System zu beruhigen und zwar über das vegetative Nervensystem. Wenn wir mitten in einer wichtigen Arbeit sind oder in einer Kampfsituation, dann ist das sakrale Blasenzentrum aus gut nachvollziehbaren Gründen maximal gehemmt. Die Blasenentleerung erfolgt in Ruhe und Entspannung, wenn der Parasympathicus regiert. Da die nervöse Steuerung der Blasenentleerung überwiegend über den Parasympathicus läuft, kann man diesen durch Medikamente, die den Parasympathicus dämpfen (z.B. Mictonorm® oder Dridase®), beeinflussen und somit den imperativen Harndrang vermindern.

Die inaktive oder Überlaufblase

Die Detrusor-Sphincter-Dyssynergie ist zwar lästig, aber medizinisch unbedenklich, da sich die Blase noch vollständig entleert. Ein wesentlich größeres Problem ist die Überlaufblase bzw. die Detrusorhyporeflexie. Sie ist relativ selten und kommt eigentlich nur in fortgeschrittenen Fällen vor. Ursache ist eine MS-Läsion direkt im sakralen Blasenzentrum. Die Blasenfüllung wird nicht mehr wahrgenommen, die Restharnmengen sind sehr hoch, und die Blase entleert sich nur noch nach dem Überlaufprinzip. Durch den Restharn besteht die Gefahr eines Rückstaus des Urins in die Nierenbecken und damit ein hohes Infektionsrisiko. Ein Restharn ist ab 60 ml behandlungsbedürftig. Therapeutisch kommen Parasympathomimetica (z.B. Ubretid®, Doryl®, Dibenzyran®) in Frage, die den schlaffen Detrusor stimulieren. Oft ist ein intermittierender Selbstkatheterismus nicht zu umgehen. Nehmen Sie Blasenstörungen auf keinen Fall auf die leichte Schulter: Blasenstörungen bei der MS gehören in die Hände eines erfahrenen Urologen!

Die Spastik

Die Befehle für eine Willkürbewegung gehen von der Hirnrinde aus. Um die Muskulatur zu erreichen, müssen sie zwei Neurone, das 1. und das 2. motorische Neuron passieren (siehe Abbildung 4.1). Eine einfache Regel lautet: Wird das 1. motorische Neuron geschädigt, bildet sich eine spastische Lähmung aus, ist das 2. motorische Neuron betroffen, entsteht eine schlaffe Lähmung.

Die spastische Lähmung geht mit einer erhöhten Muskelanspannung einher, der Spastik. Sie beruht auf einer Übererregbarkeit des Muskels, die man auch daran erkennt, dass die Reflexe in dem gelähmten Glied gesteigert sind. Vielleicht haben Sie sich auch schon einmal gewundert, dass die Reflexe in Ihrem schwachen Bein besonders lebhaft sind. Die schlaffe Lähmung führt, wie der Name schon sagt, zu einer verminderten Muskelspannung. Die Reflexe sind abgeschwächt oder erloschen. Die spastische Lähmung ist typisch für alle Krankheiten, die das Gehirn und das Rückenmark betreffen. Neben der MS ist der Schlaganfall die häufigste Ursache. Eine schlaffe Lähmung kommt zum Beispiel beim Bandscheibenvorfall vor, wenn ein Nerv, unmittelbar nachdem er das Rückenmark verlassen hat, von Bandscheibengewebe komprimiert wird.

Viele Patienten fragen, warum die Muskulatur bei der spastischen Lähmung so „sperrig" ist? Das ist nicht ganz leicht zu erklären und auch noch nicht in den letzten Einzelheiten bekannt. Man könnte denken, im Laufe der Evolution habe das Großhirn die Aufgabe übernommen, die Bewegungsabläufe zu programmieren, d.h. die Programme wären in der Hirnrinde oder den großen Hirnkernen gespeichert, und die Riesendatenmenge würde dann über die Pyramidenbahn ins Rückenmark transportiert, dekodiert und schließlich in der Muskulatur ausgeführt. Das ist aber nicht so. Die komplizierten Programme sind auch beim Menschen im Rückenmark gespeichert, werden also bei der MS meistens nicht direkt geschädigt. Geschädigt wird nur der An- und Ausschalter, und das ist die Pyramidenbahn. Da sie überwiegend damit beschäftigt ist, die Bewegungsprogramme gezielt in Gang zu setzen, kommt es beim Ausfall der Pyramidenbahn dazu, dass die Bewegungsprogramme gleichzeitig aktiv sind und damit gegeneinander arbeiten, so als wären Vorwärtsgang und Rückwärtsgang gleichzeitig eingelegt. Die Muskulatur ist dann wie „eingerastet".

Die erhöhte Muskelspannung kann zu schmerzhaften Verkrampfungen in den Beinen führen. Der Krampf kann so stark sein, das sich die Beine bei jeder Berührung oder jedem Lagewechsel versteifen. Die wirksamste Behandlungsmöglichkeit besteht in gezielten krankengymnastischen Maßnahmen, die den Muskeltonus senken. Nur selten ist es bei MS- Patienten erforderlich, zusätzlich spasmuslösende Medikamente zu geben. Das wirksamste und nebenwirkungsärmste ist das Baclofen (Lioresal®). Allerdings muss immer in Absprache mit der Krankengymnastin dafür gesorgt werden, dass sich durch das Medikament die Muskelschwäche nicht verstärkt, denn eine gewisse Spastik ist bei manchen Patienten eine Voraussetzung für ihre Gehfähigkeit.

Soll ich mich impfen lassen?

Am häufigsten sind die Fragen zur Grippeimpfung. Dazu gehen die Meinungen auseinander: Die einen sagen, die Schubrate sei während und nach einer Grippe erhöht - deshalb lassen sie sich impfen, die anderen meinen, die MS sei eventuell doch eine Autoimmunkrankheit und lehnen jede Impfung ab, weil diese das Immunsystem stimuliert.

Was die übrigen Impfungen anbelangt, beziehe ich mich weitgehend auf das, was Klaus-Peter Wandinger in einer sehr gründlichen Übersichtsarbeit am 14.11.20006 für die DMSG geschrieben hat. Seine Empfehlungen sind so zusammenzufassen:

1. Lebendimpfstoffe sollten bei der MS vermieden werden, Totimpfstoffe sind unbedenklich einsetzbar.

2. Die Gelbfieberimpfung (Lebendimpfstoff) wird bei Reisen in bestimmte afrikanische und südamerikanische Länder empfohlen.

MS-Betroffene sollten eine sorgfältige Risikoabwägung vornehmen, bevor sie in diese Länder reisen.

3. Die Grippeimpfung ist MS-Betroffenen ausdrücklich zu empfehlen.

4. Die Tetanusimpfung ist unbedenklich.

5. Unter einer Therapie mit immunmodulierenden Substanzen sollte man sich nicht mit Lebendimpfstoff impfen lassen, die Impfungen mit Totimpfstoffen sind unbedenklich.

6. Es könnte allerdings sein, dass die Wirksamkeit der Impfungen unter einer Behandlung mit z.b. Betainterferonen, Copaxone®, Mitoxantron, Tysabri® oder Imurek® verringert ist.

7. Nach einem frischen Schub sollte (vor allem wenn er mit Cortison behandelt worden ist) die nächste Impfung nicht vor 3 Monaten erfolgen.

8. Bei der FSME-Impfung handelt es sich zwar um einen Totimpfstoff, so dass eine Impfung von MS-Betroffenen prinzipiell möglich ist, dennoch sollte wegen der möglichen zentralnervösen Komplikationen (u.a. Entzündungen des Gehirns und der Hirnhäute) Zurückhaltung geübt werden.

Obwohl seine Ausführungen Hand und Fuß haben und ich sie für eine ausgezeichnete Diskussionsgrundlage halte, bin ich nach wie vor allen Impfungen gegenüber skeptisch eingestellt. Es mag paranoid erscheinen, aber ich werde den Gedanken an eine mächtige Impf-Lobby, die im Hintergrund tätig ist, nicht so ganz los. Meiner Ansicht nach wird viel zu viel geimpft. Ich halte die Grippeimpfung für wenig wirksam, die FSME-Impfung für gefährlich und bezweifele, dass man sich bei jeder Verletzung überlegen muss, ob der Tetanusimpfschutz noch ausreicht. Und wenn ich mich in einer Avonex®-Therapie befände, dann würde ich mich vermutlich auch nicht mit Totimpfstoffen impfen lassen.

25 MS und Sex

Viele MS-Betroffene klagen im Verlauf der Erkrankung über sexuelle Probleme. Nach amerikanischen Untersuchungen sollen es über 90% der Männer und rund 80% der Frauen sein. Die Zahlen sind sicher irreführend, denn Sexualstörungen sind ohnehin ein verbreitetes Phänomen. Das macht die Abschätzung schwer, welche „normal" und welche direkt auf eine körperliche Ursache, also z.B. einen Rückenmarksherd, zurückzuführen sind.

Sexuelle Probleme – wer hat die nicht?

Worüber männliche MS-Betroffene am häufigsten klagen, sind Schwierigkeiten, eine Erektion zu bekommen oder zu behalten, das Ausbleiben der Ejakulation und die eingeschränkte oder fehlende Fähigkeit, einen Orgasmus zu erleben. Die häufigsten Probleme bei Frauen sind ungenügende vaginale Feuchtigkeit, Ausbleiben der Blutansammlung in der Klitoris, Taubheit und schmerzhafte Gefühle im Genitalbereich. An zweiter Stelle stehen bei beiden Geschlechtern allgemeinere Symptome wie Schwäche, schnelle Ermüdbarkeit und Muskelverkrampfungen, welche den sexuellen Kontakt erschweren. Dazu kommen Selbstwertprobleme, MS-bedingte Partnerschaftskonflikte und Depressionen, welche die organisch bedingten Sexualstörungen weiter verstärken und in einen Teufelskreis führen können.

Es ist wichtig, darüber zu sprechen, aber in der Hektik der Sprechstunde bleibt manches auf der Strecke - und außerdem: Wie wird der Arzt mit einer Frage umgehen, dort, wo ich besonders verletzlich bin? Die wichtigste Voraussetzung, die ein Arzt für ein gutes Gespräch mitbringen muss, scheint mir diese zu sein: Halte dir stets vor Augen, welche Hemmungen jemand überwinden muss, um einem Arzt oder einer Ärztin, also in der Regel einem wildfremden Menschen, anzuvertrauen: „Mein Mann und ich haben schon länger als drei Monate nicht mehr miteinander geschlafen."

Das wird nie nebenbei gesagt, obwohl es oft beiläufig vorgetragen wird. Hier kommt eine tiefe innere Not zum Ausdruck, die keinesfalls überhört oder unterschätzt werden sollte. Die häufigsten ärztlichen Sünden sind Bagatellisierung („Sexuelle Probleme – wer hat die nicht?" oder „Das Bedürfnis lässt sowieso nach, wenn man älter wird.") und Missachtung („Bei Ihrer schweren Spastik ist die fehlende Sexualität doch sicherlich ein geringfügiges Problem."). Sexualität wird also als etwas Lästiges angesehen, das manchmal sehr schön ist, auf das man zur Not aber auch verzichten kann. Unterschwellig spielt dabei aber auch der Gedanke eine Rolle, sie sei etwas für gesunde und junge Menschen, ein Behinderter solle andere Probleme als seine Sexualität haben. Das ist ein schlimmes und schwer auszurottendes Vorurteil.

Wenn der Arzt überhaupt auf die sexuellen Störungen eingeht, dann neigt er sehr dazu, aus körperlichen Problemen seelische Probleme zu machen. Das meint er gut, weil er denkt, wenn es organisch ist, kann man ja doch nichts machen, aber er unterschätzt seine Patienten. Schließlich handelt es sich um erwachsene Menschen, die sehr wohl wissen, wie sie früher sexuell reagiert haben und wo jetzt ihre Einschränkungen sind. Die Unterscheidung, ob sexuelle Probleme körperlicher oder seelischer Natur sind, können die Betroffenen oft nur allein treffen. Eine Faustregel lautet: Wenn sexuelle Probleme mit einer Gefühlsstörung im Genitalbereich oder einer Blasenentleerungsstörung einhergehen, dann sind sie organisch bedingt. In vielen Fällen kommt sicherlich beides zusammen, aber auch das durchblicken die Betroffenen selbst am besten. Der Arzt hüte sich vor Besserwisserei.

Falls die Probleme wirklich organischer Natur sein sollten, dann muss das kein Grund zur Verzweiflung sein. Die sexuellen Funktionen sind ja fast immer lediglich eingeschränkt, aber – und das ist wichtig - nicht aufgehoben. Der körperlichen Liebe stellen sich also gewisse Schwierigkeiten entgegen, das heißt aber keineswegs, dass sie zum Krampf oder zu einer sich immer wieder bestätigenden Niederlage werden muss. Etwas, was zu leicht erreicht wird, kann rasch langweilig werden, etwas, was schwierig ist, kann eine Herausforderung und erfüllender sein. Nicht zu Unrecht wird gesagt, dass Behinderte oft mit ihren Partnern ein vielseitigeres und phantasievolleres Sexualleben haben als mancher Nicht-Behinderte.

Wege aus der Sprachlosigkeit

Es ist paradox: Wir schämen uns, über Sex zu reden, - und das mit dem einzigen Menschen, mit dem wir normalerweise sexuellen Kontakt haben. Es ist ein großer Irrtum, wenn man meint, ein Ehepaar, das zehn Jahre und länger miteinander verheiratet ist, könnte über alles miteinander sprechen. Meist ist es nicht möglich zu sagen: „Du, so wie wir das immer gemacht haben, das mag ich nicht. Lass es uns doch mal anders probieren." Ich kenne niemanden, die sich das traut. Schließlich will man seinen Partner nicht kränken. Nicht umsonst spielen Frauen den Männern einen Orgasmus vor, um ihnen, den Männern, eine Freude zu machen. Wenn sich die Frauen auch noch minderwertig vorkommen, weil sie behindert sind, dann wird alles nur noch schlimmer. Dazu kommt die Angst, dass irgendetwas schief läuft, dass man eine bestimmte Lage nicht einnehmen kann wegen der Spastik, oder dass einem ein Missgeschick mit der Blase passiert.

Einen Weg aus der Sprachlosigkeit zu finden, erfordert von beiden Partnern viel Geduld, Fingerspitzengefühl und gegenseitigen Respekt. Oft wird dabei fachkundige Hilfe von außen notwendig sein: der Austausch über ein Buch, das Gespräch mit anderen Betroffenen, eine Partnerschaftsberatung oder ein

Kommunikations-Seminar für Paare. Nicht selten gerät ein Sexualleben, das sowieso schon im Argen gelegen hat, wegen der seelischen Belastung durch die Erkrankung oder wegen an sich geringgradiger Beeinträchtigungen aus den Fugen. Dann hat die gestörte „normale" Sexualität einen höheren Anteil an der Störung als krankheitsbedingte Einschränkungen. Darum ist es wichtig, gerade dann, wenn körperliche Probleme hinzukommen, erst einmal das normale Sexualleben in Ordnung zu bringen.

Drei sexuelle Mythen

Es gibt eine Reihe von sexuellen Mythen, die schon beim Gesunden viel Unheil anrichten – die müssen abgeschafft werden. Dazu gehört zum Beispiel die Behauptung: Ein Mann könne immer Geschlechtsverkehr haben. Das ist Quatsch. Masters und Johnson definierten in den siebziger Jahren, dass eine Impotenz beim Mann dann vorliege, „wenn in mehr als 25% aller Versuche keine für einen befriedigenden Geschlechtsverkehr ausreichende Erektion erzielt werde und aufrecht erhalten werden könne." Das macht deutlich, wie normal es ist, wenn es mal „nicht klappt" und das überhaupt kein Grund zur Panik ist. Unter Ärzten gibt es den Spruch: „Die häufigste Ursache der Impotenz ist Angst vor der Impotenz." Damit ist gemeint, dass viele Männer aus reiner Unwissenheit in einen Teufelskreis geraten, indem sie unrealistische Forderungen an sich stellen, denen sie überhaupt nicht genügen können. Sie fühlen sich grundlos als Versager, als Schlappschwanz, und je unsicherer sie werden, desto größer werden ihre Schwierigkeiten. Aus Scham versuchen sie, sich zunehmend mit Ausreden vor jedem Geschlechtsverkehr zu drücken, und schämen sich natürlich auch, mit ihrer Partnerin darüber zu sprechen.

Der zweite Mythos setzt Sex mit Geschlechtsverkehr gleich. Das Eindringen des Penis in die Scheide ist für viele Menschen unabdingbarer Bestandteil des Geschlechtsverkehrs. Andere Spielarten der Sexualität werden höchstens als Vorspiel akzeptiert. Das Vorurteil hält sich hartnäckig, obwohl seit vielen Jahren in jedem Sex-Ratgeber oder in Illustrierten-Artikeln zu lesen ist, dass die meisten Frauen durch Geschlechtsverkehr allein nicht befriedigt werden. Wenn also der „normale" Geschlechtsverkehr nicht möglich oder eingeschränkt ist, heißt das also noch lange nicht, dass kein Sex mehr möglich ist.

Naura Hayden schreibt in ihrem Buch „Wie man eine Frau befriedigt", das im Heyne Verlag erschienen ist, sehr offen, dass eine große Zahl von

Frauen nur dann zum Orgasmus kommen, wenn sie sich selbst befriedigt, oder beim Geschlechtsverkehr zusätzlich ihre Klitoris streichelt – oder streicheln lässt. Demgegenüber sind viele Männer der Überzeugung, ein guter Sexualverkehr müsse mit großer Kraft und Geschwindigkeit durchgeführt werden. Naura Hayden spricht ironisch vom „big bang", der vielen Frauen eher eine Qual als eine Quelle der Lust sei.

Nach einer deutschen Untersuchung haben 75% der Männer beim Geschlechtsverkehr normalerweise auch einen Orgasmus, bei Frauen liegt diese Quote nur bei 29%. Und fast zwei Drittel der befragten Frauen (63%) sind der Ansicht, dass Männer immer noch nicht wissen, welche sexuellen Wünsche Frauen überhaupt haben. 9 von 10 Männern sind andererseits davon überzeugt, eine Frau auch fast immer sexuell glücklich zu machen und befriedigen zu können.

Zu nutzlosem sportlichen Ehrgeiz führt der dritte Mythos: Frau und Mann müssen gleichzeitig zum Höhepunkt kommen. Wenn man lernt, die körperliche Liebe entspannter zu erleben, wird sie leichter und schöner.

Soweit zu den Irrtümern, die schon dem Gesunden die Freude an der Sexualität vergällen können. Bei den krankheitsbedingten Einschränkungen wie Missempfindungen und Gefühlsabschwächung im Genitalbereich handelt es sich oft um vorübergehende Störungen. Einige sagen jedoch, es dauere seitdem länger, zum Orgasmus zu kommen, und es sei auch nicht mehr so schön wie früher. Andere trösten sich damit, dass Sex in zunehmendem Maß zu „Schmuse-Sex" werde; man brauche eben mehr Streicheleinheiten.

26 Warum bin ich immer so müde?

Es ist wenig bekannt, aber das häufigste Symptom der MS ist nicht die Seh-, Gefühls- oder Gangstörung, sondern das Müdigkeitssyndrom. Zwei Drittel aller MS-Betroffenen geben die Müdigkeit als ihr Hauptproblem an.

Das Fatiguesyndrom

Zweimal im Jahr erlaube ich mir das Vergnügen, für ein paar Tage nach Berlin zu fahren, um dort in der Staatsbibliothek direkt gegenüber der Berliner Philharmonie mein Wissen über die MS aufzufrischen. Dort kenne ich eine Bibliothekarin, die ich vor Jahren einmal behandelt habe.

Claudia D. ist eine sehr gebildete junge Frau von fast sportlicher Konstitution. Seit zehn Jahren hat sie eine MS - aber niemand sieht ihr etwas an. Weder ihre Vorgesetzten noch ihre Kollegen wissen von ihrer Erkrankung. Sie hat keine Sehstörungen, keine Kribbelparaesthesien und keine Lähmungen; das einzige, worunter sie leidet, ist eine bleierne Müdigkeit, die sie attackenweise überfällt. Aber sie hat es gelernt, so geschickt mit ihr umzugehen, dass sie an ihrem Arbeitsplatz als besonders tüchtig, leistungsfähig und belastbar gilt. In ihrer Mittagspause geht sie nicht essen, sondern zieht sich in ihr Büro zurück und schläft dort eine halbe Stunde. Wenn sie nachmittags nach Hause kommt, macht sie sich eine Kleinigkeit zu essen und fällt todmüde ins Bett. Seit Jahren hat sie sich nicht einmal aufraffen können, abends ins Konzert zu gehen, obwohl sie eine große Musikliebhaberin ist, und die Wochenenden verbringt sie ebenfalls überwiegend in den eigenen vier Wänden, um für die nächste Arbeitswoche Kraft zu tanken.

In der Öffentlichkeit hält sich hartnäckig das Vorurteil, MS-Kranke würden sich mühsam an zwei Krücken durch das Leben schleppen oder seien an den Rollstuhl gefesselt. Ist das nicht der Fall, wird vorschnell vermutet, es handle sich wohl gar nicht um eine MS, oder dass es sich der Betreffende mit seiner Krankheit sehr bequem mache. „Ich weiß", sagt die Bibliothekarin, „nach außen sehe ich aus wie das blühende Leben. Aber niemand kann sich vorstellen, wie es mir unter der Fassade geht. Ich fühle mich ausgebrannt und leer."

Worunter sie leidet, ist eines der häufigsten und fast immer verkannten MS-Symptome. Man spricht von einem Fatigue-Syndrom. Fatigue stammt aus dem Französischen und bedeutet „Müdigkeit". Und tatsächlich ist die Müdigkeit das führende Symptom. Manche Patienten sagen auch, dass sie sich wie eine leere Batterie fühlen, die man immer wieder auflädt, die aber gleich wieder erschöpft ist.

Das Charakteristikum des Fatiguesyndroms ist seine Maßlosigkeit.

Und wenn wir uns noch so viel Mühe geben: Wir Gesunde können uns das Fatiguesyndrom so wenig vorstellen wie ein Farbenblinder einen Regenbogen. Ich habe einmal ein sehr beeindruckendes Gespräch mit einer Oberstudienrätin geführt, die hauptsächlich wegen des Fatiguesyndroms frühpensioniert worden war.

„Die Müdigkeit wurde bei mir von Freunden bemerkt," erzählte sie, „lange bevor überhaupt die Diagnose MS gestellt wurde. Wir waren im Urlaub wandern, und ich konnte am Nachmittag einfach nicht mehr. Die Müdigkeit kam geradezu wie ein Anfall über mich. Ich schaffte es kaum zur Pension zurück, die wir Gott sei Dank schon fast wieder erreicht hatten, fiel ins Bett und schlief wie eine Tote. Ich konnte mir überhaupt nicht erklären, woher diese Erschöpfung gekommen sein könnte, und war komplett irritiert, dass es nur mir so zu gehen schien."

„Was unterscheidet diese Art von Müdigkeit von der normalen Müdigkeit?"

„Es ist eine maßlose Müdigkeit, die einen plötzlich überfällt und in keinem Verhältnis zur vorangegangenen Anstrengung steht. Sie hält sich an keinerlei Regeln, kommt also, wann sie will. Gerädertsein nach einer langen Bahnfahrt oder Übernächtigung beschreiben es zumindest annähernd. Aber das Kennzeichnende sind das Überfallartige und die Maßlosigkeit."

„Ist es nur Müdigkeit?"

„Nein. Was noch schlimmer ist, ist das Gefühl, nicht mehr klar denken zu können. Jegliche Konzentration ist dahin, alles richtet sich nur noch darauf, nicht umzufallen und sich irgendwo hinsetzen und ausruhen zu können. Das Gehen, das Greifen, sogar das Sprechen sind nur noch schwer koordinierbar, als würden die grundlegenden Lebensfunktionen alle noch verbleibenden Kräfte aufbrauchen. Jedes Geräusch geht auf die Nerven: Radio, Musik - oder wenn jemand mit mir redet oder was fragt... All das ist eine Überforderung ohnegleichen. Selbst der Griff nach einem Glas Wasser wird zur Strapaze."

„Wie ist es mit dem Schlaf?"

„Manchmal kann ich trotz der Müdigkeit nicht richtig schlafen, sondern döse nur so vor mich hin, ein anderes Mal ist der Schlaf tief und erquickend – aber die Erholung hält nie lange an."

„Wie häufig sind die Attacken?"

„Die Müdigkeit tritt phasenweise auf. Es gibt Perioden, da kommt sie in Attacken mehrmals pro Tag, dann ist sie Tage oder Wochen weg. Oder sie äußert sich als ein anhaltender Zustand von Lustlosigkeit und Antriebsschwäche. Manchmal versuche ich, einen solchen Zustand ohne Schlaf zu überstehen, weil ich etwas Wichtiges erledigen will. Aber das zieht die Qual nur in die Länge. Ich bin dann über Stunden nicht richtig da und komme nicht zu dem, was ich eigentlich will."

Ich möchte kurz zusammenfassen: Der Kern des Fatiguesyndroms scheint das unangemessene Verhältnis zwischen der Müdigkeit und der vorangegangenen Anstrengung zu sein, dann das Überfallartige, die nur kurze Erholung nach einer Ruhepause und die regellos wechselnden Phasen von leichter und schwerer Ausprägung, vor allem ist das Fatiguesyndrom aber durch die begleitenden Koordinations- und Konzentrationsstörungen charakterisiert. Es ist also ein richtiges Syndrom, eine Kombination von Symptomen, welche die gesamte Hirnfunktion zu betreffen scheinen.

Die Epidemie im Royal Free Hospital

Das Fatiguesyndrom kommt übrigens auch unabhängig von der MS vor. Im Jahr 1955 war im Royal Free Hospital, einem der großen Lehrkrankenhäuser Londons, eine merkwürdige Epidemie ausgebrochen. Insgesamt erkrankten 292 Mitarbeiter mit Kopfschmerzen, Fieber und Lymphknotenschwellungen, so dass das angesehene Krankenhaus für mehrere Monate seine Pforten schließen musste. Der größte Teil des Personals erholte sich relativ rasch, doch was vielen zu schaffen machte, war eine bleibende hochgradige Erschöpfung.

Als die Geschichte veröffentlicht wurde, kamen sofort aus allen Teilen der Welt Berichte über ähnliche Vorkommnisse. Darum ist es umso erstaunlicher, dass in den 60er Jahren zwei Psychiater die Hypothese aufstellten, die Epidemie im „Royal Free" sei gar keine „richtige" Krankheit gewesen, sondern ein wunderbares Beispiel für eine Massenhysterie. Seitdem hat das Müdigkeitssyndrom das Stigma der eingebildeten Krankheit, obwohl es einen nachdenklich stimmen sollte, dass beide Ärzte keinen einzigen der betroffenen Patienten selbst untersucht hatten.

Das Fatiguesyndrom als chronische Rekonvaleszenz?

Andere Ärzte beschuldigten ein Virus, das wir bereits kennen: das Epstein-Barr-Virus. Es wäre somit denkbar, dass ein Teil der Müdigkeit bei MS-Kranken als der Ausdruck eines unaufhörlich stattfindenden Abwehrkampfes gegen den MS-Erreger aufgefasst werden kann. Bei der Besprechung der Beta-Interferone hatten wir ja bereits von den Zytokinen gehört, die der Körper zur Abwehr von Infektionen freisetzt. Sie erzeugen grippeähnliche Symptome, zu denen als Kernsymptom die Müdigkeit gehört[46]. Wir können uns also den MS-Kranken als einen chronisch Rekonvaleszenten vorstellen. Sein Zustand ist am ehesten mit jemandem zu vergleichen, der eine akute Lungenentzündung überwunden hat. Er ist auf dem besten Wege, wieder gesund zu werden, aber er ist es eben noch nicht ganz. Und die Mattigkeit, die ihn lähmt, ist durchaus kein unnützes Symptom, sondern hat ihren Sinn. Sie zwingt den Genesenden, die Ruhe einzuhalten, die der Körper braucht, um die Krankheit vollständig zu überwinden. Bei der MS könnte es ähnlich sein. Dann wäre das Müdigkeitssyndrom nicht nur eine lästige Erscheinung, sondern eine vernünftige Stimme des Körpers, die den Patienten schützt und vor Überlastungen warnt.

Bewegungen gegen einen zähen Widerstand

Aber das scheint mir nur ein Aspekt zu sein. Ich erinnere mich nur ungern daran, dass ich mich vor ein paar Jahren von der DMSG Hessen dazu überreden ließ, einen Vortrag über das Fatiguesyndrom in Darmstadt zu halten. Es war der schlechteste Vortrag, den ich je gehalten habe, nicht weil allein schon das Thema die Zuhörer zum Gähnen reizte, sondern vor allem, weil ich merkte, dass ich als Gesunder an den anwesenden MS-Betroffenen vorbei sprach. Das stachelte meinen Ehrgeiz an, und als ich das nächste Mal nach Berlin fuhr, nahm ich mir vor, herauszubekommen, was über das Thema bekannt ist. Es tröstete mich ein wenig, dass auch in der angloamerikanischen und französischen Literatur wenig darüber zu finden war. Offensichtlich tappt man im Dunkeln.

Nachmittags, auf der Rückfahrt in der U-Bahn, hing ich meinen Gedanken nach und kam zu folgender Überlegung: Jede Bewegung setzt ein kompliziertes Zusammenspiel vieler Muskeln und deren exakte Abstimmung voraus. Vereinfacht gesagt: Wenn ich z.B. den Arm beuge, müssen gleichzeitig die Armstrecker nachgeben, die Rückenmuskulatur gestrafft und zusätzlich die Standfestigkeit über die Fußmuskulatur gesichert werden. Wenn sich nun aber die elektrischen Impulse an den entmarkten Nervenabschnitten im MS-Herd stauen, dann kommen sie verzögert am Zielmuskel an, der dann

---

[46] Heesen C e.a. Fatigue in multiple sclerosis: an example of cytokine mediated sickness behavior? J Neurol Neurosurg Psychiatry;77:34-39

gegen den Widerstand anderer Muskeln arbeitet, die schon ein Stück weiter im Bewegungsprogramm sind. Durch das unkoordinierte Gegeneinander entsteht ein ständiger Kräfteverzehr. Auch wenn keine eigentliche Schwäche vorliegt, sind die Bewegungen zäher und anstrengender, wie bei jemandem, der versucht, in knöcheltiefem Wasser zu laufen.

Ist das Fatiguesyndrom ein diffuses Diskonnektionssyndrom?

Aber müssten MS-Betroffenen nicht genau das spüren? Sie sind doch sonst auch in der Lage, ihre oft ungewöhnlichen Beschwerden sehr fein zu beschreiben. Aber mir hatte noch niemand erzählt (abgesehen von den Patienten mit einer spastischen Muskeltonuserhöhung, was aber ein ganz anderes Phänomen ist), dass er oder sie das Gefühl hätte, die Muskeln arbeiteten gegen einen steten Widerstand an. Die Erklärung ist also nicht ganz überzeugend.

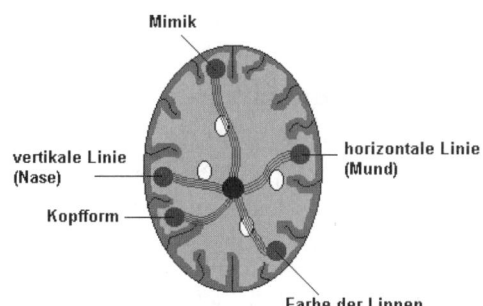

Abbildung 26.1: Ein Gesicht wird in einzelne Merkmale zerlegt und in ganz unterschiedlichen Regionen der Hirnrinde analysiert. Schließlich werden alle Informationen wieder zusammengeführt und das Gesicht „erkannt". Je unvollständiger der Informationsfluss ist, weil er durch MS-Herde (weiß) teilweise unterbrochen wird, desto mühsamer ist die korrekte Identifizierung.

Als ich abends in meinem italienischen Stammrestaurant saß, fühlte ich mich wie erschlagen und zum ersten Mal dachte ich darüber nach. Warum war ich so kaputt? Das Recherchieren und Lesen in einer Bibliothek war ich gewohnt und stellte für mich eher ein Vergnügen als eine Belastung dar. Plötzlich fiel mir auf, dass es mir praktisch jedes Mal so ging, wenn ich in Berlin war. Es musste etwas mit der Rastlosigkeit dieser Stadt und der verwirrenden Vielfalt von Sinneseindrücken zu tun haben, die auf mich als Mann vom Lande einstürmte: das Vorbeihasten der Menschen, die Hektik in der U-Bahn, das Mädchen mit den grün-rot gestreiften Haaren, der Punk mit der Hahnenkamm-Frisur, die witzigen Sprüche auf den riesigen Reklamewänden, die Zeitungsausrufer, der Duft von gebratenen Maronen hier und von Champignons in Knoblauchsauce dort – und der Clown, der auf Hochstelzen auf dem Pariser Platz vor dem Brandenburger Tor tanzte.

Mir wurde bewusst, welche Mühe es für das Gehirn bedeutet, aus der Unmenge von Informationen das Unwichtige auszusortieren, so dass schließlich nur noch ein Bruchteil der Sinnesdaten ins Bewusstsein gelangt. Wenn das Gehirn wie ein Muskel wäre, dann würde es vermutlich mit Muskelkater reagieren, aber es empfindet ja keinen Schmerz. Die einzige Möglichkeit, die es hat, sich vor einem Zuviel an Eindrücken zu schützen, besteht darin, dass es zunehmend müder und langsamer wird, bis es schließlich ganz abschaltet. Könnte es bei MS-Betroffenen nicht ähnlich sein?

Wie stumm sind die „stummen Herde"?

Lassen Sie mich an dieser Stelle noch einmal auf den Begriff der „stummen" MS-Herde zurückkommen. Damit sind ja die Herde gemeint, die mitten im Gehirn, zum Beispiel an den Ufern der Hirnkammern liegen, sich aber nie durch Symptome bemerkbar gemacht haben. Aber sind sie wirklich stumm? Früher dachte man, das Gehirn sei ein Organ mit ungenutzten Kapazitäten. So wie man mit dem Siebtel einer Leber oder nur einer Niere leben kann, sei mindestens die Hälfte des Gehirns nicht ausgelastet. Das ist sicher nicht richtig. Es gibt keine Stelle im Marklager, durch die nicht ein dichtes Netz von Nervenfasern zieht, die alle Hirnregionen miteinander verknüpfen. Jeder Gegenstand, den wir wahrnehmen, wird zunächst in Einzelwahrnehmungen zerlegt, die über die ganze Hirnrinde verteilt sein können. Das Tasten einer glatten Oberfläche, das Sehen einer runden Form und einer grünen Farbe, der aromatische Duft in der Nase und der säuerliche Geschmack auf der Zunge sind zunächst einmal nicht mehr als ein „Bündel von Empfindungen". Die Informationen aus den verschiedenen Sinnesorganen, die sich normalerweise „wie von selbst" zu einer Wahrnehmung zusammenfügen, müssen in einem durch MS-Herde gestörten Netzwerk mühsam zusammengesucht werden, bis schließlich ein Apfel erkannt wird.

Wir können den Betroffenen mit einem Menschen vergleichen, der in einem Buch liest, in dem jeder 5. Buchstabe fehlt. Je komplexer eine Situation ist, desto mehr kommt die Denkanstrengung zum Tragen, und weil die Störung durch eine Diskonnektion, d.h. eine Unterbrechung von Verbindungen, bedingt ist und diese nicht an einer, sondern an vielen Stellen des Gehirns, also diffus erfolgt, kann man von einem „diffusen Diskonnektionssyndrom" sprechen.

Der Cocktailparty-Effekt

Dies kann viele Auswirkungen haben. Eines der häufigsten Symptome ist der sogenannte „Cocktailparty-Effekt": Die Betroffenen klagen, dass sie in Gesellschaften rasch ermüden, weil sie im Stimmengewirr Mühe haben, die Hintergrundgeräusche auszublenden. Andere merken, wie ihr Gleichgewichtssinn im Laufe des Tages nachlässt. Dann nehmen sie gerne mal einen Türrahmen mit und stolpern „über die Teppichkante". Alles, was Gesunde „mit links" erledigen, müssen MS-Betroffene mit größter Sorgfalt tun und sei es nur die Abstimmung des Fingerdrucks beim Spülen eines dünnwandigen Weinglases. Manchmal kann es auch in ganz einfachen Situationen zu einem Wirrwarr von Gedanken und Handlungen kommen. Das hat mir eine Patientin einmal sehr eindrücklich geschildert: „Wenn ich gleichzeitig eine Tür zumachen und meinen Ärmel zurückschieben will, dann überlege ich erst einmal: »Was macht die rechte Hand? Macht sie erst die Tür zu und schiebt dann den Ärmel hoch?« Und dann macht die Hand die Bewegung, als wolle sie den Ärmel hochschieben, ist aber an der Türklinke."

Die erhöhte Denkanstrengung lässt sich sichtbar machen.

Erst kürzlich konnte ein italienisches Forscherteam zeigen, dass MS-Patienten bei den gleichen Aufgaben mehr Hirnaktivität aufbringen als Gesunde. Man kann das gut in der funktionellen Kernspintomographie (fMRT) sichtbar machen. Dabei wird der BOLD-Effekt ausgenutzt. BOLD ist eines der bei den Amerikanern so beliebten Akronyme und leitet sich von **b**lood-**o**xygen-**l**evel-**d**ependency ab. Dabei wird die Tatsache ausgenutzt, dass sauerstoffreiches Blut andere magnetische Eigenschaften hat als sauerstoffarmes. Auf diese Weise können Schwankungen im Sauerstoffgehalt des Blutes in Abhängigkeit von der leistungsbedingten Stoffwechselaktivität des Gehirns erfasst werden, d.h. Hirnregionen bildlich dargestellt werden, in denen dem Blut bei einer bestimmten Tätigkeit besonders viel Sauerstoff entzogen wird. Es zeigte sich: Wenn ein MS-Betroffener und ein Gesunder dieselbe Aufgabe erledigen (z.B. ein Kartenspiel sortieren), dann wird beim MS-Betroffenen nicht nur ein größeres Hirnareal aktiviert, sondern auch mehr Sauerstoff verstoffwechselt.

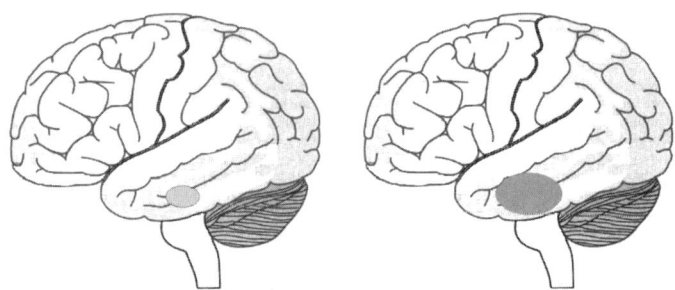

Abbildung 26.2: Hirnaktivität beim Kartensortieren bei einer gesunden Person (links) und beim MS-Betroffenen (rechts). Die aktive Hirnregion ist nicht nur ausgedehnter, sondern auch intensiver durchblutet.

Was kann ich gegen meine Müdigkeit tun?

Bevor ich meinen Patienten einen Ratschlag gebe, gehe ich mit ihnen die folgende Checkliste durch:

1. Wie ist der kernspintomographische Befund? Sind die MS-Veränderungen ausgeprägt oder leicht? Kommen neben „weißen Flecken" auch „schwarze Löcher" vor? Ist der Hirnbalken verschmälert? Ist der Hirnstamm mitbetroffen? Stehen die zerebralen oder die spinalen Veränderungen im Vordergrund?

2. Sind Konzentrations- und Gedächtnisstörungen nachweisbar?

3. Ist mit Sicherheit ausgeschlossen, dass andere, von der MS unabhängige Krankheiten vorliegen (z.B. eine Blutarmut, eine andere chronische Entzündung oder ein Tumor)? Sind die Schilddrüsenwerte normal? (Hashimoto-Thyreoiditis?)

4. Gibt es Hinweise auf eine Depression? Wie ist der Nachtschlaf? Morgentief? Selbstvorwürfe? Wahnhafte Ideen?

5. Werden Medikamente eingenommen, die als Nebenwirkung Müdigkeit haben? Betablocker? Antispastika (Lioresal®)?

6. Wie ist der oder die Betroffene vor der MS-Erkrankung mit Lebensschwierigkeiten umgegangen? Ist ein „Leistungsknick" nachweisbar?

7. Wie ist die Lebenseinstellung? Gibt es eine Neigung, sich selbst zu überlasten: „Ich bin nur etwas wert, wenn ich Höchstleistungen vollbringe."

8. Wie steht es mit chronischen oder aktuellen Belastungen?

9. Liegen Hinweise auf eine berufliche Überforderung vor, oder fällt ihm oder ihr im Gegenteil zuhause die Decke auf den Kopf?

10. Wie steht es mit der Partnerschaft? Sexualität?

Je nachdem, wie die Analyse ausfällt, ergibt sich der therapeutische Ansatz. Hat jemand eine ausgeprägte Gangstörung und zeigen sich in seinem Gehirn viele herdförmige Veränderungen, dann ist seine Müdigkeit vor allem die Folge einer Hirnleistungsschwäche und wird durch die Anstrengung, gegen eine spastische Muskelanspannung anzuarbeiten und sich nur mit Mühe und gegen Widerstand fortbewegen zu können, verstärkt. Damit ist die Müdigkeit für sich allein genommen kein Symptom, gegen das man etwas machen könnte und sollte.

Hat jemand nur geringgradige kernspintomographische Veränderungen im Gehirn, aber eine schwere Müdigkeit, dann ist abzuklären, ob diese auf einer vorbestehenden Belastungsschwäche beruht, oder einer Fehlverarbeitung der Diagnose, das sogenannte Zauberberg-Syndrom.

Wenn aber offenbar ist, dass der Betroffene mit der Diagnose angemessen umgeht und es sich vor Beginn der Erkrankung um einen temperamentvollen, leistungsfähigen Menschen gehandelt hat, also ein eindeutiger Leistungsknick vorliegt, dann ist es wahrscheinlich, dass die Müdigkeit die Folge des oben beschriebenen chronischen Abwehrkampfes ist, der in seinem Körper abläuft. Hier ist zu prüfen, ob sich die krankheitsbedingt herabgesetzte Leistungsfähigkeit mit einer vollschichtigen Berufstätigkeit vereinbaren lässt, oder ob hier z.B. eine Stundenreduzierung sinnvoll ist.

Hat jemand nur wenige Herde im Kernspintomogramm, ist aber in einer schweren Ehekrise, dann stehen psychotherapeutische Maßnahmen im Vordergrund. Liegt eine endogene Depression vor, wird eine Behandlung mit Antidepressiva zu erwägen sein. Wird die Müdigkeit durch antispastische Medikamente, wie z.B. Lioresal® verstärkt, muss überlegt werden, ob dieses Medikament wirklich notwendig ist. Bei einer nachgewiesenen Schilddrüsenunterfunktion muss diese mit Schilddrüsenhormonen kompensiert werden; und ist es durch die Diagnosestellung zu einer übertriebenen Ängstlich-keit gekommen, so dass sich jemand aus Angst, einen neuen Schub zu erlei-den, in Watte wickelt und in einen Glaskasten setzt, dann stehen Aufklärung und aktivierende Maßnahmen wie Sport im Vordergrund.

Als Regel gilt: Je genauer die Analyse ist, desto seltener werden sog. Psy-chostimulantien zum Einsatz kommen.

A. medikamentöse Therapie

    I. Psychostimulantien

        a. Amphetamine (Captagon®)

        b. Modafinil (Vigil®)

    II. Antidepressiva

        a. Amitryptilin (Saroten®) 25-50 mg vor dem Schlafengehen

        b. Imipramin (Tofranil®)

        c. Fluoxetin (Fluctin®)

    III. Antiparkinsonmittel

        a. Amantadin (PK-Merz®)

    IV. Amidopyridin

    V. sanfte Medizin

        a. Ginseng

        b. Arnica D3 10 ml, Cactus D1 10 ml, Crataegus D1 10 ml (dreimal täglich jeweils 3-5 Tropfen)

B. Bei Überlastung:

        a. Arbeitsplatzwechsel, Stundenreduktion, vorzeitige Berentung?

        b. Haushaltshilfe?

C. Bei aktuellen oder chronischen seelischen Konflikten:

    I. Psychotherapie

Tabelle 26.1: Die Therapie des Müdigkeitssyndroms

27 Warum bin ich so vergesslich?

Man meidet, darüber zu sprechen, aber bei der MS kann es zu Konzentrations- und Gedächtnisstörungen kommen. Sie sind nicht, wie z.B. die Alzheimer-Demenz, Folge einer Hirnatrophie, sondern stehen in einem engen Zusammenhang mit einer Verschmälerung des Hirnbalkens.

Der Fall des Mathematikstudenten

Ich erinnere mich noch gut an einen 23jährigen Mathematikstudenten, der wegen eines akuten MS-Schubes zu uns kam. Eigentlich hatte er bei der Aufnahmeuntersuchung nicht auffällig gewirkt, vielleicht etwas zerstreut und gedankenverloren, wie man es ja bei hochintelligenten Menschen nicht selten findet. Als er sich jedoch wiederholt in der Klinik verlaufen hatte, führte ich den bei dieser Fragestellung hilfreichen Kurztest durch. Ich sprach ihm die drei Wörter Zitrone - Schlüssel - Ball vor und bat ihn, sie zu wiederholen. Dann ließ ich ihn fortlaufend 7 von 100 abziehen und zwar insgesamt fünfmal: 100 – 93 – 86 – 79 – 72 – 65. Abschließend fragte ich ihn nach den drei Wörtern. Er wusste kein einziges mehr und hatte bei den Subtraktionen drei Fehler gemacht.

Beunruhigt durch die Hochgradigkeit der Ausfälle, die ich in diesem Ausmaß bei der MS noch nicht erlebt hatte, schaute ich mir in der Röntgenabteilung noch einmal die Kernspin-Bilder des jungen Mannes an. Hatte ich neben den MS-Herden eventuell einen anderen wichtigen krankhaften Prozess, z.B. eine ausgeprägte Hirnatrophie, übersehen? Eine Hirnatrophie lag bei dem Mathematikstudenten nicht vor, aber es fiel mir etwas auf, das ich möglicherweise früher schon einmal beobachtet hatte, ohne ihm jedoch eine besondere Bedeutung beizumessen: eine hochgradige Verschmälerung des Hirnbalkens (Abbildung 27.1).

Die Split-brain-Experimente

Noch bis vor kurzem war dem Hirnbalken wenig Beachtung geschenkt worden. Wie Sie vielleicht wissen, kreuzen sich die meisten Nervenbahnen, die vom Gehirn zum Körper ziehen (Abbildung 4.4). Damit ist die rechte Hirnhälfte für die linke Körperseite und die linke Hirnhälfte für die rechte Körperseite zuständig. Im übrigen nahm man an, dass sich beide Hirnhälften in ihrer Funktion nicht wesentlich voneinander unterscheiden, und der in der Mitte liegende, bananenförmige Hirnbalken schien keine weitere Aufgabe zu haben, als die rechte und die linke Hirnhälfte zusammenzuhalten.

1936 berichtete ein bedeutender amerikanischer Neurochirurg, dass sich nach der Durchtrennung des Hirnbalkens von vorne nach hinten keine Symptome einstellten. So entstand die Idee, ob man nicht Patienten, die unter schweren und häufigen epileptischen Anfällen litten, die das gesamte

Gehirn strohfeuerartig in einen Zustand höchster Erregung versetzten, dadurch helfen könne, dass man den Hirnbalken der Länge nach spaltet, was auf Englisch „to split the brain" heißt. Man nimmt nämlich an, dass die Anfälle in einer Hirnhälfte beginnen und auf dem Weg über den Hirnbalken auf die Gegenseite übergreifen. Auf diese Weise hoffte man zu erreichen, dass die Anfälle wenigstens auf eine Hirnhälfte beschränkt blieben.

Nach der Operation berichteten einige Patienten über sonderbare Schwierigkeiten: Zum Beispiel konnte es zu einem Widerstreit der Hände beim Anziehen kommen, wobei die eine Hand das Hemd auf-, die andere es zuknöpfte. Eine andere Patientin erzählte, morgens vor dem Kleiderschrank habe sie mit der einen Hand eine rote Bluse gewählt, die ihr die andere wieder fortgerissen habe.

Wir haben zwei Gehirne in unserem Kopf.

Erst durch eine raffinierte Untersuchungstechnik erkannte man, dass der Hirnbalken eine mächtige Verbindung zwischen den beiden Hirnhälften darstellt und aus 200 Millionen Nervenfasern besteht, von denen 100 Millionen von links nach rechts und 100 Millionen in umgekehrter Richtung verlaufen. Daneben ergab sich die interessante Tatsache, dass beide Hirnhälften spezialisiert sind, und dass wir nicht ein Hirn, sondern zwei Hirne haben, wobei das rechte Gehirn das intuitive, künstlerische und das linke

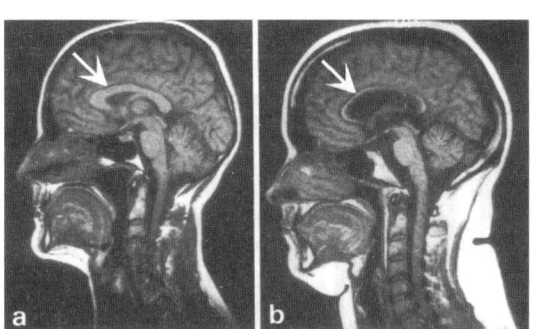

Abbildung 27.1: Normaler (a) und atrophierter (b) Hirnbalken

das berechnende, logische Gehirn ist. Damit beide Gehirne sich ergänzen können und es nicht zum Widerstreit von zwei verschiedenen „Seelen" in unserer Schädelkapsel kommt, ist es von ausschlaggebender Bedeutung, dass beide Gehirne ständig miteinander kommunizieren; und genau das tun sie über den Hirnbalken.

Zurück zur MS. Man hatte schon seit langem versucht, die geistig-seelischen Beeinträchtigungen bei MS-Kranken mit der Zahl der MS-Herde und mit dem Grad der äußeren und inneren Atrophie des Gehirns zu korrelieren. Ein eindeutiger Zusammenhang war jedoch nie gefunden worden. Bei der Ausmessung des Hirnbalkens konnte zum ersten Mal eine verlässliche Beziehung zwischen der Verschmälerung dieser Struktur und der Hirnleistungsschwäche nachgewiesen werden. Die Balkenatrophie scheint nur bei aggressiveren Verlaufsformen der MS vorzukommen, bei denen nicht nur die Myelinscheiden, sondern auch die Axone zerstört werden. Der Balken ist um so schmaler, je mehr Marklagerherde vorliegen. Die psychischen Veränderungen bei der MS scheinen also im Wesentlichen auf eine Diskonnektion, eine Störung der Verbindung zwischen beiden Hirnhälften, zurückzuführen zu sein. Da diese unvollständig ist, kommt es nicht zu einem völligen Ausfall, sondern lediglich zu Leitungsverzögerungen, die zu einer Auffassungserschwernis, einer verstärkten Ablenkbarkeit (wenn zum Beispiel viele Personen durcheinander reden) und Konzentrationsstörungen führen können. Als Regel gilt: Je dünner der Hirnbalken, desto ausgeprägter das Psychosyndrom.

Brain-Jogging und MS?

Politiker wie Konrad Adenauer oder Schauspieler wie Johannes Heesters sind bis ins hohe Alter geistig lebendig geblieben. Hat das etwas damit zu tun, dass sie ihr Gehirn immer trainiert haben? Oder ist es eher umgekehrt, dass das Gehirn sich durch zu starke Beanspruchung abnutzt wie bei Immanuel Kant und vermutlich auch bei Albert Einstein? Man weiß es nicht. Aber alles spricht dafür, dass es gut ist, sein Gehirn täglich zu trainieren. Noch wichtiger scheint mir jedoch noch etwas anderes zu sein: Wenn Menschen bis ins hohe Alter geistig lebendig bleiben, dann liegt es zu einem großen Teil daran, dass sie Freude am Leben haben zusammen mit dem Gefühl, gebraucht zu werden. Nur das sinnvolle Tun hält unser Gehirn gesund: Ein Großvater, der seine Enkelkinder um sich herum hat, bleibt sicher geistig länger lebendig als jemand, der sich nur mit Kreuzworträtseln beschäftigt und durch das Fernsehprogramm zappt.

28 Was ist Neuroplastizität?

Wenn das Gehirn des Menschen so einfach wäre, dass
wir es verstehen könnten, dann wären wir so dumm,
dass wir es doch nicht verstehen würden.

Jostein Gaarder

*Früher dachte man: Wenn erst einmal ein Hirnschaden mit Unter-
brechung von Nervenfasern entstanden ist, dann ist eine Reparatur
nicht mehr möglich. In gewisser Weise stimmt das. Aber es gibt noch
eine andere, bisher unterschätzte Möglichkeit, Ausfälle zu kompensieren.*

Im Dschungel des Gehirns

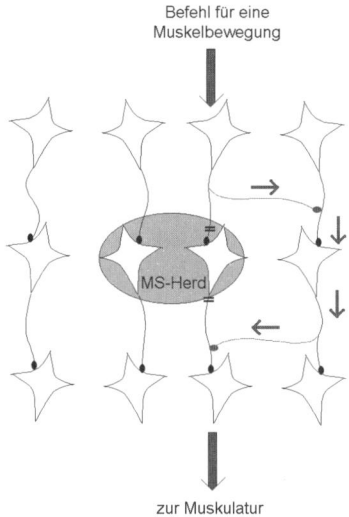

Abbildung 28.1: Verbindungen, die durch einen MS-Herd unterbrochen sind, können durch Ausbildung neuer Nervenfaseräste „umgangen" werden.

Lange Zeit hatte man die Hirnrinde für ein starr verdrahtetes System gehalten und ihre innere Struktur mit dem Geäst von Laubbäumen in einem Winterwald verglichen. Die Fehleinschätzung beruhte darauf, dass man nur tote Gehirne untersuchen konnte, die zudem in dünnste Scheiben geschnitten und mit aggressiven Chemikalien fixiert und eingefärbt worden waren. Es überrascht also nicht, dass man unter dem Mikroskop nur totes Gewebe sah, d.h. man betrachtete Leichname und hielt sie für das lebende Gehirn. In Wirklichkeit ist die Hirnrinde das lebendigste Gewebe in unserem Körper. Ständig bilden Gehirnzellen neue Ärmchen aus, mit denen sie Kontakt zu anderen Nervenzellen knüpfen. Das gilt in besonderem Maße für Kinder, aber auch noch für Erwachsene. Jedes neue Gesicht, das wir uns merken, jede neue Telefonnummer, jedes schöne Erlebnis, aber auch jede Kränkung „graben" sich in unser Gehirn ein, indem neue Verschaltungsmuster entstehen. Auch während Sie dieses Kapitel lesen, entstehen in Ihrem Gehirn Millionen neuer Verknüpfungen.

Man spricht von „Neuroplastizität". Hierbei spielt das Bewusstsein eine entscheidende Rolle. Lange Zeit hatte man sich in der Künstlichen-Intelligenz-Forschung gefragt, wozu das Bewusstsein überhaupt da sei: Ist es ein für uns Menschen notwendiges Phänomen oder ein unwichtiges Nebenprodukt der Hirntätigkeit? Diese Problem hat eine enorme technische Bedeutung für die Frage, ob Roboter erst dann intelligent sind, wenn sie über Bewusstsein verfügen.

In den letzten Jahren rückte eine scheinbar unbedeutende Funktion des Bewusstseins in den Mittelpunkt des Interesses. Es gibt Bewegungsabläufe, die „wie im Schlaf", also unbewusst ablaufen, wie z.b. das Gehen, Radfahren, das Binden eines Schnürsenkels, aber auch die sehr komplizierten Bewegungen eines Klavierspielers oder einer Tänzerin. Einige von Ihnen werden den Witz vom Tausendfüßler kennen, der unwillkürlich stolpert, wenn man ihn fragt: „Wie schaffst du es eigentlich, immer den 567. Fuß nach dem 566. aufzusetzen?" Diese automatischen und halbautomatischen Bewegungen sind nicht von Anfang an vorhanden, sondern müssen mühsam erlernt werden, bevor sie in Fleisch und Blut übergehen. Sie werden anfänglich mit höchster Konzentration, also mit größter Anstrengung des Bewusstseins durchgeführt, indem dieses die Aufmerksamkeit dorthin richtet, wo die Umbauprozesse stattfinden müssen. Das Bewusstsein scheint also wesentlich mit der Neuverknüpfung von Nervenzellen im Zusammenhang zu stehen. Je mehr neue Verknüpfungen erforderlich sind, desto bewusster muss dieser Vorgang ablaufen, je mehr „vorgefertigte" Nervennetze vorhanden sind, desto automatisierter und unbewusster erledigen wir eine Aufgabe.

Das ist eine wichtige Erkenntnis. Sie bildet die Grundlage der Feldenkrais-Methode und der SoWi-Therapie. In beiden Verfahren werden Bewegungsabläufe so lange „in Gedanken" durchgespielt, bis sich neue Nervenverknüpfungen ausbilden, welche z.B. einen durch einen MS-Herd zerstörten Hirnbereich umgehen können.

Die Sowi-Therapie

Die SoWi-Therapie wurde von Sonja Wierk entwickelt. Frau Wierk ist jetzt mehr als 70 Jahre alt, seit mehr als 30 Jahren an MS erkrankt und saß bereits im Rollstuhl, als sie mit der Feldenkrais-Methode bekannt wurde.

Heute ist sie wieder in der Lage, normal zu laufen, sogar auf einem Schwebebalken zu balancieren. Als ich sie vor mehreren Jahren in Bremerhaven besuchte, holte sie mich von der Bushaltestelle ab. Es lag tiefer Schnee. Ich war völlig überrascht, als mich eine gütig aussehende ältere Dame ansprach, die sich flink und elastisch wie ein junges Mädchen bewegte - Sonja Wierk.

Die Methode ist nicht einfach und stellt hohe Anforderungen an die eigene Mitarbeit. Als erster Schritt wird über das Körpergefühl eine Verbindung hergestellt zwischen dem Gehirn und dem gelähmten Körperabschnitt. Dann werden die verlorengegangenen Bewegungen „in Gedanken" Stück für Stück wiederhergestellt. Wegen der Plastizität des Gehirns gelingt so das Wunder, dass aus gedanklichen Verknüpfungen neue nervale Verknüpfungen werden, die in der Lage sind, zerstörte Nervenbahnen zu umfließen. Sie selbst bringt es am besten auf den Punkt, wenn sie sagt: „Gedankenkraft gibt Nervenkraft und Nervenkraft gibt Muskelkraft."

Wenn man sagt, der Glaube könne Berge versetzen, so ist das ein Bild, um die Macht des Glaubens zu betonen. Wenn man jedoch sagt, durch Gedanken könne man das Gehirn neu strukturieren, indem man neue Verbindungen schafft, die es erlauben, ausgefallene Funktionen zu kompensieren, so ist das kein Bild und keine Übertreibung, sondern genau das, was sich in unserem Gehirn tagtäglich abspielt. Beide Methoden, sowohl die von Moshe Feldenkrais als auch die von Sonja Wierk verlangen ein hohes Maß an Selbstdisziplin und Konzentrationsfähigkeit.

29 Immer die Wahrheit?

Im Laufe des Lebens verliert alles seine Reize und seine Schrecken;
nur eines hören wir nie auf zu fürchten: das Unbekannte.

Marie von Ebner-Eschenbach

*Es gibt viele Schauergeschichten darüber, wie MS-Betroffene in der
Klinik oder der Praxis darüber aufgeklärt werden, dass sie eine MS
haben, und tatsächlich liegt hier ein offensichtlicher Missstand vor.
Kein Arzt lernt in seiner Ausbildung, wie er mit einem solchen Problem umzugehen hat, und auch in den Lehrbüchern steht nichts darüber. Man hat den Eindruck, es werde vorausgesetzt, jeder Mensch,
der Arzt werden wolle, müsse in der Lage sein, aus dem Stegreif ein
einfühlsames Aufklärungsgespräch zu führen. Aber Fingerspitzengefühl ist durchaus nicht angeboren. Und dabei ist das erste Gespräch,
das der Arzt mit dem oder der Betroffenen führt, in seiner Bedeutung
überhaupt nicht zu überschätzen. Denn es ist der erste Eindruck, der
prägt und entscheidend ist für das Verhältnis, das der Patient zu seiner Krankheit entwickelt.*

Vom Überbringen schlechter Nachrichten

Sehr bewegt hat mich die Schilderung eines Vaters, wie er seine 17jährige Tochter aus dem Krankenhaus abgeholt hat. Kurz vorher habe der Arzt sie in sein Untersuchungszimmer bestellt und ihr mitgeteilt, dass sie eine MS habe. Auf ihre Frage, was das denn sei, habe er eine Broschüre aus seiner Schreibtischschublade gezogen und ihr gegeben: „Da steht alles viel besser drin, als ich es Ihnen erklären kann". Mit Tränen in den Augen habe sie hinten im Auto gesessen und hilflos in dem Heft geblättert.

Die Wahrheit kann eine heikle Angelegenheit sein. Im alten Rom war es üblich, den Überbringer schlechter Nachrichten zu töten. Ich erinnere mich noch an eine der ersten MS-Patientinnen, der ich die Diagnose mitgeteilt hatte. Ich hatte mir sehr viel Mühe gegeben und versucht, so behutsam wie nur möglich vorzugehen. Aber ich hatte noch nicht viel Erfahrung. Die Patientin war wie erstarrt; sie nahm nicht mehr wahr, was ich sagte. Ich spürte die Wand, die uns trennte, aber je mehr ich versuchte, ihr mein Mitgefühl zu zeigen, umso undurchdringlicher wurde das, was uns trennte. Ich bin überzeugt, dass unser Gespräch länger als eine halbe Stunde gedauert hatte. Einen Tag später rief die Hausärztin aufgebracht an und beklagte sich, dass ihrer Patientin die Diagnose einfach so an den Kopf geknallt worden sei. Ich versuchte ohne Erfolg, mich zu rechtfertigen.

Es kann aber auch ganz anders sein. Die Patientin oder der Patient fragt ruhig: „Glauben Sie, dass es eine MS ist?" Und ich sage: „Ja." Und sie oder er sagt: „Ich habe es die ganze Zeit gewusst. Was kann ich tun, um das Beste daraus zu machen?"

Die drei Arten, schlechte Botschaften zu überbringen.

Wie geht man aber nun tatsächlich vor? Gibt es Regeln oder wenigstens Anhaltspunkte für das Aufklärungsgespräch? Am schlechtesten ist sicherlich die unverblümte und gefühllose Methode. Dabei steht der Arzt meistens in seinem weißen Kittel am Fußende des Bettes und schaut auf den Patienten hinab. Als Entschuldigung für seine Lieblosigkeit pflegt er anzuführen, es komme nicht darauf an, wie man es dem Patienten sage. Egal, wie man es auch anstelle, es würde den Patienten niederschmettern, und er würde ihn dafür hassen.

Das genaue Gegenteil ist die zweite Art, die man die anteilnehmende und traurige nennen könnte. Der Arzt nimmt sich viel Zeit, und das Gespräch findet in persönlicher Atmosphäre statt, aber die ganze Angelegenheit hat den Touch einer unangenehmen Pflichtübung. Sympathie und Mitleid sind ausgezeichnete Eigenschaften, aber sie können entmutigen, wenn sie übertrieben werden und so klingen, als ob man zu einem Todesfall kondoliere. Ein häufiger Fehler ist auch, das, was man sich vorher zurechtgelegt hat, wie einen auswendig gelernten Text vorzutragen und dabei den Blickkontakt mit dem Patienten zu meiden, weil man sich selbst unbehaglich fühlt oder geistesabwesend ist - so gibt es wenig oder kein Feedback.

Die beste Methode ist die verständnisvolle und positive. Ihre wesentlichen Bestandteile sind: Flexibilität während des Gesprächs, die sich sensibel auf die Reaktion des Patienten einstellt, positives Denken, Beruhigung und Pläne für die unmittelbare Zukunft, alles gemischt mit der zunächst belastenden Botschaft. Diese Art braucht Samthandschuhe und etwas mehr Zeit – aber lange Pausen betretenden Schweigens sollten unbedingt vermieden werden - sie gehören eher zur zweiten Art der Aufklärung.

Die stufenweise Aufklärung

Soll der Arzt immer die Wahrheit sagen? Rigorose Ethiker sagen ja. In der Praxis fällt es schwer.

Frauke L. hat gerade eben ihr Germanistikstudium in Köln begonnen, als sie an einer Sehnerventzündung links erkrankt. Die VEP sind links deutlich verlängert. Jetzt sitzt sie draußen und möchte von Ihnen das Ergebnis wissen. Sagen Sie: „Ich muss Ihnen leider mitteilen, dass sie eine Sehnerventzündung haben. Meistens handelt es sich dabei um das Frühsymptom einer MS." Oder: „Ich kann Sie beruhigen. Es ist nur eine Sehnerventzündung. In aller Regel ist das eine einmalige Angelegenheit. Sie brauchen sich also weiter keine Sorgen zu machen."

Es ist hilfreich, in solchen Fällen die Entscheidung von einer Zusatzuntersuchung abhängig zu machen. Man kann also sagen: „Ich nehme an, dass es sich um eine ganz harmlose Entzündung Ihres Sehnervs handelt. Vorsichtshalber möchte ich jedoch ausschließen, dass noch andere Nervensysteme betroffen sind, und empfehle Ihnen eine Kernspintomographie des Gehirns."

Sind typische Marklagerveränderungen nachweisbar, muss aufgeklärt werden. Zeigen sich jedoch keine zusätzlichen Herde, neige ich dazu, nicht mit ihr darüber zu sprechen, dass es sich trotzdem um den Beginn einer MS handeln könnte. Aber das ist eine persönliche Entscheidung, die auch problematisch sein kann.

Ein Kollege erzählte mir von einer Pädagogikstudentin, bei der eine eindeutige Opticusneuritis diagnostiziert worden war. Um die junge Frau nicht zu beunruhigen, verzichtete er auf die Erwähnung einer möglichen Beziehung zu einer MS. Ein halbes Jahr später nahm sie ein Angebot an, im Rahmen eines größeren Bewässerungsprojektes im Sudan die Kinder der deutschen Mitarbeiter zu betreuen. Schon nach zwei Monaten musste sie nach Deutschland zurückkehren. Sie hatte einen schweren MS-Schub erlitten. Wenn sie von der Möglichkeit gewusst hätte, an einer MS zu leiden, hätte sie vermutlich anders entschieden und wäre vielleicht von weiteren Krankheitsschüben verschont geblieben.

Wenn die Diagnose einer MS wahrscheinlich oder sicher ist, hat sich die stufenweise Aufklärung bewährt. Der Patient soll seine Diagnose wissen, aber man muss ihm Zeit geben, sie zu verdauen. Man sollte zunächst den Verdacht auf das Vorliegen einer chronischen, entzündlichen Krankheit des Gehirns äußern, vielleicht auch andeuten, dass eine MS nicht sicher auszuschließen sei. Nach zwei oder drei vorbereitenden Schritten fällt es oft viel leichter, die Diagnose zu akzeptieren.

Das Zauberberg-Syndrom

Hans Castorp, ein junger Mann aus Hamburg hat soeben sein Ingenieurexamen bestanden und soll in drei Wochen ein Volontariat bei einer renommierten Schiffswerft antreten. Um die Zeit sinnvoll zu überbrücken, besucht er seinen tuberkulosekranken Vetter Joachim Ziemßen in einer Kurklinik in Davos. Schon bald zieht ihn die merkwürdige, von Luxus und Todesverfallenheit gekennzeichnete Atmosphäre, in ihren Bann, und er ist schließlich keineswegs unglücklich, als der Chefarzt, Geheimrat Behrens, kurz vor seiner Abreise einen „Schatten" auf der Lunge feststellt und ihm rät, vorsichtshalber zu bleiben. Sieben Jahre lang gibt er sich dem streng reglementierten Tageslauf hin, mit mehrmals täglichem Temperaturmessen, den Ruhestunden auf der Terrasse in der frischen Luft, eingehüllt in Wolldecken, den üppigen Mahlzeiten und den endlosen Gesprächen, welche die Patienten miteinander führen.

Thomas Mann schildert in seinem Roman „Der Zauberberg" einen liebenswürdigen, aber lebensuntüchtigen Menschen, der Angst hat, erwachsen zu werden. Wenn ein junger Mensch erfährt, dass er eine MS hat, kann er, wie Hans Castorp, mit einem Rückzug aus dem Leben und den täglichen Pflichten reagieren. Alle seine Gedanken drehen sich nur noch um seine Krankheit, und er kann den Kontakt zur Realität verlieren. Das war einer der Gründe, warum Ärzte früher ihren Patienten bzw. Patientinnen die Diagnose so lange wie möglich vorenthielten. Nach meiner Erfahrung ist das „Zauberberg-Syndrom" jedoch eher selten. Aber ganz sicher ist Benjamin davon betroffen:

Benjamin ist 25 Jahre alt. Er ist Einzelkind und das Ein-und-Alles seiner Mutter, die sich von ihrem Mann, einem Professor für Luftfahrttechnik im Laufe ihrer Ehe entfremdet hat. Im Nachhinein ist festzustellen, dass er den ersten Schub vor vier Jahren mit einer handschuhförmigen Taubheit der rechten Hand erlitt. Vor einem Jahr ist es zu Gleichgewichtsstörungen und Schwindel gekommen, gefolgt von einer Gefühlsstörung der rechten Körperhälfte. Im Kernspintomogramm finden sich drei winzige Marklagerherde, dazu ein kleiner Herd im Halsmark. Im Liquor waren die „Oligoklonalen" positiv. Benjamin studiert seit vier Jahren in der nahe gelegenen Universitätsstadt Chemie und fühlt sich sehr unglücklich damit. Kurz vor dem zweiten Schub hatte sich seine langjährige Freundin von ihm getrennt. Er wohnt immer noch zuhause, beobachtet sich genauestens, ruft mich ständig wegen Schwindel oder einer verstärkten Müdigkeit an, seine Gedanken kreisen nur noch um seine Krankheit, er hat wahnsinnige Angst, die MS könne ihn in den Rollstuhl bringen, und ist überzeugt, er könne nicht mehr weiter studieren.

Natürlich sind seine Ängste zunächst einmal gut zu verstehen, und es ist auch nicht von der Hand zu weisen, dass er unter einer ständigen Bedrohung, einen erneuten Schub zu erleiden, lebt, aber er benutzt seine Krankheit, um sich vor seinem strengen Vater dafür zu rechtfertigen, dass er das ungeliebte Studium an den Nagel hängen will. Und er nimmt seine MS auch zum Vorwand, weiter zuhause bei der Mutter zu bleiben. Es ist nicht die MS, die im Vordergrund steht, sondern die vorbestehende Neurose bedient sich der MS, um der rauen Wirklichkeit auszuweichen. Eine psychotherapeutische Behandlung ist dringend erforderlich, obwohl diese sicher nicht einfach ist, denn Neurologen kennen sich meistens nicht gut genug mit der Psyche aus und Psychotherapeuten haben Probleme, seelische und MS-Symptome voneinander zu unterscheiden. Dennoch kommt alles darauf an,

Benjamin einen Weg zu weisen, wie er sich mit der Krankheit arrangieren und weitgehend normal leben kann.

30 Mein Neurologe lacht zu wenig.

*Ich fürchte, Neurologen sind bei MS-Patienten nicht sehr beliebt.
Ein hoher Prozentsatz von Patienten hat das Gefühl, dass ihr eigent-
liches Problem, weswegen sie den Arzt aufgesucht hatten, beim Verlassen der Praxis nicht zufriedenstellend gelöst worden ist.*

Wie erkennt man einen guten Neurologen?

Den schlechten Arzt erkennen Sie sofort. Er unterbricht Sie nach dem ersten Satz, sagt Ihnen, dass Sie sich auf das Wichtigste beschränken sollten, und korrigiert Sie ständig wie ein Oberlehrer. Wie Ihr Vater weiß er alles besser, obwohl Sie ja schließlich krank sind und schon mehr als ein halbes Dutzend Schübe hinter sich haben. Sie werden den Verdacht nicht los, dass er ihre Symptome nicht ernst nimmt, manchmal haben Sie sogar das Gefühl, er hält Sie für einen Drückeberger, der es sich mit dem bisschen MS ganz schön leicht macht. Er macht sich darüber lustig, dass Sie Vitamine einnehmen oder sich nach einer bestimmten Diät richten. Er interessiert sich nicht für Artikel, die Sie in Zeitschriften gefunden und für ihn ausgeschnitten haben, und er fühlt sich von Ihnen verraten, wenn Sie zusätzlich zu einem Homöopathen gehen. Es geht ihm nur um Ihre MS, aber nicht um Sie als Mensch. Wenn seine Medikamente nicht anschlagen, nimmt er es Ihnen persönlich übel. Er hält sich nicht lange mit Erklärungen auf, drückt sich unverständlich aus, ist hektisch und strahlt kein bisschen Wärme oder Optimismus aus.

Natürlich gibt es auch den unvernünftigen Patienten: Er geht zum Arzt, weil er unter allen Umständen behandelt werden will. Wenn er nicht alles verschrieben bekommt, was er für richtig hält, fühlt er sich nicht ernst genommen. Er selbst ist nicht bereit mitzuarbeiten, und er will eigentlich nicht wissen, sondern gehorchen.

Welche Rolle spielt eigentlich die Sympathie im Verhältnis zwischen Arzt und Patient? Ich nehme an, dass ihr eine wesentlich größere Bedeutung zukommt, als ihr normalerweise zugebilligt wird. Ist es wirklich ernstgemeint, wenn die Forderung erhoben wird, ein Arzt müsse alle Patienten gleich behandeln? Nicht nur, dass das über die menschlichen Kräfte geht, es führt auch zu einem konfektionierten, unpersönlichen Verhalten. Ich kann mir nicht vorstellen, dass es eine Tugend ist, alle Patienten mit derselben Freundlichkeit zu behandeln wie eine Stewardess die Fluggäste.

Jeder Arzt sollte folgendes beherzigen:

- Der Mensch kann alles ertragen, wenn er weiß, warum.

- Kein Mensch kann es ertragen, wenn man sagt, dass es nichts gibt, das ihm helfen kann.

- Fröhlichkeit und Zuversicht heilen.

Den idealen Arzt gibt es nicht. Aber es gibt zehn Kennzeichen für einen Arzt, mit dem Sie es probieren können:

- Er ist einfühlsam, und er nimmt sich Zeit.
- Er redet verständlich und lässt Sie geduldig fragen.
- Er spricht nicht allein, sondern lässt Sie auch zu Wort kommen.
- Er lässt Sie mitentscheiden, duldet Widerspruch und ist nicht gleich beleidigt.
- Er hat Erfahrung und ist auf dem neuesten Stand.
- Er interessiert sich nicht nur für Ihre Symptome, sondern auch für Ihr Leben, Ihre Kinder, Ihre Hobbys, Ihren Hund.
- Er achtet die Weisheit der Natur und ist nicht arrogant gegenuber Außenseitermethoden.
- Er handelt uneigennützig.
- Wenn er nicht weiter weiß, zieht er einen Kollegen zu Rate.
- Er ist immer erreichbar, wenn Sie ihn brauchen.

Viele Patienten klagen darüber, dass ihr Neurologe zu ernst ist. Wenn ich recht darüber nachdenke, habe ich tatsächlich noch nie einen Neurologen lachen gesehen. Vielleicht handelt es sich um eine Berufskrankheit. Egal: Wenn Sie das Gefühl haben, dass er Ihnen und Sie ihm sympathisch sind, dann haben Sie den richtigen Neurologen.

„Manchmal brauche ich jemanden, der mir einfach zuhört."

Es ist leider so: Mancher Arzt fühlt sich überfordert von Patienten mit einer fortgeschrittenen MS. Das sinkende Boot leckt aus zu vielen Löchern, ohne dass man überall die Hand drauflegen könnte. Mit unheilbaren Patienten weiß unsere Medizin wenig anzufangen. Ich kann die Verzweiflung des Patienten verstehen, wenn er dahinterkommt, dass er unheilbar krank ist, und ich kann auch den unguten Verdacht nicht unterdrücken, dass von dem Augenblick an, in dem das nach Ansicht der Ärzte feststeht, niemand mehr so richtig für den Patienten zuständig ist. Der Patient wird in dem Augenblick fallengelassen, in dem seine Angst am größten ist.

Man hat uns Ärzten eingeredet, nur das sei wirksam, was wir mit Medikamenten und Operationen vollbringen, und hat sich lustig gemacht über die,

die viel reden, aber nichts können. Der gute Arzt, so sagt man, muss immer eine Erklärung haben oder etwas verordnen. Aber manchmal ist es ganz anders. Ich denke an eine meiner Patientinnen, die seit Jahren unter einer ständigen Übelkeit litt. Alles, was ich bisher verordnet hatte, war wirkungslos geblieben. Was sollte ich noch tun? Ich kam mir nutzlos vor. Da sagte sie zum Abschied etwas, was ich nie vergessen werde: „Ich erwarte gar nicht, dass mir mein Arzt hilft. Ich brauche nur jemanden, der mir zuhört und der mich versteht, der mich nicht ablehnt, weil er mir nicht helfen kann."

Wir sollten es wieder lernen, mit unseren Patienten zu sprechen, ihnen zuzuhören, ihre Sorgen zu verstehen. Viele möchten ihren Ehepartner und ihre Familie nicht mit ihren Beschwerden belasten. Sie sind zu stolz, mit Bekannten oder Nachbarn darüber zu sprechen, was sie unablässig quält. Aber damit sind sie auch allein. Und da brauchen sie den Arzt, der sich auskennt, der sie ernst nimmt, der ihnen sagt, dass sie sich das alles nicht nur einbilden, dass das, was sie quält, wirklich da ist; und sie brauchen jemanden, der ihnen sagt, wie tapfer sie sind.

Nachwort

Wir sind am Ende einer langen Reise durch das Reich der MS angelangt. Ich habe Ihnen erzählt, wie ich vor knapp dreißig Jahren der Faszination der Kernspintomographie erlag und mich der Neurologie und später nahezu ausschließlich der MS zugewandt habe. Zwei Fragen drängen sich zum Abschluss auf: Was hat sich eigentlich in dieser langen Zeit verändert? Und: Was möchte ich meinen Lesern unbedingt mit auf den Weg geben?

Verändert hat sich aus meiner Sicht nur wenig. Damals gab es im Prinzip nur zwei Behandlungsmethoden: die Cortisongabe im frischen Schub und die Dauertherapie mit Azathioprin (Imurek®), um die Häufigkeit der Schübe zu vermindern. Heute wird der frische Schub immer noch mit Cortison behandelt, auch wenn es jetzt nur über wenige Tage, dafür aber in Megadosen gegeben wird. Ein Einfluss auf den Langzeitverlauf ist nach wie vor unbewiesen. An die Stelle des Azathioprins sind die sogenannten Immunmodulatoren, die Beta-Interferone und das Glatirameracetat, getreten, aber auch hier bleibt es fraglich, ob sie tatsächlich wirksamer sind.

Der Fortschritt schaut also größer aus, als er in Wirklichkeit ist. Gerade weil die Dämpfung des Immunsystems seit Jahrzehnten keinen Durchbruch in der MS-Therapie erbracht hat, ist die Hypothese von den „wildgewordenen" Lymphozyten ins Kreuzfeuer der Kritik geraten, und als kürzlich einer der weltweit bedeutendsten Neuropathologen in einem frischen MS-Herd keinen einzigen Lymphozyten nachweisen konnte, hat dieser Befund eine schwere Erschütterung in der MS-Forschung ausgelöst, deren Folgen überhaupt noch nicht abschätzbar sind.

Was sich im Gegensatz zur Therapie wesentlich verbessert hat, ist die Diagnostik: Es ist sehr leicht geworden, eine MS zu diagnostizieren - zu leicht, wie einige meiner älteren Kollegen meinen. Dadurch wird die Krankheit heutzutage nicht nur früher diagnostiziert, sondern es werden auch immer leichtere Verlaufsformen gefunden, das heißt, der Anteil der MS-Erkrankungen, die keiner medikamentösen Behandlung bedürfen, hat zugenommen. Erfahrungsgemäß sind es gerade diese, die auf eine gesunde Ernährung und eine ausgeglichene Lebensweise am besten ansprechen, also auf

Dinge, die schrecklich dem ähneln, was uns unsere Großmütter immer gepredigt haben.

Eine meiner Lieblingsregeln, die dieses Buch praktisch wie ein Mantra durchzieht, lautet: *Wenn es sich zeigt, dass der Verlauf Ihrer Erkrankung von den Lebensumständen abhängig ist, dann ist er auch durch eine Änderung Ihrer Lebensweise zu beeinflussen.* Das heißt nicht, dass Sie Ihre MS in jedem Fall in den Griff bekommen können, aber Sie können leicht herausfinden, ob es bei Ihnen der Fall ist, indem sie prüfen, in welcher Situation die Krankheit ausgebrochen und unter welchen Belastungen es zu Schüben gekommen ist. Obwohl es sich geradezu um eine Binsenweisheit handelt, wird diese Auffassung von Vertretern der Pharmaindustrie heftig angegriffen. Der Hauptvorwurf lautet, die MS werde verniedlicht. Es beginnt damit, dass alle natürlichen Maßnahmen, der Krankheit Herr zu werden, lächerlich gemacht werden. Viel schlimmer ist jedoch, dass die MS von interessierter Seite dämonisiert wird, um ein Geschäft mit der Angst zu machen. Schlechte, längst überholte Studien, die das „Tückische" der MS „beweisen", werden mit missionarischem Eifer und drohend erhobenem Zeigefinger an die Wände von Vortragsräumen projiziert, um die Betroffenen in Angst und Schrecken zu versetzen, die sich bislang nicht entschließen konnten, sich einer Basistherapie zu unterziehen, während gute und aktuelle Studien, die zeigen, wie sehr sich das Gesicht der MS zum Positiven hin verändert hat, totgeschwiegen werden.

Ist es nicht verständlich, wenn gerade verantwortungsvolle Ärzte Skrupel verspüren, junge MS-Betroffene, von denen sie wissen, dass sie zu einem großen Teil niemals schwerwiegende Behinderungen durch die Erkrankung erleiden werden, aufs Geratewohl einer die Lebensqualität stark beeinträchtigenden Langzeittherapie auszusetzen, um den Verlauf bei einem kleineren Anteil mit einer aggressiveren MS abzumildern? Leider werden sie mit Therapie-Leitlinien, die von industrienahen Ärzten entwickelt werden, zunehmend unter einen Rechtfertigungsdruck gesetzt.

Das sind Entwicklungen, die zu größter Sorge Anlass geben. Hinzu kommt das dubiose Aufplustern von mageren Studienergebnissen auf pharmafinanzierten Fortbildungsveranstaltungen – und es gibt nahezu keine anderen mehr. Dieses „framing" hat zu einem beunruhigenden Vertrauensschwund Studienergebnissen und Expertenempfehlungen gegenüber beigetragen. Alles schwankt, und auf niemanden scheint mehr Verlass zu sein. Dagegen gibt es nur ein Mittel: die Emanzipation der MS-Betroffenen. Ich sehe mit Freude, dass sich in den letzten Jahren unter jungen MS-Betroffenen ein neues Selbstbewusstsein entwickelt hat, das durch kritisches Denken und Streben nach Autonomie gekennzeichnet ist. Sie wollen aktiv in den Umgang mit ihrer chronischen Erkrankung einbezogen werden, dem Arzt auf Augenhöhe gegenüber stehen und maßgeblich an Therapieentscheidungen beteiligt sein. Für sie ist es selbstverständlich, dass ihre Gefühle und Wertvorstellungen respektiert werden und die Beratung unabhängig von wirtschaftlichen Interessen erfolgt.

Eine zweite Hoffnung setze ich auf eine andere Gruppe junger Menschen und zwar auf junge, unerschrockene MS-Forscher. Es gibt Wendezeiten, in denen sich eine Ära ihrem Ende zuneigt, und ein neuer Anfang gemacht wird. In der Kulturgeschichte ist dieser Vorgang mit dem Namen der Renaissance, in der Wissenschaft mit dem Begriff der kopernikanischen Wende verknüpft. Seit der obengenannten und in diesem Buch ausführlich gewürdigten Studie von John Prineas ist in der MS-Forschung eine Erstarrung wie die Stille vor dem Sturm eingetreten. Die Autoimmun-Hypothese hat Risse bekommen und beginnt an den eigenen Widersprüchen und unter dem Druck neuer Erkenntnisse zu zerbrechen. Noch ist die Macht der alten Autoritäten zu groß, aber es beginnt unter jungen Forschern zu gären und zu rumoren. Es ist das Gefühl, in eine Sackgasse geraten zu sein, was sie dazu bringt, die ausgetretenen Bahnen zu verlassen und neue Wege zu beschreiten, um das Wesen der MS besser zu erkennen und sie damit besser in den Griff zu bekommen.

So deprimierend es sein mag, wie wenig Fortschritte sowohl in der MS-Theorie wie in der MS-Therapie erzielt worden sind, bin ich fest davon überzeugt, dass in dem Augenblick, in dem die Autoimmun-Hypothese kippt, der Weg offen sein wird für ein neues und besseres Krankheitsverständnis. Ich glaube schon, dass es einen MS-Erreger gibt, aber ich glaube nicht, dass er die entscheidende Rolle dabei spielt, ob eine MS in Erscheinung tritt und welchen Verlauf sie nimmt. Wenn man mich fragt, wird der Fortschritt, auf den wir alle sehnlichst warten, also nicht darin bestehen, ein Virus als Übeltäter zu identifizieren und anschließend ein „Antibiotikum" oder einen Impfstoff zu entwickeln. Je älter ich werde, desto überzeugter bin ich, dass die MS wie die Arteriosklerose eine Zivilisationskrankheit ist, die viele Ursachen hat, unter denen jedoch der Stress eine hervorragende Rolle spielt.

Wenn ich drei Wünsche für die MS-Betroffenen frei hätte, würde ich ohne Zögern diese nennen: Ich wünsche mir, dass in Zukunft kein MS-Betroffener mehr von einem Arzt oder einer MS-Organisation unter Druck gesetzt wird, sich einer bestimmten Therapie zu unterziehen. Ich wünsche mir, dass kein Neurologe mehr von Therapie-Leitlinien, die von industrienahen MS-Experten verfasst worden sind, gefügig gemacht werden kann, gegen seine Überzeugung Medikamente zu verordnen. Und drittens wünsche ich mir, dass endlich Schluss ist mit der „eskalatorischen" Verschärfung der MS-Therapie, die man auch als eine Spirale der Gewalt bezeichnen könnte. Es handelt sich um eine erschreckend primitive, geradezu archaische Auffassung, man könne eine Krankheit besiegen und aus dem Körper treiben, indem man sie wie mit Daumenschrauben foltert. Solange es keinen befriedigenden Beweis für die Wirksamkeit von Cortison-Intervalltherapien, intrathekalen Cortisongaben, Plasmapheresen und Zytotstatika bei der MS gibt, und solange es zweifelhaft bleibt, ob die MS überhaupt durch eine Fehlleistung unseres Immunsystems bedingt ist, ist jede brutale und potentiell gefährliche Behandlungsmethode zu unterlassen.

Es gibt ein irrationales Prinzip in der Schulmedizin, das lautet: Wenn ich mich einem Patienten gegenüber hilflos fühle und ich nicht weiß, ob ich etwas tun oder lassen soll – dann tue ich es. Ein Homöopath würde genau andersherum entscheiden: Wenn ich nicht weiß, ob ich etwas tun oder lassen soll - dann lasse ich es. Die Bescheidenheit und der Respekt vor der Weisheit der Natur, das sind zwei Dinge, die mir von meinen homöopathischen Vorfahren vererbt worden sind – und ich bin dankbar dafür.

Erklärung der Fachwörter

Abblassung, temporale: Normalerweise ist der Eintritt des Sehnervs in den Augenhintergrund als rosagefärbte Scheibe sichtbar. Im Anschluss an eine Sehnerventzündung kann es zu einer Abblassung kommen, die die zur Schläfe hin gelegene Hälfte (temporal) betrifft und mit dem Augenspiegel sichtbar ist.

Acetylcholin: Neurotransmitter, der durch eine elektrische Erregung am Endknöpfchen eines motorischen Nervs freigesetzt wird, durch den synaptischen Spalt diffundiert, sich auf der anderen Seite mit einem Rezeptor verbindet, so dass eine erneute elektrische Erregung entsteht, die den Muskel zur Kontraktur bringt.

ACTH: Abkürzung für Adreno-cortico-tropes Hormon, das von der Hypophyse produziert wird und die Nebennierenrinde zur Freisetzung von Cortison anregt.

Ätiologie: Lehre von den Krankheitsursachen.

afferent: in Richtung zum Gehirn bzw. zum Nervenzellkörper leitend (z.B. sensible Reize). Gegenteil von efferent.

Agonist: sich gleichsinnig bewegende Muskeln (z.B. alle Muskeln, die den Arm beugen). Gegensatz zu Antagonist.

Antagonist: sich gegensinnig bewegende Muskeln. Die Beuger des Arms sind zum.

akut: plötzlich, Gegenteil von chronisch. Akute Krankheiten sind z.B. die Kinderkrankheiten, aber auch der Herzinfarkt oder die Hirnblutung. Chronische Krankheiten sind das Rheuma und die MS.

Aminosäuren: Bestandteile der Proteine (Eiweiße).

Anamnese: Vorgeschichte einer Krankheit. Darstellung der Entwicklung der jetzigen und früherer Krankheiten durch den Patienten.

Antacida: Medikamente, mit denen die Salzsäure des Magens gebunden wird.

Antigene: körperfremde Substanzen, die B-Lymphozyten dazu anregen, Antikörper zu bilden.

Antigen-Antikörper-Reaktion: Antikörper werden zur Abwehr von Antigenen (körperfremde Substanzen wie z.B. Bakterien oder Viren) gebildet. Wenn sich Antikörper und Antigen miteinander verbinden, wird das Antigen zerstört und von Makrophagen aufgefressen.

Antikörper: Antikörper werden von B-Lymphozyten gebildet, um bestimmte, als Antigene bezeichnete Fremdstoffe abzuwehren.

Ascorbinsäure: Vitamin C

assoziierte Reaktionen: krankhafte Verspannungen von Muskelgruppen, die sich innerhalb der ganzen Körpermuskulatur ausbreiten und Willkürbewegungen begleiten.

Astrozyten: Gehören zu den →Gliazellen und haben die Aufgabe, Narben zu bilden.

Ataxie: Störung des geordneten Zusammenspiels von Muskelgruppen, wodurch zielgerichtete Bewegungen erschwert oder unmöglich gemacht werden.

Atrophie: 1. Muskelschwund als Folge einer Schädigung des 2. motorischen Neurons. 2. Schrumpfung des Gehirns z.B. bei der Alzheimerschen Krankheit. 3. Verschmälerung des Hirnbalkens (→Corpus callosum) als Folge von MS-Herden im Marklager.

Autoimmunkrankheiten: Krankheiten auf dem Boden von Immunreaktionen, die gegen den eigenen Körper gerichtet sind.

Axon: Nervenfaser, die Erregungen aus dem Zellkörper heraus zu anderen Nervenzellen weiterleitet

Babinski: pathologischer Reflex: Wenn man den seitlichen Fußrand bestreicht, kommt es unwillkürlich zu einer langsamen Bewegung der Großzehe nach oben.

Balken: siehe Corpus callosum

Bandscheibe: aus einem äußeren Faserring und einem gallertigen Kern bestehende Scheibe zwischen den Wirbelkörpern, die eine Stoßdämpfer-Funktion hat.

basisches Myelinprotein (BMP): Bestandteil der Myelinscheiden, von dem angenommen wird, dass er von T-Lymphozyten fälschlicherweise als körperfremde Substanz verkannt wird.

Behinderungsgrad nach Kurtzke: Die Kurtzke-Skala, auch DSS = Disability Status Scale genannt, ist die häufigste verwendete Skala zur Einschätzung des Behinderungsgrades der MS. Sie reicht von = 0 (keine Behinderung, normaler neurologischer Befund) bis 10 (Tod infolge MS). Da sie einigen Untersuchern nicht genau genug war, wurde von Kurtzke eine Expanded Disability Status Scale (EDSS) entwickelt. Diese wurde z.b. den Untersuchungen zur Interferon- und COP-1-Therapie zugrundegelegt. Die EDSS unterscheidet sich im Wesentlichen von der DSS dadurch, dass der Behinderungsgrad in ½-Punkt-Schritte unterteilt ist.

benigne: gutartig, Gegenteil von maligne.

Biosynthese: die Herstellung von körpereigenen Stoffen z.b. in der Leber.

Blut-Hirn-Schranke: Grenze zwischen dem Körper und dem Gehirn, die für viele im Blut gelöste Stoffe nicht passierbar ist. Sie wird von dem Endothel der Hirnkapillaren gebildet und hat die Aufgabe, das empfindliche Gehirn vor schädigenden Substanzen zu schützen.

Blutsenkungsgeschwindigkeit (BSG): Wenn sie erhöht ist, zeigt sie eine Entzündung im Körper an. Wegen der →Blut-Hirn-Schranke treten Entzündungszeichen aus dem Gehirn nicht ins Blut über.

cervical: die Halswirbelsäule betreffend.

Charcotsche Trias: Die von Charcot an seinem Hausmädchen beobachteten Symptome Intentionstremor - skandierende Sprache - Nystagmus.

chronisch: dauernd, fortschreitend.

chronisch progredient: langsam fortschreitend.

Computertomograhie (CT): spezielle Röntgenuntersuchung des Gehirns.

Coping: die Art, wie Betroffene mit ihrer Krankheit und deren Folgen umgehen.

Corpus callosum: Hirnbalken, verbindet die rechte mit der linken Hemisphäre. Kann bei MS-Kranken verschmälert sein und das geht dann mit einer Abnahme der Hirnleistungsfähigkeit einher.

Cortex: Hirnrinde.

Cortison: Cortison ist ein Sammelbegriff. An erster Stelle ist Cortisol zu nennen, das auch Hydrocortison genannt wird. Es ist ein lebenswichtiges, körpereigenes Hormon, das in der Nebennierenrinde gebildet wird. Die tägliche Produktion beträgt etwa 20 mg. Neben diesen natürlichen Cortisonen gibt es die künstlichen, von den vor allem Prednisolon (Urbason®), Triamcinolon (Volon A®) und Dexamethason (Fortecortin®) eine klinische Bedeutung haben. Man setzt die Wirkstärke des Cortisols (= Hydrocortison) gleich 1. Dann ist Prednisolon 4mal, Triamcinolon 5mal und Dexamethason 30mal so wirksam. D.h. wenn man täglich 1.000mg Urbason bekommt (was eine übliche Dosierung im frischen Schub ist), dann entspricht das 5.000mg Cortisol, ist also eine sehr hohe Dosis. Wenn man in einer anderen Klinik Fortecortin bekommen sollte, dann sind 1.000mg Urbason® dasselbe wie etwa 150mg Fortecortin.

Degeneration: Abbau von Körpergewebe, z.B. Verschleißerscheinungen von Gelenken und Bandscheiben, aber auch der Schwund von Hirngewebe.

Demenz: Hirnleistungsminderung auf dem Boden einer Degeneration von Hirngewebe (z.B. Alzheimer-Demenz) oder einer vaskulären Encephalopathie (Multi-Infarkt-Demenz).

Dendrit: Nervenfaser, die Erregungen zum Nervenzellkörper hinführt

Detrusor: die glatte Muskulatur der Blasenwand, die sich bei einem gewissen Füllungsgrad unwillkürlich zusammenzieht. Damit es nicht zu einem ungewollten Urinabgang kommt, ist ein gutes Zusammenspiel mit dem quergestreiften willkürlichen äußeren Schließmuskel (M. sphincter externus) erforderlich. Wenn die Zusammenarbeit nicht klappt, spricht man von einer Detrusor-Sphincter-Dyssynergie.

Differentialdiagnose: Abgrenzung einer Krankheit von einer anderen, die ihr ähnlich ist.

Diskonnektion: Unterbrechung einer Verbindung.

Diskusprolaps: Bandscheibenvorfall

distal: vom Rumpf entfernt, im Gegensatz zu →proximal

Doppelblindstudie: Nach einer →Randomisierung werden die Patienten in zwei Gruppen eingeteilt, wobei die eine mit dem zu prüfenden Wirkstoff (z.B. Betaferon) behandelt wird, die andere →Placebo erhält. Eine solche Studie heißt „doppelblind", weil weder die Patienten noch die behandelnden Ärzte wissen, wer den Wirkstoff bekommt.

DSS: →Behinderungsgrad nach Kurtzke

Dysarthrie: verwaschene, undeutliche Sprache.

Dysaesthesie: Mißempfindung. Das →Korsettgefühl ist z.B. eine Dysaesthesie.

Dysdiadochokinese: Ungeschicklichkeit der Hände, die sich z.B. darin äußert, dass rasche Drehungen im Handgelenk nicht mehr möglich sind.

Dysmetrie: Zielungenauigkeit beim Finger-Nase-Versuch.

Dyssynergie: gestörte Zusammenarbeit zwischen zwei Muskeln, z.B. Detrusor-Sphincter-Dyssynergie

EDSS: siehe Behinderungsgrad nach Kurtzke

efferent: vom Gehirn bzw. vom Nervenzellkörper wegleitend (z.B. motorische Erregungen). Gegenteil von afferent.

Encephalomyelitis disseminata (E.d.): Synonym für MS. Die genaue Übersetzung lautet: Entzündungserkrankung (= -itis) mit verstreuten (disseminierten) Herden, die das Gehirn (= encephalon) und das Rückenmark (= myelon) befällt.

Encephalomyelitis, postvakzinale: Komplikation, die nach einer Impfung (post = nach, Vakzine = Impfstoff) auftreten kann. Zum ersten Mal aufgetreten nach der Tollwut-Schutzimpfung mit dem Impfstoff von Pasteur. Soll bei den modernen Impfstoffen nicht mehr vorkommen.

Encephalopathie, vaskuläre: vielzählige Mini-Infarkte im Marklager des Gehirns, die das kernspintomographische Erscheinungsbild einer MS imitieren können.

Endothel: Gefäßinnenhaut.

Euphorie: unangemessen fröhliche Stimmungslage, die im Gegensatz zur Schwere der Erkrankung steht. Die Euphorie wurde von Charcot fälschlicherweise als typische Wesensänderung bei MS beschrieben.

Evolutionsmedizin: siehe Medizin, darwinistische

Exazerbation: Verschlimmerung vorbestehender Krankheitszeichen, im Gegensatz zum Schub, der mit neuen Krankheitszeichen einhergeht.

Facialisparese: einseitige Gesichtslähmung. Bei der zentralen Facialisparese ist der Patient in der Lage, das Auge auf der betroffenen Seite zu schließen. Sie ist typisch für den Schlaganfall, kommt selten aber auch bei der MS vor. Die periphere Facialisparese macht stärkere Ausfälle, weil der Patient nicht in der Lage ist, das Auge zu schließen, ist aber völlig harmlos und bildet sich innerhalb von Wochen und Monaten wieder völlig zurück. Ursache ist eine Entzündung des Facialisnervs.

Fatigue-Syndrom: vorzeitige Ermüdbarkeit von MS-Kranken, die oft mit den kernspintomographischen Veränderungen zunimmt, aber in Einzelfällen auch bei gutartigen Verläufen sehr ausgeprägt sein kann.

Finger-Nase-Versuch: gehört zur Untersuchung eines MS-Patienten unbedingt dazu. Der Patient wird gebeten, erst mit offenen, dann mit geschlossenen Augen mit dem Zeigefinger auf die Nasenspitze zu zeigen. Vor allem bei einer Schädigung des Kleinhirns wird das Ziel weit gefehlt.

Foramen: Loch, z.B. Foramen magnum, das große Hinterhauptsloch, durch das das Rückenmark in die Schädelkapsel eintritt und zum verlängerten Rückenmark (→Hirnstamm) wird.

Gangataxie: Unsicherheit beim Gehen, die sich als staksiges Gangbild bemerkbar macht. Manchmal haben die Patienten das Gefühl, sie seien „wie betrunken".

Ganzheitsmedizin: beruht auf vier Prinzipien: 1. Soll die Therapie individuell auf die Bedürfnisse des kranken Menschen abgestimmt sein, 2. trägt der Patient Mitverantwortung für seine Gesundung, 3. wird eine Selbstheilungskraft des Organismus angenommen, die 4. mit Hilfe natürlicher Verfahren gefördert werden kann.

Gliazellen: das Stütz- und Ernährungsgewebe des Gehirns, besteht im Wesentlichen aus →Oligodendrozyten (Markscheidenbildner) und den →As-trozyten (Phagozyten des Gehirns und Narbenbildner).

Glottisödem: Anschwellung der Schleimhäute des Kehlkopfes, die z.B. nach einem Wespenstich in den Mund auftreten kann und zu bedrohlichen Erstickungsanfällen führt.

Hashimoto-Thyreoiditis: Autoimmunkrankheit, die zu einer Schilddrüsen-Unterfunktion führen kann. Oft beginnt sie schleichend mit uncharakteristischen Symptomen und verläuft individuell sehr unterschiedlich.

Harndrang, imperativer: „befehlender" Harndrang: Sobald die Patienten einen geringen Harndrang verspüren, müssen sie sich auch schon beeilen, um rechtzeitig zur Toilette zu kommen, weil sie das Wasser nicht halten können. Sehr charakteristisches MS-Symptom, das meist auf einen Rückenmarksherd zurückzuführen ist.

Hemisphäre: Hirnhälfte

Hirnbalken: →Corpus callosum

Hirnstamm: verlängertes Rückenmark, verbindet Rückenmark und Gehirn.

Histokompatibilität: Gewebsverträglichkeit. In den Genen des Haupt-Histokompatibilitätskomplexes (MHC, major histocompatibility complex) sind die Erbinformationen spezieller Proteine verschlüsselt. Diese Proteine, →MHC-Moleküle, sitzen auf der Zelloberfläche und helfen dem Immunsystem, körpereigene von körperfremden Zellen zu unterscheiden.

HLA-System: Alle Zellen tragen auf ihrer Oberfläche Identitätsmerkmale, die man Histokompatibilitätsantigene nennt. Die ersten Antigene, die entdeckt wurden, waren die Blutgruppenantigene auf der Zellmembran der roten Blutkörperchen. Sie bestimmen, welche Blutgruppe wir haben: A, B, AB oder 0.

Hormon: chemischer Stoff, der von Drüsen in die Blutbahn abgesondert wird und von dort aus zu den Zielorganen gelangt. Insulin ist z.B. ein Hormon, das von der Bauchspeicheldrüse freigesetzt wird und die Zellen dazu veranlaßt, Glucose aus dem Blut aufzunehmen. Ein anderes Beispiel ist das →Cortison. Es wird von der Nebennierenrinde ins Blut abgegeben und hemmt unter anderem die Tätigkeit der →Lymphozyten.

Homöopathie: beruht auf der Ähnlichkeitsregel („similia similibus curentur") und wendet die Medikamente in äußerst geringen Konzentrationen an („Potenzierung")

Hypaesthesie: verminderte Berührungsempfindlichkeit

Hypalgesie: verringerte Schmerzempfindung

Hypochondrie: Überbewertung von unbedeutenden Beschwerden, verbunden mit der unbegründeten Angst, schwer krank zu sein oder schwer krank zu werden.

Hypophyse: Hirnanhangsdrüse, in der z.B. →ACTH produziert wird, das in der Nebennierenrinde zur Freisetzung von →Cortison führt.

Hypothese: begründete Vermutung

Immobilisierung: Behinderung der Beweglichkeit, Ruhigstellung (z.B. durch einen Gips)

Immunglobuline (Ig): Alle Antikörper gehören zu einer Gruppe verwandter Bluteiweiße, die man Immunglobuline nennt.

Immunsuppressiva: Medikamente, die die Abwehrreaktion unterdrücken inaktiv: untätig, unwirksam, ruhend

Indikation: Grund zur Durchführung einer diagnostischen Maßnahme oder einer Therapie.

Infektion: Entzündung

Inkontinenz: unfreiwilliger Urin- oder Stuhlabgang

Intentionstremor: ein typisches Symptom, wenn die Krankheit das Kleinhirn mitbefallen hat. Beim Versuch, die Nase mit dem Zeigefinger zu treffen, nimmt das Zittern des Fingers immer mehr zu, je näher er an sein Ziel herankommt.

Interferone: Hemmstoffe, die von Viren hergestellt werden und die Wand der befallenen Zelle so verändern, dass sie für fremde Viren undurchlässig werden. Es gibt drei Interferonklassen, die jeweils von einem anderen virusinfizierten Zelltyp abgesondert werden: Alpha-Interferon von →Leukozyten, Beta-Interferon von Fibroblasten und Gamma-Interferon von →Lymphozyten.

ipsilateral: auf der gleichen Seite, Gegenteil von kontralateral.

Karpaltunnelsyndrom: Der N. medianus verläuft an der Beugeseite des Handgelenks durch einen engen Knochenkanal, bevor er zur Daumenmuskulatur und zu den Fingern zieht. Hier kann er durch Überlastung gereizt und geschädigt werden. Typisch sind nächtlich betonte Schmerzen und Gefühlsstörungen, die in die drei daumenseitigen Finger ausstrahlen.

Kernspintomographie (KST): Synonyme sind Magnetresonanztomographie (MRT) und Nuclear magnetic resonance tomography (NMR). Die Wasserstoffatome des Gehirns können als kleine Stabmagneten aufgefaßt werden, die in einem mächtigen Magnetfeld in einer Richtung ausgerichtet werden. Durch Anregung mit einem hochfrequenten Impuls werden sie aus dieser Richtung abgelenkt. Nach Beendigung des Reizes trudeln sie wieder in ihre alte Ausrichtung zurück, wobei sie die aufgenommene Energie wieder abgeben. Diese wird dazu benutzt, ein Bild der Wasserstoffatomverteilung im Gehirn zu errechnen. Vorteile sind hohe Auflösung und keine Strahlenbelastung. Nachteile sind Platzangst und die hohen Kosten.

Komplikationen: Folgeerkrankungen.

konfluieren: zusammenfließen.

Kontamination: Ansteckung. Beispiel: Bei hoher Kontaminationsgefahr würde ich mich gegen Tetanus impfen lassen.

Kontraindikation: Grund, eine diagnostische oder therapeutische Maßnahme abzulehnen.

kontralateral: die Gegenseite betreffend.

Koordinationsstörung: Störung, gezielte Bewegungen auszuführen

Korsettgefühl: charakteristisches MS-Symptom, das kaum bei anderen Krankheiten auftritt. Die Patienten haben das Gefühl, als ob eine Hand oder ein Unterschenkel in einen zu enge Handschuh bzw. Strumpf hineingezwängt sei. Oft wird auch von einem bandartigen Druckgefühl um die Brust berichtet.

Kribbelparaesthesien: Mißempfindungen.

Kurtzke-Skala: →Behinderungsgrad nach Kurtzke

Lakunen: MS-Herde, die sich nicht als „weiße Punkte", sondern als „schwarze Löcher" (black holes) im →Kernspintomogramm darstellen und für eine ungünstige Prognose sprechen.

Leukozyten: Im Blut werden drei korpuskulare (körperliche) Bestandteile unterschieden: Die Erythrozyten, die für den Sauerstofftransport zuständig sind, die Thrombozyten, die eine wichtige Rolle bei der Blutgerinnung spielen, und die weißen Blutkörperchen, deren Aufgabe es ist, den Körper vor schädlichen Eindringlingen zu schützen. Zu den weißen Blutkörperchen gehören die Leukozyten (zelluläre Abwehr) und die →Lymphozyten (humorale Abwehr).

Lhermittesches Zeichen: hochgradig typisches MS-Symptom: Beim Beugen des Kopfes nach vorn kommt es zu elektrisierenden Schmerzen, die abwärts in die Wirbelsäule ausstrahlen.

Linol- bzw. Linolensäure: Vorstufe der Arachidonsäure, die eine große Bedeutung bei der Biosynthese von Prostaglandinen hat. Prostaglandine sollen nach der Theorie von Fratzer eine wichtige Rolle bei der Entstehung der MS spielen. Darum empfehlen er und seine Anhänger im Gegensatz zu allen anderen Diätformen, dass die Linolsäure, die in Getreide, Reis, Gemüse und Salat vorkommt, bei MS strikt gemieden werden sollte.

Liquor: Wird von einer blumenkohlartigen Ausstülpung der Arterien in die Hirnkammern gebildet, entspricht in etwa einem eiweißarmen Filtrat des Blutserums. Der Liquor dient zum einen als mechanischer Schutz des hochempfindlichen Gehirns, das sozusagen im Liquor schwimmt, zum anderen der Ernährung der Hirnzellen. Der Liquor ist die „Lymphe" des Gehirns.

locus minoris resistentiae: Ort des geringsten Widerstandes. Angeborene oder erworbene Schwachstelle im Körper, die bei Belastungen in besonderer Weise gefährdet ist.

lumbal: die Lendenwirbelsäule betreffend, z.B. lumbaler Bandscheibenvorfall

Lymphozyten: Alle Lymphozyten stammen von Stammzellen im Knochenmark ab. Etwa die Hälfte, die T-Zellen, hat auf ihrem Reifungsweg den Thymus passiert, die andere Hälfte, die B-Zellen, nicht. T- und B-Zellen lassen sich an ihrer Form nicht unterscheiden. B-Zellen produzieren Antikörper, T-Zellen haben kompliziertere Aufgaben. Sie vermögen z.b. Krebszellen abzutöten (T-Killerzellen) und die Aktivität der B-Zellen entweder zu stimulieren oder zu hemmen (T-Helferzellen).

Makrophagen: Freßzellen, eine Unterklasse der weißen Blutkörperchen, die Fremdkörper umfließen, sie sich einverleiben und sie verdauen. Die Makrophagen des Gehirns sind die Astrozyten.

Mandrin: Die Hohlnadel, die bei der Liquorpunktion verwendet wird, ist sehr biegsam. Um sie besser führen zu können, wird eine solide Nadel, der Mandrin, wie ein Schwert in eine Scheide in sie eingeführt. Wenn die Spitze im Rückenmarkskanal liegt, wird sie herausgezogen, damit der Liquor abtropfen kann.

Manie: krankhaft fröhliche Stimmung, die oft mit Selbstüberschätzung, einem stark vermehrten Rededrang und einer Neigung zu unüberlegten Geldausgaben einhergeht. Das Gegenteil zum Hoch der Manie, ist das Tief der (endogenen) Depression.

Medizin, darwinistische: (auch Evolutionsmedizin genannt) Bakterien, Viren, Gene, falsche Ernährung - die Medizin weiß sehr viel über die Ursachen unserer Krankheiten, doch gibt sie uns keine Antwort auf die Frage, warum wir überhaupt krank werden. Warum sind wir im Laufe der Evolution nicht widerstandsfähiger geworden? Nach der darwinistischen Medizin unterliegen Krankheiten den gleichen Gesetzen der Evolution, die auch uns prägen. Manche Krankheiten werden sogar von einem bisher wenig beachteten Vorteil begleitet.

MHC: Die Eiweiße, die jede Zelle als „selbst" oder „nicht-selbst" ausweisen, werden von Genen codiert, die dicht zusammengedrängt in einer speziellen DNA-Region liegen: dem Haupt-Histokompatibilitätskomplex (Histokompatibilität bedeutet Gewebsverträglichkeit). Er wird unter dem Kürzel MHC geführt nach dem englischen major histocompatibility complex.

motorisch: die Bewegung betreffend

Muskulatur: Die glatte unwillkürliche Muskulatur (z.B. die Muskulatur der Harnblasenwand) wird von der quergestreiften willkürlichen Muskulatur (Skelettmuskel), die unter dem Mikroskop querverlaufende Streifen aufweist, unterschieden.

Myelin: Isolationsschicht der Nerven. Wird von den Oligodendozyten gebildet.

Nervenzelle: besteht aus den Dendriten, über die Erregungen in den Zelleib hineingelangen, dem Zelleib mit dem Zellkern und dem Axon, das die verrechnete elektrische Aktivität aus dem Zelleib hinaus zu anderen Nervenzellen weiterleitet.

Neuralgie: Nervenschmerz (Neuron = Nerv, algie = Schmerz)

Neurologe: Nervenarzt. Ist Facharzt für Neurologie, manchmal auch zusätzlich Facharzt für Psychiatrie. Neurologen behandeln organische Erkrankungen des zentralen Nervensystems (Schlaganfall, Hirntumor, Meningitis,   MS) und des peripheren Nervensystems (Bandscheibenvorfall, →Karpaltunnelsyndrom, →Trigeminusneuralgie) sowie der Muskulatur (Myasthenia gravis pseudoparalytica).

Neuron: →Nervenzelle

Neurose: seelisch bedingte Gesundheitsstörung, die auf einem Konflikt in der Kindheit beruht. Der Konflikt ist immer unbewusst.

Neurotransmitter: Um Informationen von einer Nervenzelle zur anderen zu übertragen, werden sie zunächst vom Nervenzellkörper elektrisch über das Axon zur Nervenendigung geleitet. Dort wird die elektrische Erregung in eine chemische Erregung umgewandelt, d.h. der ankommende elektrische Reiz führt zu der Freisetzung einer chemischen Substanz, die einen schmalen Spalt, der das Nervenende von der anderen Nervenzelle trennt, überwindet und am anderen Ufer zu einer neuen elektrischen Erregung führt.

Nystagmus: „tanzende" Augen. Tritt meistens nur vorübergehend zu Beginn eines Schubes auf, wenn das Kleinhirn oder der Hirnstamm betroffen sind.

oligoklonale Banden: Hierbei handelt es sich um Gammaglobuline, die jenseits der →Blut-Hirn-Schranke hergestellt worden sind. Wenn man das Blut mit dem Liquor vergleicht, sind in der Elektrophorese zusätzlich im Liquor wenige streifenförmige Banden nachweisbar, die im Blut fehlen. Damit ist bewiesen, dass eine chronische Entzündung im Gehirn abläuft.

Opticusneuritis: Sehnerventzündung. Wird manchmal auch als Retrobulbärneuritis bezeichnet.

oral: Einnahme durch den Mund, im Gegensatz zu subcutan, intramuskulär oder intravenös

Paraesthesien: kribbelnde Mißempfindungen, „Ameisenlaufen"

Paraspastik: die spastische Lähmung beider Beine

Parasympathicus: Teil des →vegetativen Nervensystems, der für Schlaf, Verdauung, Sex verantwortlich ist. Der Gegenspieler ist der →Sympathicus.

Parese: Lähmung

Pathologe: Arzt, der sich speziell mit der Untersuchung von Verstorbenen beschäftigt, um die Todesursache festzustellen.

pathologisch: krankhaft

periventrikulär: um die Hirnkammern herum

Phagozytose: Die Vernichtung von eingedrungenen Fremdkörpern durch Makrophagen, die auch Phagozyten genannt werden.

Placebo: lat. „ich werde gefallen". Als Placebos werden Leer- oder Blindpräparate bezeichnet, die in Form, Geschmack und Farbe einem bestimmten Medikament ähneln, aber keine pharmakologische Wirkung haben. Der Gegensatz zum Placebo ist das Verum.

postvakzinal: nach einer Impfung (post = nach, Vakzine = Impfstoff) auftretend.

Prognose: Vorhersage über den weiteren Verlauf und Ausgang einer Erkrankung.

progrodient: fortschreitend.

Prostaglandine: Es handelt sich um eine Gruppe mehrfach ungesättigter Fettsäuren, die von Leukozyten bei entzündlichen Prozessen freigesetzt werden und z.B. die Empfindlichkeit von Schmerzrezeptoren verstärken. Sie haben möglicherweise auch einen Einfluß auf die Durchlässigkeit der →Blut-Hirn-Schranke (→Fratzer-Diät). Prostaglandine entstehen aus Linol- bzw. Arachidonsäure. Die Biosynthese von Prostaglandinen wird durch Aspirin gehemmt.

Protein: Eiweiß. Kette aus Aminosäuren.

proximal: zum Rumpf hin, im Gegensatz zu →distal

Psychiater: Facharzt für Psychiatrie. Behandelt vorwiegend organisch begründbare Geisteskrankheiten wie die Alzheimer-Demenz, endogene Psychosen wie die manisch-depressive Gemütserkrankung oder die Schizophrenie, schwere Neurosen und Suchtkrankheiten.

psychisch: seelisch

Psychologe: hat keine ärztliche Ausbildung. Schwerpunkte seiner Arbeit sind zum einen die Testpsychologie (Intelligenz- und Eignungstests) und das neuropsychologische Training von Patienten, die z.b. nach Hirnverletzungen Konzentrations- und Merkfähigkeitsstörungen haben, zum anderen sind Psychologen oft psychotherapeutisch (vor allem Verhaltenstherapie) tätig.

Psychotherapeut: kann Arzt oder Psychologe sein, mit einer speziellen Zusatzausbildung. Psychotherapeuten behandeln Neurosen, aber auch Patienten mit aktuellen Lebensproblemen (Tod eines Kindes) oder Schwierigkeiten, sich mit einer Krankheit abzufinden.

Randomisierung: statistisches Verfahren, um z.B. bei der Durchführung einer Doppelblindstudie zu erreichen, dass beide Patientengruppen in wichtigen Eigenschaften (Geschlechtsverteilung, Alter, Krankheitsdauer, Verlaufsform usw.) übereinstimmen.

Rekonvaleszenz: Genesungsphase

Remission: Rückbildung von Symptomen

Retrobulbärneuritis: Sehnerventzündung. dasselbe wie Opticusneuritis.

Rezidiv: Wiederauftreten von Krankheitszeichen

Risikofaktoren: Faktoren, welche die Wahrscheinlichkeit des Auftretens eines Herzinfarkts erhöhen. Vor allem handelt es sich dabei um Hypertonie, Diabetes, Nikotin, Übergewicht und Streß. Ob es auch Risikofaktoren für die MS gibt (z.B. falsche Ernährung, Stress), ist umstritten.

Schub: Ein Schub liegt dann vor, wenn neu aufgetretene Krankheitszeichen länger als 24 Stunden bestehen. Wichtig ist die Abgrenzung zur Exazerbation (Verschlimmerung) vorangegangener Symptome.

Sehnerventzündung: typisches MS-Symptom, führt für Tage und Wochen zu einem Schleiersehen auf einem Auge. Wird auch als →Opticusneuritis oder Retrobulbärneuritis bezeichnet.

Signifikanz: Sicherheitswahrscheinlichkeit. Die Signifikanz ist eine Verabredung unter denjenigen, die sich statistischer Methoden bedienen. Allgemein gilt zumeist das 95-Prozent-Niveau als „signifikant", das 99-Prozent-Niveau als „hoch signifikant".

Simulation: Vortäuschung falscher Tatsachen.

Sklerose: bei der MS narbig verheilter Entzündungsherd. Die Narbe ist im Vergleich zu dem weichen Hirngewebe hart (skleros = trocken, hart). In anderem Zusammenhang (z.b. Arteriosklerose) handelt es sich um die teilweise verkalkte Ablagerung von Blutfetten in den Gefäßwänden.

skandierende Sprache: abgehackte Sprache.

Spastik: erhöhter Muskeltonus.

Sphincter: Schließmuskel, z.B. M. sphincter externus (äußerer Schließmuskel der Blase)

Sympathicus: Teil des vegetativen Nervensystems, der für Streß (Angriff, Flucht) verantwortlich ist. Der Gegenspieler ist der →Parasympathicus.

Symptom: Krankheitszeichen.

Syndrom: Gruppe von Symptomen, die typisch für eine Krankheit sind.

Stimulation: Anregung

subcortical: direkt unterhalb (lat. sub) der Hirnrinde (lat. Cortex)

thorakal: die Brustwirbelsäule betreffend

Tremor: Zittern.

Trigeminusneuralgie: Schmerzattacken im Gesicht

Ulkus (Mhz. Ulzera): Geschwür.

Urininkontinenz: unfreiwilliger Urinabgang

vegetatives Nervensystem: unbewußtes Nervensystem, das die Herzfrequenz, die Atmung, die Verdauung und alle anderen lebenswichtigen Abläufe im Körper regelt. Es besteht aus zwei Zügeln: dem →Sympathicus, der in Streßsituationen regiert, und dem →Parasympathicus, dem Ruhenerv.

Verum: In einer →Doppelblindstudie wird das Verum (z.B. Beta-Interferon) mit einem Placebo verglichen.

Viren: kleinste Krankheitserreger, die im Gegensatz zu den Bakterien keinen eigenen Stoffwechsel besitzen. Sie dringen in eine Zelle ein und zwingen den Zellkern, Kopien von sich selbst herzustellen. Es kommt zu einer explosionsartigen Vermehrung, bis der Zellsack reißt und Millionen von Viren freigesetzt werden.

Vitamin: Der Begriff Vitamin wurde 1912 von dem polnischen Biochemiker Casimir Funk geprägt. Vitamine (vita = Leben) sind lebensnotwendige organische Verbindungen, die vom Organismus nicht oder nicht ausreichend synthetisierbar sind. Sie nehmen nicht an der Energiegewinnung teil, sondern besitzen so etwas wie eine katalytische Funktion.

Vitamin B 1 (Thiamin): natürliches Vorkommen: Keimanlage von Reis und Getreide. Vitamin B 1 wirkt auf Zellen, die große Mengen an Kohlenhydraten verbrauchen (Nervenzellen), auf Zellen mit vorwiegendem Brenztraubensäure-Stoffwechsel (Herzmuskelzellen) und auf Nervengewebe, das als Neurotransmitter Acetylcholin freisetzt. Frühsymptome eines beginnenden B 1-Mangels können Leistungsminderung, Kopfschmerzen und Müdigkeit sein.

Vitamin B12: Vitamin B12 ist an einer Vielzahl von Stoffwechselprozessen beteiligt, besonders an der Bildung von Myelin. Mangelzustände führen zu einer fehlerhaften Myelinsynthese.

zentrales Nervensystem (ZNS): besteht aus Gehirn und Rückenmark

zervikal: siehe cervical

Zytokine: lösliche Botenstoffe, mit denen Zellen untereinander kommunizieren, so wie Insekten sich mit Pheromonen verständigen. Zu den Zytokinen gehören die Interleukine, die Signale zwischen →Leukozyten vermitteln, und die →Interferone.

Stichwortverzeichnis

Der Verkauf dieses Buches erfolgt über Buchhandlungen oder portofrei direkt über den Verlag.

<u>Einzelpreis:</u>
€ 19,50 bei Inlandsendungen
€ 22,00 bei Auslandsendungen

<u>Sonderpreise bei Sammelbestellungen ab 5 Exemplaren:</u>
€ 15,00 bei Inlandsendungen
€ 15,00 zzgl. Porto bei Auslandsendungen

<u>Sonderpreise bei Sammelbestellungen ab 10 Exemplaren:</u>
€ 13,00 bei Inlandsendungen
€ 13,00 zzgl. Porto bei Auslandsendungen

Carl-Gustav-Carus-Verlag, Zum Köpfchen 17
D-34594 Bad Zwesten, Postfach 1129
Tel.: 05626/8320
Fax: 05626/925531
per Verrechnungsscheck oder Einzahlung auf das Konto Nr. 3274705
bei der Raiffeisenbank Borken (BLZ 520 613 03)
Im Internet erreichen Sie uns unter **www.verlag-carus.de**

Achtung: Vollständige deutliche Absenderangabe auf dem Einzahlungs-schein ist unbedingt erforderlich! Wenn die Straßenangabe fehlt, ist ein Versand nicht möglich! Bei Verrechnungsscheck reicht die vollständige Anschrift auf der Scheckrückseite.

Kein Nachnahmeversand - Lieferzeit ca. 1 - 3 Tage -

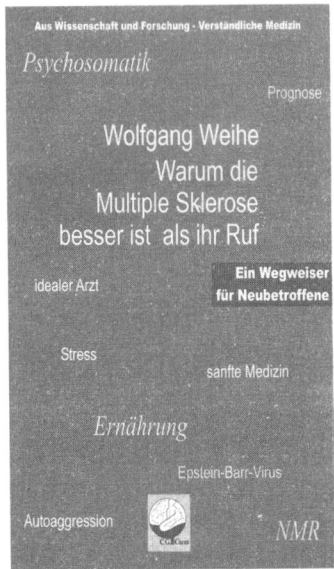

Es ist von immenser Bedeutung, was der erste Eindruck ist, den der Patient von seiner Erkrankung bekommt.Er wird ihn über lange Zeit prägen und darüber entscheiden, ob er die MS für ein heimtückisches Übel hält, dem er hilflos ausgeliefert ist, oder für eine Bedrohung, der man sich zwar stellen muss, mit der man aber auch fertig werden kann. Dieses Buch klärt genau darüber auf.

Wolfgang Weihe: Warum die Multiple Sklerose besser ist als ihr Ruf
73 Seiten, 2.Auflage, ISBN 978-3-933378-05-7
Carl Gustav Carus Verlag, Postfach 1129, D-34594 Bad Zwesten
Tel. (05626) 83 20, Fax (05626) 92 55 31, Internet: www.verlag-carus.de
Bank: Raiffeisenbank Borken, Konto Nr. 3274705, (BLZ 520 613 03)
Einzelpreis: € 12,80

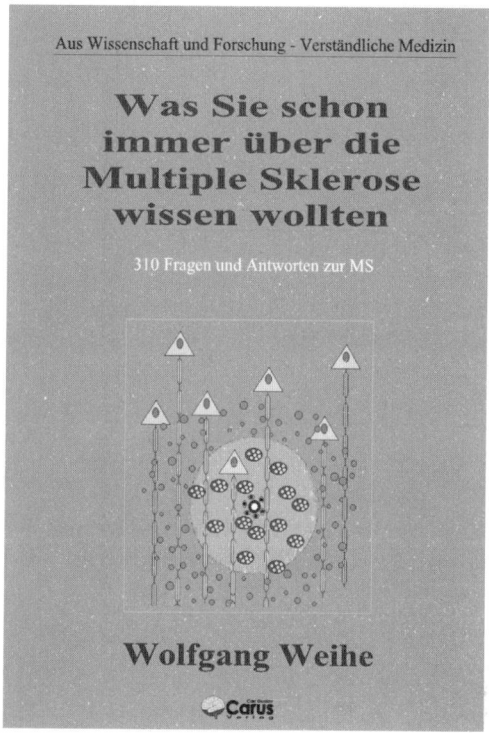

Diese Buch ist aus hundert und aberhundert Fragen entstanden, die mir MS-Betroffene im BLICKPUNKT, in meinem MS-Forum, in den oft sehr anregenden Diskussionen nach meinen Vortägen, in Briefen oder in meiner Sprechstunde gestellt haben.

Wolfgang Weihe: Was Sie schon immer über die MS wissen wollten

404 Seiten, 1.Auflage, ISBN 3-933378-03-6

Carl Gustav Carus Verlag, Postfach 1129, D-34594 Bad Zwesten

Tel. (05626) 83 20, Fax (05626) 92 55 31, Internet: www.verlag-carus.de

Bank: Raiffeisenbank Borken, Konto Nr. 3274705, (BLZ 520 613 03)

Einzelpreis: € 19,80

Sonderpreise bei Sammelbestellungen (nur direkt beim Verlag):

ab 5 Exemplare € 15,00, ab 10 Exemplare € 12,00